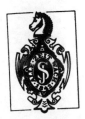

Adelheid von Stösser

Pflegestandards

Erneuerung der Pflege durch Veränderung der Standards

3., erweiterte und überarbeitete Auflage

Mit 66 farbigen Abbildungen und 10 Tabellen

Springer-Verlag Berlin Heidelberg GmbH

Adelheid von Stösser
Am Ginsterhahn 16
53562 St. Katharinen
Bundesrepublik Deutschland

ISBN 978-3-540-58124-6

Die Deutsche Bibliothek – CIP-Einheitsaufnahme
Stösser, Adelheid von: Pflegestandards: Erneuerung der Pflege durch Veränderung der Standards; mit Tabellen/Adelheid von Stösser. – 3., erw. und überarb. Aufl. – Berlin; Heidelberg; NewYork; London; Paris; Tokyo; Hong Kong; Barcelona; Budapest: Springer, 1994
  ISBN 978-3-540-58124-6   ISBN 978-3-642-57893-9 (eBook)
  DOI 10.1007/978-3-642-57893-9

Umschlaggestaltung: Struve & Partner, Heidelberg
Satzherstellung: Druckerei Zechner, Speyer
Herstellung: PRO EDIT GmbH. Heidelberg

SPIN: 10529501   23/3130-5 4 3 2 1 – Gedruckt auf säurefreiem Papier

Für Sr. Margareta
Gemeinsam konnten wir so manches bewegen!

Vorwort zur 3. Auflage

Als ich vor acht Jahren bei diversen Veranstaltungen erstmals erklärte, daß ohne schriftliche Pflegestandards keine sinnvolle Pflegeplanung und -dokumentation möglich sein werden, war die Skepsis in der Berufsgruppe groß. „Wir setzen uns für eine individuellere Pflege ein und wollen uns endlich von den vielen Standards im Pflegealltag befreien, und Frau von Stösser behauptet, daß Standards die Fundamente für individuelle Pflege sind." Schließlich fängt individuelle Pflege genau da an, wo Standardvorgehensweisen nicht ausreichen; sie definiert sich regelrecht als eine von dem „Normalen" abweichende Pflege.

Die große Resonanz, die dieses Buch bislang ausgelöst hat, und die heutigen Diskussionen über Veränderungen und Konzepte in der Pflege zeigen, daß ein allgemeiner Prozeß des Umdenkens stattgefunden hat. Heute stellt kaum jemand noch die Frage, ob und wozu Pflegestandards überhaupt wichtig sind, vielmehr geht es darum, wie man diese auf dem schnellsten Wege entwickeln und einführen kann. Gerade die jüngsten gesetzlichen Bestimmungen im Gesundheits-, Krankenhaus- und Pflegewesen unterstreichen die Notwendigkeit von Pflegestandards für die Leistungs- und Qualitätssicherung. Endlich spielt die Qualität überhaupt einmal eine Rolle bei strukturellen Veränderungen, wodurch Standardinhalte zusätzlich an Bedeutung gewinnen.

Somit ist dieses Buch und seine Inhalte heute aktueller denn je. Und weil auch Pflegestandards regelmäßig überprüft und neuen Erkenntnissen angepaßt werden müssen, wurden in dieser Auflage vor allem die Standardabbildungen aktualisiert. Die „Qualitätssicherung", als neue Herausforderung der Pflege, hat einen größeren Raum bekommen.

Diese Auflage erscheint in einer neuen, attraktiveren Aufmachung; dafür möchte ich insbesondere dem Springer-Verlag danken.

Ich wünsche Ihnen spannende Auseinandersetzungen mit den angesprochenen Themen und viel Erfolg bei Ihren Bemühungen um einen Ihren Vorstellungen entsprechenden Pflegestandard.

St. Katharinen, im Sommer 1994   Adelheid von Stösser

Vorwort zur 1. Auflage

Dieses Buch richtet sich an alle, die die Hoffnung auf eine bessere Pflege unter besseren Bedingungen noch nicht aufgegeben haben. Es richtet sich insbesondere an Pflegepersonen, die sich nicht allein mit Jammern und Klagen begnügen wollen und nicht darauf warten, daß irgend jemand die Probleme für sie löst.

Ziel dieses Buches ist vor allem, den Sinn und Zweck der Dienstleistung „Pflege" – sowohl aus der Sicht Patient/Gesellschaft als auch im Hinblick auf die konkreten Pflegetätigkeiten – neu oder zumindest anders als allgemeinhin üblich zu reflektieren. Dabei geht es keineswegs lediglich um die Darlegung, wie die heute praktizierten Standards zu Papier gebracht oder per EDV zur Leistungserfassung genutzt werden können, sondern es ist vielmehr beabsichtigt aufzuzeigen, wie man die alten traditionellen Muster und Handlungsrichtlinien der Pflege durch eine neue Generation von Pflegestandards schrittweise ablösen könnte. Unter den neuen Pflegestandards sind allgemeingültige Normen zu verstehen, die den Anforderungen und Werten unserer Zeit entsprechen. Es werden Mittel und Wege beschrieben, wie sich die Vorstellungen der Pflegepersonen auf einen möglichst für alle akzeptablen Nenner bringen lassen und wie sie im Pflegealltag umgesetzt werden können. Dies setzt zunächst voraus, daß der ganze Ballast weggeräumt wird, mit dem die schönen Seiten des Pflegeberufs vielfach zugeschüttet sind. Will man darüber hinaus die Pflege auf lange Sicht attraktiver gestalten, gilt es auf allen Ebenen grundlegende Renovierungsarbeiten durchzuführen. Die Erstellung oder Überarbeitung von Pflegestandards bedeutet nichts anderes als die Neu- bzw. Umgestaltung von Pflege, orientiert an den jeweils aktuellen Maßstäben.

Den eigentlichen Impuls, Pflegestandards und vor allem Standardpflegepläne zu entwickeln, erhielt ich durch folgendes Erlebnis: Zu Beginn eines meiner Fortbildungsprojekte an einer Universitätsklinik bot sich mir die Gelegenheit, das Fortbildungskonzept im Klinikumsvorstand vorzustellen. Insbesondere wollte der Ärztliche Direktor wissen, worauf er sich bei diesem groß angelegten Projekt „Pflegeplanung/-dokumentation" einließ. Während der Präsentation erläuterte und begründete ich die einzelnen in einer Programmschrift aufgeführten Projektschritte. Zur Verdeutlichung dessen, was unter Pflegeplanung und Pflegedokumentation konkret zu verstehen sei, stellte ich den Anwesenden das Planungsbeispiel „Meßner" (s. Kap. 5.12) einschließlich der hier aufgeführten Standards vor. Die Reaktionen haben mich insofern stark beeindruckt, als es mir zum ersten Mal ohne Mühe und Grundsatzdiskussionen gelungen war, Ärzte und Verwaltungsdirektoren von der Bedeutung der Pflegeplanung zu überzeugen. Dabei waren es eindeutig die Standards, die diese Überzeugungsarbeit geleistet hatten. Das Anliegen, das vom Pflegebereich in diesem Projekt vertreten wurde, leuchtete den Anwesenden (selbst den medizinischen Laien) spontan ein. Regelrecht verblüfft reagierte der Ärztl. Direktor auf das Pflegeangebot für einen Apoplexpatienten. Seine erste Äußerung, nachdem er lange und viel intensiver als alle anderen die Standardkarten gelesen hatte, war: „Das ist ja wirklich interessant, was die Pflege bei einem Apoplexpatienten alles machen kann!"

Nach diesem Erlebnis wußte ich: „So kann es gehen! Nur so läßt sich Sinn und Zweck von Pflege transparent machen und gegenüber anderen, z.B. Ärzten, begründen!"

Noch waren die sieben Apoplex-Bausteine die einzigen Pflegestandards, die ich 1986 aufweisen konnte. Mit Hilfe dieser Standards wollte ich ursprünglich lediglich den vergleichsweise geringen Aufwand für Pflegeplanung und -dokumentation demonstrieren. Doch nun erkannte ich, daß es nicht beim Paradebeispiel bleiben konnte, weil im Grunde alle Themen in ähnlicher Form standardisiert werden mußten, wenn das o.a. Vorhaben Erfolg haben sollte. Ein Berg zusätzlicher Arbeit türmte sich unerwartet auf. Glücklicherweise konnte mein Mann, dank seiner Projekterfahrungen auf anderen Gebieten, mögliche Resignationsgefühle verhindern. Gemeinsam erarbeiteten wir eine Strategie, wonach in relativ kurzer Zeit eine brauchbare Anzahl von Pflegestandards entwickelt werden konnte. So sind mittlerweile in den letzten sechs Jahren etwa 350 Standardbeschreibungen entstanden, die größtenteils bereits mehrfach diskutiert und überarbeitet wurden.

In diesem Buch werden 30 Standardmuster vorgestellt und zum Teil ausführlich besprochen. Um die Allgemeinverständlichkeit und Anschaulichkeit zu gewährleisten, habe ich überdies zahlreiche Beispiele und Vergleiche aufgeführt, wobei mir an einigen Stellen die Verständlichkeit der Aussagen wichtiger war als die Genauigkeit im Detail.

An dieser Stelle danke ich allen Pflegepersonen, die an der Entwicklung und Überarbeitung meiner Musterstandards mitgewirkt haben. Ihnen verdanke ich, neben ungezählten Entwürfen und Anregungen, auch meine Einsichten darüber, was unter heutigen Bedingungen in der Pflege praktikabel ist und was nicht. An der Textgestaltung hat vor allem Frau Ingrid Walpert mitgewirkt. Für den letzten Schliff sorgte Frau Ilse Wittig vom Springer-Verlag, die mich im übrigen zu diesem Buch animierte. Nicht zuletzt möchte ich mich bei meinem Mann, meinen Kindern und meinen Mitarbeiterinnen bedanken. Sie haben mir die Zeit und Ruhe zum Schreiben gelassen und damit dieses Buch überhaupt ermöglicht.

Bezogen auf die Arbeit an diesem Buch, aber auch bei vielen anderen Begebenheiten fand ich folgendes Sprichwort immer wieder bestätigt: *Man findet für alles Zeit, wofür man Zeit finden will!*

Ihnen wünsche ich zunächst die Zeit, sich diesem Buch in Ruhe zu widmen.

St. Katharinen, Sommer 1992   Adelheid von Stösser

Inhaltsverzeichnis

1 Der Einfluß von Pflegestandards auf die heutige Situation in der Krankenpflege

Aufgrund ihrer normativen Wirkung sind Standards die Voraussetzung dafür, daß berufliche Krankenpflege in einer wie auch immer geordneten Form stattfinden kann. Sie garantieren eine innere und äußere Ordnung, ohne die weder das Pflegeteam auf der Station noch die einzelne Pflegeperson ihrem beruflichen Auftrag gerecht werden kann.

Vergangenheit und teilweise auch die Gegenwart zeigen uns, daß unflexibel und unreflektiert eingesetzte Standard-Vorgehensweisen jede persönliche und berufliche Weiterentwicklung zu blockieren vermögen. Eigene Wertvorstellungen werden unterdrückt, Pflegeperson und Patient müssen sich starren Vorgaben unterordnen. Zudem wird eine Anpassung an plötzlich eintretende, unvorhergesehene Erfordernisse erschwert. Dadurch können viele Situationen nicht angemessen bewältigt werden. Das Ausscheren einzelner Pflegekräfte hat meist weitreichende Folgen, weil diese traditionellen Standards stets in irgendeiner Weise mit der gesamten Organisationsstruktur einer Klinik verknüpft sind. Ohnmacht und Perspektivlosigkeit machen sich angesichts solcher Abhängigkeitsgeflechte breit.

Im Gegensatz dazu steht die falsch verstandene Individualität. Freiheit in der Wahl der Mittel bzw. in der Handhabung einer bestimmten Verrichtung wird als persönlicher Eigenständigkeitsbereich erlebt und verteidigt. Das Individuum Patient steht dabei nicht im Vordergrund, denn persönliche und fachliche Auseinandersetzungen finden selten oder gar nicht statt. Folglich gibt es auch kaum gut durchdachte und von allen gemeinsam getragene Pflegekonzepte. Statt dessen beeinträchtigt destruktives Miteinander das Klima. Pflegepersonen werden zum Spielball unterschiedlicher Interessen und können beliebig manipuliert werden.

1.1 Zum Begriff „Pflegestandard"

Überträgt man die allgemeine Definition des DUDEN (1982) „Standard: Normalmaß, Durchnittsbeschaffenheit, Richtschnur; allgemeines Leistungs-, Qualitäts-, Lebensführungsniveau; Lebensstandard" auf die Pflege, so beschreibt folgende Definition das Wesen dieser Standards:

> Pflegestandards sind allgemein gültige und akzeptierte Normen, die den Aufgabenbereich und die Qualität der Pflege definieren.
> Pflegestandards legen themen- oder tätigkeitsbezogen fest, was die Pflegepersonen in einer konkreten Situation generell leisten wollen/sollen und wie diese Leistung auszusehen hat.

Die WHO definiert in ihren „Leitlinien für die Entwicklung von Pflegestandards" den Begriff wie folgt: „Ein Standard in der Pflege ist ein vereinbartes Maß an für einen bestimmten Zweck benötigter pflegerischer Betreuung" (WHO 1983). In der deutschen Übersetzung von 1988 heißt es darüber hinaus: „Ein Standard ist ein an einem Kriterium ausgerichtetes, erreichbares Leistungsniveau. Die tatsächliche Leistung wird daran gemessen."

Der amerikanische Arzt Avedis Donabedian unterscheidet zwischen *Struktur-, Prozeß-* und *Ergebnisstandards.* Seine Arbeiten (60er Jahre) über Standards in Organisationen wurden vor allem in Wirtschaftsunternehmen als richtungsweisend angesehen. Nach den Vorstellungen der WHO soll auch in der Pflege zwischen Struktur- und Prozeßstandards differenziert werden. Im Forschungsbericht Nr. 128 des Bundesministeriums für Arbeit und Sozialordnung (1985) und in den Richtlinien des International Council of Nursing (ICN 1985) werden zudem für die Qualitätssicherung in der Pflege die Ergebnisstandards als wichtig erachtet. Übertragen auf die Pflege unterscheiden sich diese drei Standardtypen in etwa wie folgt:

● **Strukturstandards** beschreiben die Voraussetzungen (Rahmenbedingungen), unter denen die Pflege zu erbringen ist, z. B. Organisationsform, Materialien, Personalbedarf, Kompetenzabgrenzung, räumliche Erfordernisse, Zeit (vgl. 4.1.3).

● **Prozeßstandards** beschreiben Art und Umfang des pflegerischen Handelns. Orientiert an der pflegerischen Zielsetzung legen sie den Qualitätsanspruch fest : z. B. generelle Problemstellung – Zielsetzung – Maßnahmenplan (Standardpflegepläne), Beschreibung einzelner Maßnahmen (Handlungsabläufe), Auflistung von Maßnahmen (Aufgabenspektrum; vgl. Kap. 3).

● **Ergebnisstandards** geben vor, was durch pflegerische Intervention erreicht werden soll. (Pflegeziele = geplantes Ergebnis). Es werden generelle Pflegeziele festgelegt, anhand derer das Pflegeergebnis am Patientenzustand im Ist-Soll-Vergleich bewertet werden kann (vgl. Kap. 3 und 5).

Da Struktur-, Prozeß- und Ergebnisstandards voneinander abhängen, ist es bei der Erstellung von Pflegestandards sinnvoll, diese drei Komponenten in den jeweiligen Standard einfließen zu lassen. Eine Unterscheidung innerhalb der Standardbeschreibung nach Struktur-, Prozeß- und Ergebnisbestandteilen ist für die praktische Umsetzung jedoch eher störend, denn was die Pflegeperson vor Ort von Standards erwartet, ist eine rasche Orientierung über das, was in einer bestimmten Situation wesentlich und notwendig ist.

Anforderungen an Pflegestandards

Der ICN (Weltbund der Krankenschwestern und Krankenpfleger) hat für die Entwicklung von Pflegestandards Richtlinien aufgestellt, die im folgenden schwerpunktmäßig zusammengefaßt sind (ICN 1985):

1. Standards sollen der Erreichung eines festgelegten Ziels dienen. Der Zweck von Standards besteht darin, die Qualität von Dienstleistungen festzulegen (vgl. Kap. 3, 4, 5).
2. Standards sollten auf klaren Definitionen von beruflicher Tätigkeit und Verantwortung beruhen (vgl. 3.4 und 4.3.3).
3. Standards sollten die größtmögliche Entwicklung des Berufs im Einklang mit seinem potentiellen gesellschaftlichen Beitrag fördern (vgl. Kap. 4).
4. Standards sollten umfassend und flexibel genug sein, um ihren Zweck zu erfüllen und gleichzeitig Freiraum für Innovation, Wachstum und Veränderung zu ermöglichen (vgl. Kap. 3).
5. Standards sollten ein allgemein gleiches Niveau der Berufsausübung fördern und zu beruflicher Identität und Beweglichkeit ermutigen (vgl. Kap. 4).
6. Standards sollten die Gleichberechtigung und gegenseitige Abhängigkeit der Berufsgruppen anerkennen, die unentbehrliche Dienstleistungen anbieten (vgl. Kap. 3).
7. Standards sollten so formuliert werden, daß im Beruf ihre Anwendung und Nutzung erleichtert wird (vgl. Kap. 3).

1.2 Standards in Vergangenheit und Gegenwart

Vergleicht man die Pflegesituation, mit der Agnes Karll und ihre Kolleginnen seinerzeit konfrontiert waren, aber auch alle anderen Notlagen, in denen sich die Krankenpflege in unserem Jahrhundert bereits befunden hat, mit der heutigen, so läßt sich eine entscheidende ursächliche Gemeinsamkeit feststellen:

mangelnde Reflexion der Pflegepersonen über den Sinn und Zweck ihres jeweiligen Handelns.

Statt dessen wurden (werden) Traditionen, Normen, Richtlinien, Wertvorstellungen oder Standards, wie auch immer man es nennen mag, viel zu lange beibehalten. Veränderungen im Verhalten und an den Rahmenbedingungen der Pflege wurden jeweils erst dann angestrebt, wenn sich die jeweilige Situation bereits ins Unerträgliche gesteigert hatte.

Aufgrund dieser permanenten Defensivstellung, war (ist) von der Krankenpflege bislang keine Eigenständigkeit und schon gar keine gleichberechtigte Haltung, beispielsweise gegenüber dem ärztlichen Dienst, zu erwarten. Vielmehr ist sie geneigt, ihre eigene Meinung und Urteilsfähigkeit dem „Stärkeren" unterzuordnen.

Welche Auswirkungen bedenkenlos übernommene Standards haben können, zeigen in besonders erschütternder Weise Beispiele aus der Zeit der Krankenpflege im Nationalsozialismus (Steppe et.al. 1986), wie ein Zitat der Krankenschwester Luise Erdmann, Hauptangeklagte im Münchener Prozeß von 1965, belegt:

Wenn ich mich bei diesen Tötungen doch beteiligte und somit gegen meine innere Einstellung und Überzeugung handelte, so geschah es deswegen, weil ich es gewohnt war, die Anordnungen und die Befehle der Ärzte unbedingt auszuführen. Ich bin so erzogen und auch ausgebildet worden. Als Schwester oder als Pflegerin besitzt man nicht den Bildungsgrad eines Arztes und kann daher nicht werten, ob die vom Arzt getroffene Entscheidung oder Anordnung richtig ist. Die ständige Übung, den Anordnungen eines Arztes zu folgen, geht so in Fleisch und Blut über, daß das eigene Denken ausgeschaltet wird.

Auch Florence Nightingale, die noch heute von vielen in der Krankenpflege idealisiert wird, forderte ihre Schwestern im Krimkrieg dazu auf, sich bedingungslos den Weisungen der Ärzte unterzuordnen und keinen Handschlag zu tun, der nicht angeordnet worden war. Solche Formen blinden Gehorsams sind die Voraussetzung für Disziplin und Ordnung in autoritären Systemen. Gehorsamkeit, Pflichterfüllung, Unterordnung, Ehrfurcht vor Autoritäten – seien es Politiker, Kirchenmänner, Chefärzte, Oberinnen, Verwaltungsleiter Pflegedienstleiter oder jede Art von Vorgesetzten – gehören zu den traditionellen Grundwerten, die die Krankenpflege bis zum heutigen Tag prägen. Sie gelten noch immer als Ordnungsprinzipien für die hierarchischen Strukturen unserer Kliniken, Krankenhäuser und ähnlicher Institutionen – wenngleich vielleicht nicht mehr ganz so kraß.

Folgende Begebenheit aus der jüngsten Vergangenheit zeigt, wie sich diese Strukturen gegenwärtig auswirken:

Ein ca. 90jähriger Patient mit Leberzirrhose und beginnendem Leberkoma liegt auf Normalstation. Er ist zeitweise völlig orientiert und erhält regen Besuch von seinen Kindern und Enkeln. Dieser Mann wird laparoskopiert (offenbar einzig aus dem Grund, einigen Assistenzärzten die beeindruckenden Bilder einer derart zirrhotischen Leber zu zeigen). Nach diesem Eingriff muß der Patient auf die Intensivstation verlegt werden. Er wird beatmet und ist in den folgenden Tagen bis zu seinem Tod nicht mehr ansprechbar.

Obwohl auch die beteiligten Pflegepersonen wissen konnten, daß dieser Eingriff dem Patienten keinerlei Nutzen bringen würde und in jedem Fall eine zusätzliche Belastung darstellte, wurden die Vorbereitung, Assistenz und die anschließende Pflege des Patienten auf der Intensivstation durchgeführt, als wäre dies völlig normal und selbstverständlich. Lediglich eine Schülerin empörte sich im Unterricht über diesen Vorfall.

Heute sind es die wissenschaftlichen und technischen Fortschritte bzw. die Profilierungsbemühungen in diesen Bereichen, denen sich die Pflege ehrfürchtig unterordnet. Daher gehören Situationen wie die oben beschriebene in vergleichbaren Variationen zum Alltag.

In welch starke Bedrängnis und psychische Belastung die einzelne Pflegeperson kommen kann, wenn sie nicht den üblichen Pfad der Anpassung geht, demonstriert die Aussage einer jungen Krankenschwester während eines Seminars:

> Ich weiß genau, daß die Therapie dem Patienten nicht nur nicht mehr hilft, sondern sein Befinden stark beeinträchtigen wird; das weiß auch Dr. B., und trotzdem hat er sie dem Patienten als letzte Hoffnung empfohlen. Der Patient möchte natürlich keine Chance ungenutzt lassen, auch wenn sie noch so gering ist. Andererseits fragt er mich, ob er nicht einfach nach Hause gehen soll. Er habe noch zwei kleinere Kinder und solange er sich noch einigermaßen fühle, würde er sich gerne so normal wie möglich mit seinen Kindern beschäftigen.
>
> Was soll man tun? Was passiert, wenn ich dem Patienten sage, was ich denke? Wird mich der Arzt dann möglicherweise ablehnen oder kann er mich deshalb sogar verklagen? Werden meine Kollegen oder die Pflegedienstleitung mir helfen, falls es zu Unannehmlichkeiten kommt? Nehme ich dem Patienten dadurch nicht doch noch ein letztes Fünkchen Hoffnung?

Mit solchen Ängsten muß eine Krankenschwester heute in aller Regel alleine fertig werden, wenn sie zu ihrem eigenen gesunden Menschenverstand und zu ihrem Gefühl stehen will. Wen wundert es da, daß viele immer noch den Weg der Anpassung wählen oder daß die, die es nicht mehr können und wollen, aus dem Beruf aussteigen?

In der Erstellung und Dynamisierung von Pflegestandards liegt die einzige Chance der Pflegenden, aus ihrer Rolle als billigende Handlanger herauszukommen und ihre eigenen Wertmaßstäbe einzubringen. Von besonderer Bedeutung werden dabei Standards sein, die festlegen, welche Hilfestellung die Pflegeperson – in einer bestimmten Situation oder zur Bewältigung eines bestimmten Problems – dem Patienten generell anbietet.

1.3 Starre, unreflektierte Standards im Stationsalltag

Standards, die über lange Zeit unreflektiert angewendet werden, führen zum Automatismus, d. h. sie verselbständigen sich. Das Handlungsschema läuft völlig automatisch ab, egal ob es in der Situation angebracht ist oder nicht.

Als Beispiel hierzu wieder Luise Erdmann (Auszug aus der Schilderung über die Tötung einer Patientin, ebenfalls nachzulesen bei Steppe et al. 1986):

> Daraufhin begaben wir uns zu der Patientin ins Zimmer. Die Spritze wurde subkutan in den Oberschenkel injiziert. So eigenartig es in diesem Zusammenhang auch klingen mag, aber ich kann mich noch genau daran erinnern, daß ich die Einstichstelle mit dem Tupfer vorbereitete.

In diesem Falle ist die Standardvorgabe „Desinfektion vor jeder Injektion" zu einem unreflektierten Automatismus geworden, der ebenso zur Spritztechnik gehört wie das aspirieren, auch wenn die Spritze zur Tötung diente.

Viele vor dem Hintergund der jeweiligen Situation völlig unsinnige Standards werden auch heute noch gepflegt. Dies ist dann der Fall, wenn eine Handlungsweise nicht hinterfragt wird, sondern man allenfalls feststellt: „Es war und ist so üblich. Alle machen es so, dann wird es wohl seine Richtigkeit haben."

Einige alte und zum Teil heute noch praktizierte Standard-Vorgehensweisen sind zum Beispiel:

- *Das „Durchbetten" am Morgen und am Nachmittag.*
- *Das „Durchmessen" (Temperatur, Puls, Blutdruck u. a.) zu bestimmten Tageszeiten.*
- *Bis 9.00 Uhr müssen alle Patienten gewaschen und grundpflegerisch versorgt sein!*
- *Dienstags und donnerstags sind „Bezugstage" oder „Badetage".*
- *Das „Durchgehen" mit z. B. frischen Gläsern, mit Tee zur Nacht, mit Verordnungen, mit Medikamenten.*

Hierbei handelt es sich vorwiegend um Relikte aus der sogenannten Funktionspflege, die auch heute noch auf vielen Stationen in deutschen Krankenhäusern praktiziert wird. Diese Organisationsform steht im Widerspruch zur ganzheitlichen, patientorientierten Pflege, weil sich die Pflegeperson nicht für den *ganzen* Patienten zuständig fühlen muß, sondern für die Ausführung einzelner Verrichtungen.

Pflegepersonen, die in ihrer bisherigen Berufspraxis ausschließlich funktionale Pflege kennengelernt haben, fühlen sich darin natürlich auch sicher, quasi beheimatet. Dies betrifft insbesondere die Stationsleitungen, die in dieser alten Tradition groß geworden sind. Ihnen ihre klassische Führungsrolle wegnehmen zu wollen, um sie etwa gleichrangig in ein Team zu integrieren, bedeutet an den Wurzeln ihrer beruflichen Existenz zu graben. Widerstände gegenüber solchen Versuchen sind daher mehr als verständlich. Sie äußern sich z. B. in folgender Haltung:

Natürlich muß ich als Stationsschwester alle Patienten kennen. Was soll ich denn sonst meinem Chef sagen, wenn er mich nach einem Patienten fragt, den ich in der Früh noch nicht mal gesehen habe?

Aber nicht nur die älteren Stationsleitungen sind durch diese Tradition geprägt, bei fast allen Pflegepersonen finden sich unzählige Vorstellungen, die ihren Ursprung in diesem Werteverständnis haben und manche unflexible Handlungsweise in der Krankenpflege erklären.

- Zuerst muß die Arbeit auf Station erledigt sein. Wenn dann noch Zeit ist, kann man auch mal ein Gespräch mit den Patienten führen; oder man hat ein schlechtes Gewissen, weil man sich mal etwas länger bei einem bestimmten Patienten aufhält.
- Wenn wir allen inkontinenten Patienten ein Kontinenztraining anbieten wollten, würden wir das zeitlich niemals schaffen. Also bieten wir keinem eins an, sonst wäre das gegenüber den anderen ungerecht.

Mit solchen und ähnlichen Grundsätzen im Kopf, kommt es gar nicht erst zur Überprüfung dessen, was in der jeweilige Situation sinnvoll und möglich ist, sondern die Patienten werden alle in das gleiche starre Muster gepreßt. Dies erklärt zum Teil auch die inkonsequente Haltung von ansonsten sehr aufgeschlossen Pflegepersonen im Zusammenhang mit Tätigkeiten, die zwar grundsätzlich als sinnvoll erachtet werden, aber noch nicht in das alte Denkmuster passen.

Wenn mal nicht so viel zu tun ist, führen wir auch Aufnahmegespräche; aber da wir häufig unterbesetzt sind, kommt dies leider selten vor.

Während es der Pflegeperson völlig selbstverständlich erscheint, bei jedem neu aufgenommenen Patienten Blutdruck, Puls, Temperatur, Gewicht u. a. festzustellen, gehört das Aufnahmegespräch noch zum Standard „Pflege-Luxus" (und man kann sich leider nicht jeden Luxus erlauben). Die Bewertung: essentiell oder Luxus, wird nicht individuell gefällt, sondern erfolgt pauschal, was sich sehr gut am Beispiel der Körperpflege beobachten läßt. Nachfolgend einige bezeichnende Reaktionen:

- Selbstverständlich muß sich täglich von Kopf bis Fuß waschen oder duschen.
- Dem Patienten war es zwar unangenehm, aber schließlich mußte ich ihn doch waschen.
- Wenn ich mich daneben stellen soll und zusehen muß, bis der Patient mal endlich das Gesicht gewaschen hat, dann macht mich das nervös; ich würde ihm am liebsten den Waschlappen abnehmen und selber weiter waschen.
- Eine Mutter wollte ihre Tochter (12 Jahre) gerne selber waschen. Ich habe ihr dann auch gezeigt, wie sie das machen soll, aber sie hat z. B. nie das Wasser gewechselt, jedesmal mußte ich eingreifen. Jetzt waschen wir das Kind meistens schon, bevor die Mutter kommt.

Diese Reaktionen machen deutlich, welch starren Charakter insbesondere Hygienemaßnahmen einnehmen können. Hier wird Waschen zum Zwang und Wasserwechsel zum Ritual, dem sich die Selbständigkeit und das Selbstwertgefühl des Patienten oder zwischenmenschliche Beziehungen unterordnen müssen. Solche Werte gehören im gegenwärtigen Pflegealltag, entgegen allen Kenntnissen über die Wechselwirkung von körperlicher und seelischer Gesundheit, immer noch zur Luxuspflege.

Es gibt jedoch noch eine weitere Kategorie von Standards, die den beruflichen Alltag auf einer Station bestimmen, und die in den letzten Jahren einen so großen Raum eingenommen haben, daß die eigentliche Pflege regelrecht in den

Hintergrund geriet. Gemeint sind die vielen unmerklich übernommenen Tätigkeiten, die eigentlich in den Aufgabenbereich anderer gehören. Um nur zwei Beispiele zu nennen:

- Wenn wir uns nicht um die Einstellung des Blutzuckers kümmern, wer soll es denn sonst tun? Unser Arzt interessiert sich doch nur für das Ergebnis der Operation.
- Wenn das Blut nicht rechtzeitig im Labor ist, dann lassen die das einfach stehen. Es sind sogar schon Operationen deshalb verschoben worden. Der Arzt reagiert sauer und für den Patienten ist das eine unzumutbare Belastung. Deshalb fühle ich mich genötigt, das Blut selber abzunehmen.

Man könnte an dieser Stelle einen ganzen Katalog von Tätigkeiten aufführen, die von der Pflege irgendwann, *der Einfachheit halber* übernommen wurden. Sie sind inzwischen nicht nur selbstverständlich geworden, sondern werden, wie in den Beispielen gezeigt, regelrecht verteidigt. Hinzu kommt, daß sich sowohl die Ärzte als auch alle Funktionsabteilungen des Krankenhauses organisatorisch völlig darauf eingestellt haben, daß die Pflegepersonen diese Aufgaben übernehmen. In punkto Blutabnahme heißt das zum Beispiel, daß die Ärzte sich morgens als erstes zur Dienstbesprechung einfinden und erst danach auf die Station gehen. Wen wundert es da, daß ein Stationsarzt mit Unverständnis reagiert, wenn seine Station sich plötzlich weigert, das Blut abzunehmen. Er kann doch nicht als einziger jeden Morgen zu spät oder gar nicht zur Besprechung kommen.

Viele Organisationsstrukturen in unseren Krankenhäusern sind auf diesem Hintergrund entstanden. Niemand hat dem Pflegebereich solche sogenannten artfremden Tätigkeiten aufgezwungen, und dennoch wirken sie heute wie ein Zwang. Weil man sich nicht täglich ärgern wollte, weil man nicht ständig irgend jemandem nachlaufen wollte, weil man nicht ewig diskutieren wollte, weil man wahrscheinlich sowieso den kürzeren zieht, weil ..., weil ..., hat irgendwann irgendeine Schwester es der Einfachheit halber selbst gemacht. Sie hat festgestellt, daß dies doch viel praktischer ist, und nach und nach haben ihre Kollegen es ebenfalls so gehandhabt. Auf diese Weise summierte sich im Laufe der Zeit eins zum anderen. Und so ist aus einer gut gemeinten Kompensation inzwischen eine Dekompensation geworden. Fragt man danach, warum das Pflegepersonal aus der Übernahme zusätzlicher Aufgaben so wenig gemacht hat, so lautet die Antwort wiederum: mangelnde Reflexion des eigenen Tuns. Statt entsprechende Forderungen zu stellen, werden die Probleme jeweils kompensiert, wodurch die Situation mittlerweile in vielen Einrichtungen so verfahren ist, daß die möglichen Auswege kaum noch gesehen werden.

Auch die folgenden Beispiele zeigen das enge Reaktionsmuster und die Angst, die auftritt, sobald man an der einen oder anderen Stelle aus diesem Muster ausbrechen möchte:

- Wenn ich einen Patienten frage, ob er nicht sein Bett selbst machen kann/möchte, dann könnte mir das als Faulheit angelastet werden.
- Wenn ich den Arzt frage, warum er diese Maßnahme noch anordnet, obwohl sie eine Belastung für den Patienten darstellt und keinerlei Nutzen für ihn hat, dann könnte er mich durch Mißachtung oder sonstige Sanktionen strafen.

• Wenn ich dem Arzt erkläre, daß der Patient noch nicht entlassen werden kann, weil seine Versorgung zu Hause noch nicht sichergestellt ist, dann könnte mir das als Überschreitung meiner Kompetenzen ausgelegt werden.

Viele Pflegepersonen äußern inzwischen das Gefühl des Eingeengtseins, weil sie nicht die Möglichkeit haben, auf Situationen individuell zu reagieren. Ein Zustand, der erdrückend wirkt, der entweder Ohnmacht und Agonie erzeugt oder Aggressionen hervorruft. So belastet, kann keine Begeisterung und Freude an der Arbeit aufkommen. Der Blick auf die Vielseitigkeit und das Interessante dieses Berufs ist nicht nur durch die starren Standards behindert, er wird zusätzlich von diesen Gefühlen verschüttet.

Einen Ausweg aus dieser Misere bietet die offene und konstruktive Auseinandersetzung mit den starren Handlungsmustern, die den Pflegealltag heute bestimmen. Auf Möglichkeiten, wie sich festgefahrene Strukturen und längst überholte Pflegestandards in einem dynamischen Prozeß verändern lassen, wird insbesondere in Kap. 3 anhand konkreter Beispiele eingegangen.

1.4 Falsch verstandene Individualität

Alle Pflegemaßnahmen, die nicht oder nicht mehr nach den obengenannten starren Mustern ablaufen, werden der Pflegeperson zur individuellen Bewältigung überlassen. Dadurch erhält die Pflegeperson einen gewissen Handlungsfreiraum. Dieser individuelle Freiraum ist für die einzelne Pflegeperson geradezu lebensnotwendig, da er das Gefühl der Enge kompensiert. Starrheit auf der einen Seite und Individualität auf der anderen wirken wie Agonist und Antagonist und sorgen somit für eine gewisse Ausgewogenheit.

Da sich diese Individualität jedoch hauptsächlich auf das Individuum Pflegeperson bezieht und weniger auf die Bedürfnisse des einzelnen Patienten, kann man hierbei allerdings nicht von individueller Pflege sprechen, was jedoch häufig verwechselt wird. Der Alltag zeigt, daß auch in Situationen, die einen Handlungsspielraum gestatten, jede Pflegeperson stets mehr oder weniger an dem festhält, was sie gelernt hat.

Aus diesem Grunde kommt es beispielsweise vor, daß das „Legen eines Blasenkatheters" von drei Pflegepersonen auf einer Station nach drei verschiedenen Methoden (Standards) durchgeführt wird. Dies kann z.B. dazu führen, daß die assistierende Schülerin, die nach einer vierten Methode ausgebildet worden ist, beim Anreichen des sterilen Katheters übersieht, daß die Schwester nur noch links steril behandschuht ist. Sie kontaminiert den Katheter, der Katheter nebst Verpackung landet im Krankenhausmüll, ein neuer muß ausgepackt und in einem zweiten Versuch gelegt werden.

Ein anderes Beispiel:
Schwester A lagert den Patienten 2 stündlich und behandelt mit Eis und Fön; Schwester B läßt den Patienten überwiegend auf dem Rücken liegen und deckt die gefährdeten Stellen mit Mercurochrom ab; Pfleger C bemüht sich um eine Antidekubitusmatratze für den Patienten, während der Schüler behauptet: „Eis und Fön sind out, Mercurochrom sollte man nicht mehr verwenden, weil ...und die Antideku-Matratze alleine kann einen Dekubitus auch nicht verhindern." Das jedenfalls habe er so in der Krankenpflegeschule gelernt.

Bei dieser Form der Situationsbewältigung hat alles das Priorität, was dem individuellen Kenntnisstand oder dem Bedürfnis der jeweiligen Pflegeperson entspricht. Welche Methode für den Patienten die beste und welche darüber hinaus die wirtschaftlichere ist, das wird nicht systematisch geprüft. Dabei muß nicht unbedingt alles mit forscherischer Gründlichkeit behandelt werden. Der gesunde Menschenverstand, gepaart mit aktuellen Fachkenntnissen, würde in vielen Fällen genügen, um sinnvolle von unsinnigen Handlungen zu unterscheiden. Doch dazu kommt es in der Regel nicht, weil niemand den anderen in seiner „Individualität" beschneiden will. Man beklagt sich höchstens bei einem Kollegen, daß Sr. B den Patienten wahrscheinlich wieder nicht gedreht habe, dafür sei aber sein Gesäß und das Bett mit Mercurochrom beschmiert. Sr. B erfährt womöglich nie, weshalb sich ihre Kollegen ihr gegenüber so „komisch" benehmen. Außerdem bleibt sie, da es nicht zu einer inhaltlichen Auseinandersetzung kommt, auf ihrem überholten Kenntnisstand stehen.

Eine weitere Schwierigkeit, die aus diesem falsch verstandenen Individualitätsverständnis resultiert, ist die' Abgrenzung gegenüber Ärzten, anderen Berufsgruppen oder artfremden Tätigkeiten. Das bekannteste Beispiel hierfür ist wiederum die seit Jahren andauernde Diskussion zum Thema „Blutabnahme". Die unterschiedlichen Auffassungen, die in diesem Bereich innerhalb eines Pflegeteams herrschen können, erschweren die Zusammenarbeit erheblich, da sich die Pflegepersonen gegenseitig ausspielen und manipulieren lassen.

– *Dr. Georg (Stationsarzt) zu Sr. Christine:* „Sr. Helga hat um neun Uhr, wenn ich auf Station komme, bereits das gesamte Blut abgenommen. Ich mache dann noch die i.v.-Spritzen und ca. um halb zehn können wir zur Visite gehen. Bei Ihnen komme ich vor halb elf aus den Zimmern. Einmal abgesehen von dem Ärger, den das Labor bekanntlich macht, müssen Sie sich nicht wundern, wenn fast regelmäßig während des Mittagessens die Visite noch läuft."

– *Sr.Christine:* „Was Sr. Helga tut, ist ihre Sache. Blutabnahmen gehören nicht zu unserem Aufgabenbereich. Es existiert sogar eine eindeutige Erklärung von der Pflegedienstleitung, die von Ihrem Chef unterschrieben worden ist. Außerdem haben wir gerade morgens so viel zu tun, daß ich das zeitlich gar nicht schaffen würde."

– *Dr. Georg:* „Aber Sr. Helga schafft es doch auch. Die hat überhaupt die ganze Station besser im Griff!" Und so weiter ...

Wenn in einem Team in grundlegenden Dingen unterschiedliche Meinungen auftreten, dann muß darüber diskutiert werden, und zwar so lange, bis ein für alle akzeptabler gemeinsamer Konsens gefunden ist. Wer dagegen seinen eigenen Individualitätsanspruch auf Kosten anderer auslebt oder getroffene Vereinbarungen einfach ignoriert, der verursacht zwangsläufig eine Verschlechterung des gesamten Arbeitsklimas mit meist weitreichenden Folgen.

> Nicht in dieser Handlungsfreiheit, sondern in einer richtig verstandenen Individualität liegt die Zukunft – und das nicht nur für die Krankenpflege. Jedoch setzt diese Art von Individualität mündiges, selbstbewußtes, mitdenkendes und mitgestaltendes Handeln voraus. Eine Eigenständigkeit, die auf fachlicher und sozialer Kompetenz aufbaut, bietet ganz andere Möglichkeiten der persönlichen und beruflichen Entfaltung, als die hier in den Beispielen beschriebene.

In den folgenden Kapiteln wird die in diesem Abschnitt lediglich angedeutete Bedeutung der sozialen Kompetenz in anderen Zusammenhängen immer wieder hervorzuheben sein. Soziale Kompetenz ist nicht bloß ein Schlagwort, sie ist längst als Voraussetzung für das Überleben von Wirtschaft und Industrie erkannt. Was unter *sozialer Kompetenz* generell zu verstehen ist, verdeutlicht das nachfolgende Zitat (Faix u. Laier 1991, Deckblatt):

- Soziale Kompetenz ist der Erfolgsfaktor für den einzelnen, die Unternehmen und die Gesellschaft. Sie steht immer im Spannungsfeld Individuum – Gesellschaft, und sie bildet die Grundlage für das Leben mit anderen, sei es in Familie, Freundeskreis, Schule, Betrieb oder Gesellschaft.

- Kein Mensch kann in einem Lebensbereich soziale Kompetenz zeigen und in anderen nicht, kann in isolierten Bereichen auf Dauer wirklich erfolgreich sein. Denn es geht nicht um ein mechanisches Funktionieren, sondern um ein komplexes Gefüge aus Wahrnehmen, Denken und Handeln.

- Soziale Kompetenz ist immer ein Balanceakt zwischen Selbstverwirklichung und gelungener Anpassung an die Normen, Werte und Anforderungen, die Dritte an uns stellen.

2 Krankenpflege auf der Suche nach zeitgemäßer Orientierung

Der heutige Pflegenotstand ist wesentlich ein Orientierungsnotstand mit all seinen Folgeerscheinungen. Er spiegelt die Situation wider, daß die Krankenpflege den ständig wachsenden Anforderungen nicht mehr gewachsen ist, weil man auf der einen Seite gegen starre Mauern ankämpft, während es andererseits an klaren Abgrenzungen fehlt; weil zu viele Unstimmigkeiten und unfruchtbare Diskussionen wertvolle Zeit und Energie verbrauchen; weil die Pflegeleistung nicht transparent ist und deshalb nicht genügend gewürdigt wird; weil die Pflegeperson sich nicht verstanden fühlt; weil …

Unterschiedliche Lösungsansätze werden seit Jahren diskutiert. Berufsverbände, Gewerkschaften, das Deutsche Krankenhausinstitut, die Deutsche Krankenhausgesellschaft, Politiker, Fort- und Weiterbildungsinstitute sowie viele Einzel- und Gruppeninitiativen greifen diese Herausforderung auf. Vergleiche mit anderen europäischen Ländern oder mit Amerika geben zwar die eine oder andere Anregung, doch ein Konzept, das unserer Situation gerecht würde, konnte bislang auch dort nicht gefunden werden. Hingegen zeigen die Aktivitäten von WHO und ICN, daß dieses Problem nicht allein unser Land betrifft, sondern anscheinend als eine internationale Krise in der Krankenpflege betrachtet werden muß.

Leider setzen die meisten Reformbemühungen den Hebel bei den Symptomen und nicht bei den Ursachen der Krise an. Auf diese Weise kann jedoch keine Problemlösung, sondern allenfalls eine vorübergehende Kompensation erreicht werden. Dieses Kapitel beschäftigt sich daher mit der Unterscheidung von Ursache und Wirkung. Die kritische Auseinandersetzung mit der gegenwärtigen Lage in der Pflege ist auch die Voraussetzung für neue Pflegestandards, die mit dem Ziel der Problemlösung eingeführt werden und nicht wiederum nur eine neue Kompensationsmaßnahme darstellen sollen.

2.1 Pflegenot – Orientierungsnot

Bei der Krankenpflege handelt es sich nicht um einen Beruf mit einem fest umgrenzten Tätigkeitsbereich, wie beispielsweise beim Friseur oder Masseur, sondern um einen Beruf mit ausgesprochen breit gefächertem, fast universellem Tätigkeitsspektrum. Gerade diese Vielseitigkeit macht ihn so interessant. Es gibt kaum einen anderen Beruf mit derart vielen verschiedenen Erlebnismöglichkeiten und Erfahrungsbereichen. Doch genau hierin liegt auch die Schwierigkeit einer klaren Orientierung für die Personen, die Krankenpflege ausüben, lehren oder managen wollen. Man betrachte bloß die stets erneuten Bemühungen, ein angemessenes Berufsbild zu definieren. So ist es bis heute nicht zufriedenstellend gelungen, den Beruf „Krankenpflege" theoretisch oder modellhaft darzustellen. Die zumeist extreme Diskrepanz zwischen dem Anspruch, den die Pflegetheorie erhebt, und dem, was im Pflegealltag praktiziert wird, verursacht den Praktikern allenfalls zusätzlich ein schlechtes Gewissen.

Orientierung Krankenpflege	• Berufsbild (fehlt bzw. zu abstrakt) • Pflegetheorien und Modelle (s. Kap. 4)
1. Starre, unreflektierte Richtlinien (Standards), eingefahrene Strukturen	Situationsbewältigung nach Standard: Priorität hat das, was der Standard vorgibt. Die Situation und vor allem der Patient wird dem Standard untergeordnet bzw. hat sich anzupassen.
2. Unkonkrete, zu allgemeine Richtlinien, klare Strukturen und Abgrenzungen fehlen oder sind kaum erkennbar	Situationsbewältigung ohne erkennbares, nachvollziehbares Konzept: Priorität hat alles, was dem individuellen Bedürfnis der jeweiligen Pflegeperson entspricht. Dies gilt auch im Hinblick auf die Abgrenzung gegenüber anderen Berufsgruppen oder artfremden Tätigkeiten.
3. Angreifbare, zu wenig durchdachte, nicht erforschte, schlecht begründbare Pflegekonzepte	Situationsbewältigung mit unsicherem, unvollständigem Konzept: Priorität hat alles, was der Pflegeperson in der jeweiligen Situation Sicherheit verspricht. Dies wirkt sich besonders auf die Beziehung zum ärztlichen Bereich aus.

Abb. 2.1. Orientierungsprobleme der Krankenpflege – Ist-Zustand

Mit den in Kap. 1 bereits angesprochenen und in Abb. 2.1 dargestellten Orientierungsmustern läßt sich der Pflegealltag unter den heutigen Bedingungen nicht befriedigend bewältigen. Die Anzeichen des Kollapses sind bereits deutlich spürbar.

Allein die Expansion der medizinischen Möglichkeiten bringt die Pflege in arge Bedrängnis. Wer auf dem neusten Stand bleiben will, kommt nicht um die Aneignung entsprechender medizinischer Fachkenntnisse herum. Allen Pflegekräften, die den Durchblick oder den Überblick verloren haben, bleibt kaum eine andere Wahl, als bedingungslos jeder ärztlichen Anordnung Folge zu leisten – wie sinnvoll oder unsinnig diese Anordnung auch sein mag. Sie sind dadurch nicht mehr in der Lage, Prioritäten aus der Sicht des Patienten zu setzen.

Selbst der Bereich der Grundpflege, der bislang als Domäne der Eigenständigkeit in der Krankenpflege angesehen wurde, ist bedroht. Denn gerade dieser Bereich fällt der allgemeinen Überlastung durch den hohen medizinischen Standard zum Opfer. Wo sonst werden, beispielsweise aus Zeitmangel, so viele Qualitätsabstriche gemacht, wie ausgerechnet bei den grundpflegerischen Tätigkeiten. Hier scheint es oft unumgänglich, daß ein Praktikant völlig selbständig einen Patienten von Kopf bis Fuß waschen muß, auch wenn er bislang weder theoretisch noch praktisch dazu angeleitet worden ist.

Es sind besonders die jüngeren Pflegekräfte, die unter den momentanen Orientierungsschwierigkeiten leiden. Ihnen fehlt sowohl der berufliche *Erfahrungsschatz* als auch die nötige Lebenserfahrung, um auf die vielfältigen Situationen, die es zu bewältigen gilt, angemessen reagieren zu können.

Unbekannte, bisher noch nicht erfahrene (erlebte) Situationen verunsichern naturgemäß jeden. Eine junge Pflegekraft, die relativ neu auf einer Abteilung arbeitet, wird im Vergleich zu Kollegen, die bereits lange dort tätig sind, fast täglich mit mehreren für sie noch unbekannten Situationen oder Tätigkeiten konfrontiert. Sie braucht (sucht) Orientierung und befragt beispielsweise Kollegen oder den Arzt. Diese haben jedoch selten genügend Zeit, um jedem neuen Mitarbeiter immer wieder aufs neue erklären zu können, wie welche Maßnahme vorzubereiten oder durchzuführen ist, was in der jeweiligen Situation alles beachtet werden muß u.v.a.m. Hinzu kommt eine gewisse *Anleitmüdigkeit* bei vielen erfahrenen Pflegekräften. Verständlicherweise, denn kaum ist ein neuer Mitarbeiter, Schüler, Praktikant oder Zivi so weit, daß er einigermaßen selbständig arbeiten könnte, geht er wieder.

Um die Zeit und die Nerven der anderen nicht übermäßig zu strapazieren, sucht die engagierte, unerfahrene Pflegekraft zusätzlich in empfohlener Literatur nach Antworten auf ihre Fragen. Sie sucht nach Information, nach Orientierung, nach Sicherheit. Denn Unsicherheit bedeutet Unbehaglichkeit, bedeutet Angst vor Fehlern oder vor Gesichtsverlust. Das Idealbild von sich selbst oder von einer „guten Krankenschwester" läßt sich mit dem täglich Erlebten nicht in Einklang bringen. Dies wirkt sich bei all den Pflegepersonen besonders dramatisch aus, denen es gleichzeitig an innerer Sicherheit aufgrund mangelnden Selbstbewußtseins fehlt.

Für die meisten bleibt als einziger Ausweg nur die Flucht. Viele der so Verunsicherten flüchten gleich ganz aus dem Beruf. Andere flüchten in Selbstschutzmechanismen und versuchen dadurch, meist unbewußt, das negative Erleben zu kompensieren.

Welche Auswirkungen die Orientierungsnot von heute auf die Pflegenden hat, ist in Abb. 2.2 dargestellt.

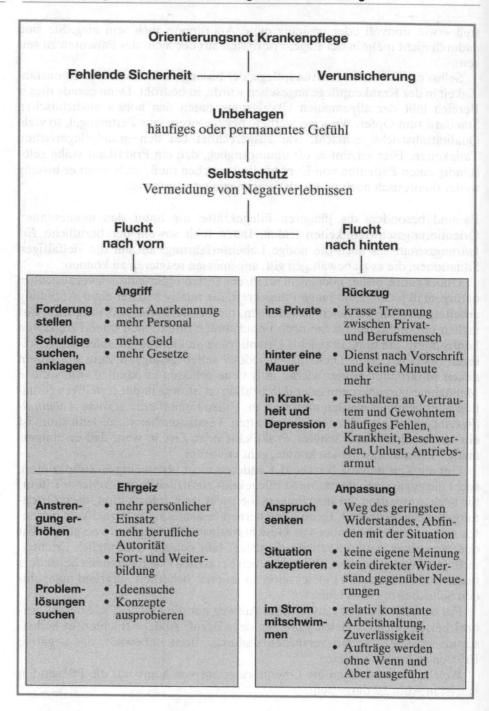

Abb. 2.2. Auswirkungen der Orientierungsprobleme in der Krankenpflege auf die Pflegenden

2.2 Schutzmechanismen und ihre Auswirkungen

Tendenziell ist bei jeder Pflegeperson ein Schutzphänomen mehr oder weniger stark ausgeprägt, während die übrigen eher latent vorhanden sind. Manchmal wechselt die Tendenz jedoch auch. Beispielsweise kann eine Pflegekraft, die zunächst hauptsächlich mit persönlichem Ehrgeiz die Bedingungen zu ändern versuchte, irgendwann stärker in den Angriff auf alle potentiell „Schuldigen" übergehen, weil sie die Last der Verantwortung nicht mehr tragen kann. Schlimmstenfalls tritt sie sogar den Rückzug an und reicht damit sozusagen ihre innere Kündigung ein.

Während die berufspolitischen Gruppierungen der Pflegeberufe hauptsächlich auf der Angriffsebene operieren, suchen die mehr einzelkämpferischen Charaktere nach Problemlösungen vor Ort. Im Gegensatz zu den Gruppen, die eine Art Solidargemeinschaft bilden und daher negative Erlebnisse besser verteilen können, trägt ein einzelner, der den bestehenden Rahmen verändern möchte, eine wesentlich stärkere Belastung. Auf die meisten Pflegepersonen, die in der Regel nicht daran gewöhnt sind, Kritik offen zu äußern bzw. neue Ideen zur Diskussion zu stellen, wirkt das kritische Verhalten eines Berufskollegen sehr befremdend:

Was bildet der sich eigentlich ein? Kaum hat er seinen Kopf durch die Tür gesteckt und schon will er alles ändern! Wenn ihm das nicht paßt, wie wir hier arbeiten, dann soll er doch gehen! Ich habe schon Kranke gepflegt, da lagst Du noch in den Win-deln!

Mit solchen meist unausgesprochenen Haltungen werden vor allem Schüler konfrontiert, wenn sie ganz spontan und unvoreingenommen mit ihren idealistischen Vorstellungen auf die ernüchternde Realität treffen. Da der Schüler naturgemäß noch nicht alles durchblicken kann, ihm vieles gezeigt werden muß und er auch Fehler macht, gibt es sehr wirksame Druckmittel, die ihn im Laufe der Ausbildung zur Unterordnung zwingen können. Der Pflegeperson, die sie benutzt, ist dies häufig gar nicht bewußt. Sie reagiert einfach abwehrend auf die ihr unbequeme Kritik.

- *Schüler:* „Es sind nur noch zwei Größen von Stützstrümpfen da, aber die einen sind Frau X zu groß und die anderen zu klein."

- *Schwester:* „Dann nimm die Größeren, wir haben halt keine anderen!"

- *Schüler:* „Aber die Stützstrümpfe müssen doch richtig sitzen! Der Kompressionsdruck muß sich doch von unten nach oben gleichmäßig verteilen, sonst nützen sie nichts. Im Gegenteil, wenn die oben fester sitzen als unten, dann führt das zu einem Blutrückstau und fördert regelrecht die Thrombose."

- *Schwester:* „Das ist ja alles gut und schön, im Prinzip hast Du ja recht, aber die Patientin muß gleich in den OP; wir haben jetzt keine Zeit, noch nach passenden Strümpfen zu suchen. Hauptsache, sie hat welche an, und der Doktor ist zufrieden."

Nicht eine solche Lernerfahrung, sondern die Summe der vielen kleinen alltäglichen Begebenheiten führt dazu, daß es einem irgendwann einfach egal ist. Man möchte nicht daran erinnert werden, daß es eigentlich nicht korrekt ist, was man tut. Derjenige, der diese Unkorrektheit aufdeckt, ist lästig, denn man will kein schlechtes Gewissen haben müssen. Man will seine Ruhe haben. Auch eine Schwester, die heute so reagiert, hat früher einmal ähnliche Fragen gestellt. Sie zeigt deshalb sogar Verständnis für den Schüler. Nur hat sie selbst es irgendwann einfach aufgegeben, sich über derartige „Kleinigkeiten" aufzuregen. Jeder, der in der Krankenpflege gearbeitet hat, kann solche Reaktionsweisen verstehen, denn er hat oft genug selbst ähnlich reagiert.

Glücklicherweise gibt es dennoch eine Reihe von Pflegepersonen, die sich entweder eine gewisse Portion trotziger Unbeugsamkeit erhalten konnten oder die sich nach einigem Abstand wieder erholt und zu ihren eigenen Grundwerten zurückgefunden haben. Zwar sind es, gemessen an der Gesamtzahl aller Berufsangehörigen, nicht sehr viele dieser sog. Ehrgeizlinge, doch finden sie sich vereinzelt nahezu in jedem Bereich. Sie versuchen mit allen ihnen zur Verfügung stehenden Mitteln, bestehenden Mängeln entgegenzuwirken. Je nachdem, aus welcher Position heraus ein solcher Mitarbeiter operiert (z. B. als Pflegedienstleitung), kann er bereits als Einzelperson, zumal wenn er geschickt vorgeht, vieles bewegen und verändern. Beispiele, wie eine Pflegedienstleitung oder einzelne Mitarbeiter mit maßgeblichem Einfluß selbst eingefahrene Strukturen in ihrem Krankenhaus organisatorisch grundlegend verändern konnten, belegen, daß es durchaus auch anders geht. Doch leider sind dies heute noch Ausnahmen.

Überträgt man das Peter-Prinzip (Peter u. Hull 1970) auf unsere Kliniken oder ähnliche Einrichtungen, dann stellt sich die Situation eher folgendermaßen dar: Die kritischen und kreativen Mitarbeiter treffen vielfach auf Vorgesetzte, die sich nicht mehr auseinandersetzen, die Angst vor Veränderung haben, die an ihrer gewohnten Ordnung festhalten und möglichst unangetastet auf ihrer Hierarchieebene bestätigt werden wollen. Wie sich dies auswirken kann, sei nochmals am Beispiel gezeigt:

- *Pfleger* (relativ neu auf Station): „Ich habe auf der Fortbildung einige Kollegen getroffen, die ganz begeistert von der Zimmerpflege sind. Ich könnte mir gut vorstellen, daß das so, wie wir das besprochen haben, auch bei uns funktionieren müßte."

- *Stationsleitung:* „Haben wir alles schon probiert. Sr. A. hat das vor einem Jahr auch schon einführen wollen. Es war chaotisch. Nach einer Woche hat sie dann selber eingesehen, daß das bei uns auf der Station nicht geht."

Natürlich kommt ähnliches auch umgekehrt vor, d.h. daß die Stationsleitung eine Änderung bewirken will und auf eine derartige Abwehrhaltung bei ihren Mitarbeitern stößt. Besonders ungünstig wirkt es sich aus, wenn die Pflegedienstleitung überfordert ist und deshalb wertvolle Initiativen ihrer Mitarbeiter abblockt. Leider geschieht dies noch allzu oft.

Nach meiner Überzeugung, werden unzählige Ressourcen, die die Pflegepersonen immer wieder anbieten, nicht einmal wahrgenommen. Statt dessen konzentriert man sich zunehmend auf Zahlen und Belege. Pflegepersonalregelung (PPR), Planstellen, Dienstzeiten, Pflegesatz, Leistungsnachweise u.a.m. sind Themen, die einen überdimensionalen Raum im Arbeitsalltag vieler Pflegedienstleitungen einnehmen. Wenn die gleichen Anstrengungen gemacht würden, um das ungenutzte Potential der vorhandenen Mitarbeiter zu mobilisieren, dann brauchten sich weder die Pflegedienstleitung noch die Mitarbeiter (wie auch die Patienten) mit ihren Problemen derart allein gelassen zu fühlen.

Wieso sich selbst Pflegedienstleitungen, die längst nicht mehr über genügend Personal verfügen, über die Kündigung eines innovativen, kreativen und damit „schwierigen" Mitarbeiters freuen können, erklärt sich u.a. aus dem Untersuchungsergebnis von David J. Sica (wörtlich aus Peter 1986):

> In einer Untersuchung zur Konfliktbewältigung in Gruppen ... präsentieren die Gruppen mit einem „Abweichler" – jemandem, der aggressiv um die Lösung von Problemen bemüht war und die anderen zwang, sich abweichenden Meinungen zu stellen und sie zu berücksichtigen – gründlichere Analysen der Probleme und bessere Lösungen.
> Als die Gruppe im nächsten Schritt aufgefordert wurde, eines der Mitglieder auszuschließen, wurde in allen Fällen der „Abweichler" hinausgeworfen!

Das Festhalten an dem, was einem bis heute lieb und teuer war, was einem vertraut ist und deshalb eine gewisse Sicherheit verleiht, ist normal, d.h. jeder Mensch verändert seinen Standpunkt solange nicht, bis sich ihm etwas – *aus seiner Sicht* – Besseres anbietet. Man kann also niemandem etwas Vertrautes wegnehmen, ohne ihn vorher davon überzeugt zu haben, daß er tatsächlich etwas Besseres dafür bekommt. Dieses Grundprinzip findet bei Veränderungsbemühungen zu wenig Berücksichtigung, so daß die Mitarbeiter häufig durch Ungeduld, Unverständnis und falsche zeitliche Vorstellungen unter Druck gesetzt werden. Trifft die Mißachtung dieser psychologisch-pädagogischen Komponente auch noch mit einem inkonsequent durchdachten Konzept zusammen, dann sind Umstellungsprozesse von vornherein zum Scheitern verurteilt.

Ebenso, wie kein Techniker einen neuen Autotyp produziert, wenn ihm keine Detailzeichnungen, Berechnungen, Produktionslinien und Materialien zur Verfügung stehen, wird keine Krankenschwester ein abstraktes Modell im Pflegealltag konkret umsetzen, solange ihr hierzu nicht die Voraussetzungen angeboten werden. Am Beispiel der Pflegeplanung läßt sich besonders gut verdeutlichen, daß in Ermangelung eines praktikablen Konzeptes (trotz der seit 1985 bestehenden gesetzliche Verordnung) immer noch keine Umsetzung stattfindet. Darüber, wie Pflegeplanung konkret aussehen und gehandhabt werden soll, existieren die unterschiedlichsten Vorstellungen, so daß die vielen hausgemachten und zum Teil recht widersprüchlichen Konzepte mittlerweile für die Umsetzungsproblematik verantwortlich gemacht werden. Folglich bemüht man sich derzeit verstärkt darum, für das in unseren Breiten bekannteste Pflegemodell (ATL-Modell) ein Umsetzungskonzept zu entwickeln und dies möglichst bundesweit verbindlich einzuführen. Diese Idee mag zwar interessant sein, betrachtet man jedoch den Inhalt des bisher bereits Erarbeiteten (s. Hessisches Curriculum Krankenpflege), dann muß es jeder Pflegeperson, sofern sie noch halbwegs auf dem Boden der Tatsachen steht, erst recht angst und bange werden. (Näheres zum Thema Pflegemodelle und Pflegeplanung finden Sie in den Kap. 3–5.)

2.3 Fehlende Professionalität

Auf der Suche nach Anerkennung durch Professionalität in der Pflege sind zum Teil sehr komplizierte Überlegungen angestellt worden. Die zunehmenden Alltagszwänge auf der einen Seite und die verkrampften Theoriebemühungen auf der anderen lassen die Verständigung zwischen den sog. Theoretikern und den Praktikern eher schwieriger werden. Während namhafte Wissenschaftler aller Bereiche allmählich beginnen, ihre Erkenntnisse in einer auch für den Laien verständlichen Sprache auszudrücken, versuchen viele „Pflegetheoretiker", zunächst gerade mit Hilfe einer exakten wissenschaftlichen Terminologie Anerkennung zu finden. Statt sich vordringlich um Lösungen der gegenwärtigen Probleme zu bemühen, flüchtet man sich auf eine Theorieebene und distanziert sich dadurch von der unseligen Misere in der Praxis. Anerkennung, die hauptsächlich über den Weg einer akademischen Gleichstellung mit dem Arzt oder anderen Berufen gesucht wird, ist in vielfacher Hinsicht problematisch. Zitiert sei an dieser Stelle der durch zahlreiche Veröffentlichungen weltweit bekannte Psychologe Carl R. Rogers. Gerichtet an seine eigene Berufsgruppe, schreibt Rogers unter der Überschrift „Mut zur Entprofessionalisierung?" unter anderem:

> Meiner Ansicht nach müssen wir uns darüber im klaren sein, daß im Hinblick auf den Umgang mit Menschen ein Qualifikationsnachweis wenig Sicherheit geben kann. Wären wir weniger arrogant, dann könnten wir viel von den „Ungeprüften" lernen, die auf dem Gebiet der zwischenmenschlichen Beziehungen manchmal außergewöhnlich geschickt sind.
> Ich bin mir sehr wohl bewußt, daß mein Standpunkt Nachteile und Risiken in sich birgt, aber das tut auch der Weg der Zeugnisse und Zulassungen. Und in mir ist die Überzeugung gewachsen, daß wir, wenn wir „den Experten", „den geprüften Fachmann" abschaffen würden, unseren Beruf einem frischen Wind, einer Welle von Kreativität aussetzen würden, die er seit Jahren vermissen läßt (Rogers u. Rosenberg 1980).

Ohne Spezialisten und Fachexperten wäre die Medizin längst nicht das, was sie heute ist. Die meisten wissenschaftlichen Erkenntnisse und technischen Möglichkeiten sind dem Forschergeist einzelner Experten zu verdanken. Doch welche Auswirkungen dieses Fachexpertentum in allen Bereichen, besonders gravierend jedoch in Großkliniken, auch haben kann, sei an fol-

gendem, anhand einer Fallstudie rekonstruiertem Patientenschicksal demonstriert:

Eine Patientin, 75 Jahre, wird mit Hyperglykämie in die innere Abteilung eingeliefert.
Dank gezielter Insulingabe stabilisiert sich der Blutzucker rasch, und die Patientin möchte eigentlich wieder nach Hause. Da sich im Laborbefund jedoch u.a. erhöhte Transami-
nasewerte gezeigt haben und auch das EKG nicht ganz in Ordnung war, wurde der Patientin nahegelegt, sich weiter behandeln zu lassen. Die Patientin wurde am nächsten Tag
dem Kardiologen vorgestellt und auf eine kardiologische Station verlegt, wo etwa am
3.Tag eine Herzkatheteruntersuchung durchgeführt wurde. Weil es unmittelbar nach
diesem Eingriff zu wiederholten Herz-Kreislauf-Problemen kam, legte man die Patientin
zur ständigen Überwachung auf die Intensivstation. Dort verbrachte sie etwa 3 Tage,
bevor sie auf eine andere kardiologische Station zurückverlegt wurde. Auf dieser Station
stellte man fest, daß die Patientin zeitweise verwirrt war. Sie hatte inzwischen einen
Venenkatheter und Infusion sowie einen Blasenkatheter. Sie konnte nicht mehr alleine
aufstehen und wurde folglich im Bett gepflegt. Da laut Befund eine spezielle kardiologische Behandlung jedoch nicht notwendig war, überlegte man in Anbetracht der Betten-
situation auf der Station, wo man die Patientin am besten hingeben könnte. Nach Hause
konnte sie in ihrem jetzigen Zustand nicht, auf einen Altenheimplatz zu warten, dauerte
zu lange.
Da kam der Zufall zur Hilfe. Bei der Visite stellte man fest, daß die Patientin offenbar
selbst mit Brille schlecht sieht. Das konnte möglicherweise im Zusammenhang mit ihrer
Verwirrtheit und dem Schwindelgefühl stehen und auf eine hirnorganische Ursache hinweisen (eigene Interpretation). Die neurologische Klinik zeigte sich schließlich auch
bereit, die Patientin zur weiteren Abklärung aufzunehmen.
Seit der Aufnahme waren etwa 12 Tage vergangen. In diesen 12 Tagen ist die Patientin
fünfmal verlegt worden, d.h. sie hat fünf verschiedene Personengruppen und Räumlichkeiten erlebt. In dieser kurzen Zeit war es ihr nicht möglich, zu irgend jemandem Vertrauen aufzubauen. Doch der künstlich geschaffene Leidensweg dieser armen Frau war
damit noch nicht zu Ende. Als die Neurologen ihren Part ohne nennenswerte Erkenntnisse abgeschlossen hatten, wurde die Patientin an die Augenklinik weitergereicht. Inzwischen war ihr nahezu alles gleichgültig, selbst den Besuch ihrer Angehörigen registrierte
sie kaum noch. Obwohl sich die Kinder bis dato geweigert hatten, ihre Mutter in ein
Altenheim zu geben, bemühten sie sich in Anbetracht dieser Situation selbst um einen
Pflegeplatz. Ca. 5 Wochen nach ihrer Notfallaufnahme fand sich die Patientin, in einem
Zustand völliger Abhängigkeit, in einem Pflegeheim wieder.

Daß dies kein Einzelschicksal im Klinikleben darstellt, können insbesondere
die Pflegepersonen in den Pflegeheimen bestätigen. Dabei hatte sich sicherlich
jeder Arzt und jede Pflegeperson um diese Patientin bemüht. Alle waren
freundlich und wollten der Patientin helfen. Weil sich jedoch niemand für die
ganze Person zuständig (kompetent) fühlte, hat sich jeder auch nur auf sein spezielles Aufgabengebiet konzentriert.
   Es gibt in Kliniken Ärzte, die sich mittlerweile nicht mehr trauen, bei Bedarf
Insulin anzuordnen, bevor sie nicht mit einem Diabetologen Rücksprache
genommen haben. Während sich der Spezialist für die Hinterwand mit dem
Spezialisten für die Vorderwand darüber streitet, wer wie viele Betten auf welcher Station belegen und niemand in den Kompetenzbereich des anderen ein-
dringen darf, verliert man den ganzen Menschen völlig aus den Augen. Hätte
ein *Notfallteam* diese Frau einfach zu Hause betreut, dann wäre wenige Stunden später für die Patientin wieder der Normalfall eingetreten. Die unheilvolle
Zersplittung kann nicht nur ungesund für den Patienten sein, sie verursacht

darüber hinaus einen extremen Arbeitsaufwand, der sich von der Bettenzentrale bis zur Klinikverwaltung auf alle Bereiche auswirkt. *Auf diese Weise wird Pflegebedarf regelrecht geschaffen.* Zwar wird allerorts beklagt, daß die Verweildauer immer kürzer und dadurch der Arbeitsaufwand immer höher werde, doch den in diesem Beispiel angeführten Verkürzungseffekt hat bisher noch keine statistische Erhebung hervorgehoben.

Eingebunden in ein solchermaßen wahnwitziges Treiben, stehen viele Pflegepersonen ohnmächtig vor der Aussichtslosigkeit all ihrer Bemühungen. Aber nicht alleine die Pflegepersonen, sondern auch viele Ärzte und andere Klinikmitarbeiter fühlen sich diesen Sachzwängen ausgeliefert, die sie immer wieder Entscheidungen treffen und Dinge tun lassen, die sie im Innersten nicht gutheißen können. Diese Machtlosigkeit löst eher Agonie statt Kampfgeist aus und treibt viele Krankenschwestern ebenso schnell wieder aus der Klinik heraus, wie sie hereingekommen sind.

> Vieles, was sich in der Pflege fehlentwickelt hat, ist nicht bewußt oder mit Absicht geschehen. Jeder möchte eine gute Pflege leisten. Deshalb hilft es auch niemandem weiter, wenn wir uns wie bisher gegenseitig mit Schuldzuweisungen bedenken, nach der Art: Schule klagt die Praxis an, Praxis beschuldigt die Ärzte, die Ärzte beschuldigen die Pflegedienstleitung und trauern der alten, allzeit bereiten Stationsschwester nach. Die Verwaltung konzentriert sich auf Zahlenmaterial, weil alles, was nicht schwarz auf weiß und möglichst in Zahlen dargestellt werden kann, nicht existiert. Die Gewerkschaften und Berufsverbände beschuldigen die Politiker, die Politiker beschuldigen die Krankenkassen und appellieren an die Gesellschaft, man müsse der Pflege und den Pflegepersonen mehr Anerkennung entgegenbringen usw. Statt die Kraft mit gegenseitigen Schuldzuweisungen zu vergeuden, sollte man sich diesen Mechanismus vor Augen führen und im allseitigen Interesse überlegen, mit welchen Maßnahmen dieser Teufelskreis am wirksamsten unterbrochen werden kann (Abb. 2.3).

Wie zu Beginn des Kapitels bereits erwähnt, werden bei den vielfältigen Bemühungen um die Behebung des Pflegenotstandes derzeit in den allermeisten Fällen nur die Symptome behandelt. So versucht man beispielsweise, mehr beruflichen Nachwuchs durch groß angelegte Werbekampagnen zu gewinnen – aber wie will man verhindern, daß dieser frühzeitig und oft schon während der Ausbildung wieder aussteigt? Wie hält man gerade die Pflegepersonen in dem Beruf, die trotz aller Schwierigkeiten auf andere und für diesen Beruf motivierend wirken. In der Aufstockung von Stellen sehen viele die eigentliche Lösung der Misere. Dabei bedenkt man die organisatorischen und sozialen Konsequenzen, die mit jedem neuen Mitglied des Stationsteams verbunden sind, meist zu wenig. Denn wenn der neue Mitarbeiter – egal ob Schüler, Praktikant oder examiniert – zu lange in der besonders unsicheren Phase der Einarbeitung steckenbleibt und es zu lange dauert, bis er seinen Aufgabenbereich gefunden

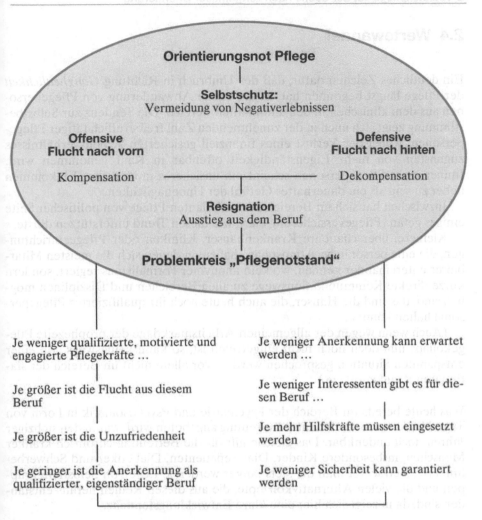

Abb. 2.3. Teufelskreis „Pflegenotstand"

hat und sich als wertvolles Mitglied ins Team integriert fühlt, dann verliert er die Lust. Mit 2 oder 3 gut eingespielten und motivierten Mitarbeitern läßt sich die gleiche Arbeit ruhiger, sicherer und effizienter bewältigen als z.B. mit 4 oder 5 Personen, von denen einige nicht so richtig wissen, was sie jeweils konkret tun sollen.

Aktive Problembewältigung statt Kurieren an den Symptomen bedeutet, sich dem Wandel unserer Zeit zu stellen und zu allen Themen, mit denen die Pflege konfrontiert wird, eigene Positionen und praktikable Konzepte zu entwickeln.

Das meiste wurde deshalb nicht erreicht, weil es nie unternommen wurde!

2.4 Wertewandel

Ein deutliches Zeichen dafür, daß der Umbruch in Richtung *Ganzheitlichkeit* der Pflege längst begonnen hat, ist die starke Abwanderung von Pflegepersonen aus dem klinischen in den ambulanten Bereich. Die Tendenz zur Selbstbestimmung zeigt sich auch in der zunehmenden Zahl freiberuflich tätiger Pflegepersonen, wobei der Verlust eines finanziell gesicherten Arbeitsverhältnisses zugunsten von mehr Eigenständigkeit offenbar in Kauf genommen wird. Immer mehr Pflegepersonen scheint ein unsicheres monatliches Einkommen lieber zu sein als ein dauerhaftes Gefühl der Unbehaglichkeit.

Inzwischen hat sich im Bereich der ambulanten Pflege von politischer Seite einiges getan (Pflegeversicherung etc.), was diesen Trend unterstützen dürfte.

Kleinere, überschaubare Krankenhäuser, Kliniken oder Pflegeeinrichtungen, die eine persönliche Atmosphäre haben, in denen sich die meisten Mitarbeiter untereinander kennen, wo kein anonymer Formalismus regiert, sondern kurze direkte Kommunikationswege zu allen Bereichen und Disziplinen möglich sind, das sind die Häuser, die auch heute noch ihr qualifiziertes Pflegepersonal halten können.

(Auch wenn wegen der allgemeinen Arbeitsmarktlage der prophezeite Pflegekollaps nun doch noch nicht eingetreten ist, so kann keineswegs von einer entspannten Situation gesprochen werden; vor allem nicht im Bereich der stationären Krankenpflege.)

Was heute bereits im Bereich der Psychiatrie und Psychosomatik in Form von Tageskliniken oder ambulanter Betreuung angeboten wird, war in den siebziger Jahren noch undenkbar. Das gleiche gilt für die Betreuung chronisch kranker Menschen, insbesondere Kinder, Dialysepatienten, Diabetiker und Schwerbehinderte. Betrachtet man die stets länger werdende Liste von Selbsthilfegruppen und die vielen Alternativkonzepte, die aus diesen Reihen heraus entstanden sind, dann zeigt sich hier eine klare Entwicklungstendenz.

Überall läßt sich das Bestreben nach Unabhängigkeit von der Institution Klinik/Krankenhaus erkennen oder zumindest der Trend nach mehr Mit- und Selbstbestimmung. Im Bereich der Geburtshilfe und im Umgang mit dem gesunden und kranken Kind hat sich innerhalb der letzten 15 Jahre bereits ein grundlegender Wandel vollzogen. Die Einsicht von Medizinern, Hebammen und Krankenschwestern, ihre alten Standards über Bord werfen zu müssen, resultierte aus der nachdrücklichen Haltung von Schwangeren bzw. Eltern. Kaum eine Mutter würde heute eine Klinik aufsuchen, in der sie, wie in den siebziger Jahren üblich, ihr Kind lediglich einmal am Tag kurz sehen darf. Eine Entbindungsstation, die den Vater bei der Geburt ausschließt oder nicht in der Lage ist, sich auf die Wünsche und Ängste der Mutter individuell einzulassen, wird über kurz oder lang mangels Nachfrage schließen müssen. Die Aufnahme in dieses Leben ist dadurch um ein Vielfaches menschlicher und ganzheitlicher geworden.

Erheblich schlecher steht es dagegen noch um diejenigen, die Abschied aus diesem Leben nehmen müssen. Doch auch hier zeigen die Gedanken von Elisabeth Kübler-Ross und vielen anderen allmählich Wirkung. Zunehmend versucht man, den sterbenden Menschen aus den großen, auf Gesundheit programmierten Institutionen herauszuholen und eine angemessenere Atmosphäre für ein würdigeres Sterben zu schaffen.

Am schlechtesten ergeht es derzeit noch der großen Gruppe von Patienten, die sich in einer psychischen und körperlichen Abhängigkeit fühlen, die sich in ihrer Angst, Hilflosigkeit und Gutgläubigkeit an jeden angedeuteten Strohhalm klammern und sich außerstande fühlen, ein eigenes Urteil zu bilden, und die zudem niemanden haben, der sich für sie einsetzt.

Die Pflege kann und muß sich in den Trend der Zeit einfühlen, wenn sie die Zukunft mitgestalten will. Und sie wird auch auf die Erwartungen und Bedürfnisse der Pflegenden selbst anders eingehen müssen, als dies das alte Bild der dienenden Schwester erforderte.

So haben beispielsweise Umfragen ergeben, daß die Freude an der Leistung bzw. an der Arbeit selbst, insbesondere bei den jüngeren Menschen eine immer größere Rolle spielt. Deshalb lassen sich vor allem die jüngeren Arbeitnehmer nur noch sehr schwer in starre Organisationsstrukturen einpassen, die allesamt noch nach dem Grundsatz „ Erst die Arbeit, dann das Vergnügen" ausgerichtet sind oder bei denen die gesetzlichen Bestimmungen den Ton bei der Lösung zwischenmenschlicher Probleme angeben. Überhaupt scheint sich in punkto Gesetze (und Vorgesetzte) eher Verdrossenheit statt ehrfürchtige Angst einzustellen. Eltern, Lehrer, Ärzte, Pflegedienstleitungen, Stationsleitungen u.a. genießen nicht mehr a priori den Respekt, den sie aus früheren Zeiten gewohnt waren. Wer einem Jugendlichen von heute nichts Interessantes anbietet, kann auch kaum Engagement von ihm erwarten, ganz gleich ob es sich dabei um einen angesehenen Politiker, den Chefarzt, den Lehrer oder wen auch immer handelt.

Es hat sich jedoch nicht bloß die Einstellung zur Arbeit und zur Autorität geändert, sondern auch die Haltung gegenüber vielen „Errungenschaften" unserer Zeit. Ökologische Probleme werden von immer mehr Menschen zunehmend ernster genommen. Der sog. Fortschritt wird in vielerlei Hinsicht kritischer gesehen. Eine Rückbesinnung auf die natürlichen Ressourcen im Menschen macht sich nicht zuletzt auch im Hinblick auf die Verhütung und Heilung von Krankheiten bemerkbar. Die eigene Person, die eigenen Empfindungen werden bewußter erlebt. Selbstfindung und Selbstbestimmung spielen eine immer größere Rolle im Wertemuster als soziale Anpassung. Daraus erklärt sich z.B. auch eine zunehmende Beschäftigung mit den mentalen Fähigkeiten. Das Interesse an metaphysischen und religiösen Daseinserklärungen nimmt deutlich zu, denn auf die Fragen nach dem Sinn des Lebens oder von bestimmten Krankheiten und dem, was nach diesem Leben sein wird bzw. was vorher war, kann die Wissenschaft immer noch keine Antwort geben. Diese neuen, holistischen Einstellungen werden auch in der Medizin und in den Pflegeberufen Einzug halten und bald ein spürbares Gegengewicht zu den Gefahren einseitiger Technologie und strenger Wissenschaftsgläubigkeit bilden. Auf diese Weise entwickelt sich nicht nur mehr Mündigkeit beim Patienten, sondern auch die Chance, von der einseitig geprägten, körperorientierten Patientensicht wieder zum ganzen Menschen zurückzufinden.

Daß dieser Prozeß in der Krankenpflege längst begonnen hat und sich unaufhaltsam fortsetzt, kann überall beobachtet werden. Insbesondere in den Fortbildungsangeboten für die Pflegeberufe spiegelt sich diese Entwicklung wider. Fort- und Weiterbildungsinstitute sprießen wie Pilze aus dem Boden. Es gibt kaum eine größere Klinik oder ein Krankenhaus, das noch nicht über die ständige Einrichtung einer innerbetrieblichen Fortbildung verfügt. Vor wenigen Jahren konnte man die Zahl der Freiberufler, die spezielle Fortbildungs- oder Beratungsangebote für die Pflegeberuf anboten, noch an einer Hand abzählen. Heute hat man bei der Fülle des Angebots eher Schwierigkeiten bei der Auswahl geeigneter Personen. Anhand der Themenangebote lassen sich die Interessenschwerpunkte gut verfolgen: Alternativen in der Pflege, Konfliktbewältigung im Pflegealltag, Streßverhalten ändern lernen, Selbstbewußtsein in der Pflege, Gesprächsführung, themenzentrierte Interaktion, Supervision im Team, Krisenintervention im Pflegedienst, Qualitätssicherung und -entwicklung in der Pflege und viele andere Themen von Fortbildungen oder Titel von Büchern und Artikeln in den Fachzeitschriften zeigen, in welche Richtung die Veränderungsbemühungen gehen.

Immer mehr Pflegepersonen suchen auch Sicherheit und Orientierung in der Gruppe. Sie solidarisieren sich in Berufsverbänden, um stärker zu sein und um die Belastungen gemeinsam besser ertragen zu können. Betrachtet man alleine die Mitgliederentwicklung im „Deutschen Berufsverband für Pflegeberufe" (DBfK) in den letzten 10 Jahren oder die Streiks und die offenen Proteste von Pflegepersonen, dann wird die Umbruchstimmung deutlich. Aber vor allem zeigt sich dadurch, daß so wie bisher nicht weitergearbeitet werden kann und daß die Arbeitsbedingungen geändert werden müssen. In erster Linie bedeutet dies, daß unzeitgemäße Pflegestandards neu durchdacht und an die heutigen Erfordernisse bzw. Vorstellungen angepaßt werden müssen (Abb. 2.4).

Was zwar indirekt bereits geschieht, was jedoch den meisten noch nicht bewußt zu sein scheint, ist die Tatsache, das die Änderung bei jeder Pflegeperson selbst anfangen muß.

Orientierung Krankenpflege	• **Berufsbild** (konkret, veränderbar) • **Pflegetheorien und Pflegemodelle** (themen- u. tätigkeitsbezogen, s. Kap. 4)
1. **Schriftlich festgelegte, klare Richtlinien zur Bewältigung konkreter Situationen im Pflegealltag**	Situationsbewältigung orientiert an der Situation und am Standard: Priorität hat die Pflegebedürftigkeit des jeweiligen Patienten. Standards dienen der Orientierung und müssen an die Situation angepaßt werden.
2. **Durchdachte, begründbare Pflegekonzepte, die dem aktuellen Kenntnisstand entsprechen und die Bedingungen in der Praxis berücksichtigen**	Situationsbewältigung mit sicherem, auch für Außenstehende nachvollziehbarem Konzept: Priorität hat, was der Erreichung der jeweiligen Pflegeziele dient. Dies kann auch vor anderen Berufsgruppen wirksam vertreten werden.
3. **Allgemein gültige und akzeptierte Normen, die den Qualitätsanspruch an die einzelne Pflegeleistung festlegen und sichern**	Qualitätssicherung mit zuverlässigem, von allen akzeptiertem Konzept: Pflege wird planbar, dokumentierbar und kann als Leistung sowohl quantifiziert als auch qualifiziert werden.

Abb. 2.4. Orientierung der Krankenpflege – Soll-Zustand

3 Pflegestandards und Standardpflegepläne

Aktive Problembewältigung bedeutet, sich dem Wandel zu stellen, zu allen Themen, mit denen Pflege konfrontiert wird, eigene Positionen zu beziehen und diese in praktikable Konzepte umzusetzen. Mündigkeit und Selbstbewußtsein im Sinne von fachlicher und sozialer Kompetenz sind neben der Freude an einem verantwortungsvollen und vielseitigen Beruf die Tugenden, die die Pflegeperson braucht, um die Zukunft mitgestalten zu können.

In Anbetracht der bereits dargestellten schwierigen Ausgangssituation dürfte jedem klar sein, daß diese neuen Werte nicht von heute auf morgen umgesetzt werden können. Vielmehr muß man sich auf einen langen und im Grunde nie endenden Entwicklungsprozeß einstellen. Auf diesem Weg gilt es zunächst, alle derzeitig gepflegten Praktiken systematisch und konsequent neu zu durchdenken und Schritt für Schritt die als überholt erkannten Strukturen durch zeitgemäße abzulösen. An den hierzu erforderlichen Denkprozessen sollten möglichst alle Pflegepersonen beteiligt werden. Diejenigen, die verlernt haben, ihre eigenen Wertmaßstäbe zu vertreten, sollten ermuntert werden, es wieder zu versuchen, denn nur dann lassen sich für alle Beteiligten befriedigende Lösungen finden.

Neben vielen anwendungsbezogenen bedarf es eines übergeordneten Standards, in dem die generelle Aufgabe und Rolle, die der Pflegeberuf in unserer Gesellschaft zukünftig spielen soll, grundsätzlich und für jedermann verständlich definiert ist.

Anhand von konkreten Beispielen aus meiner Beratungspraxis sollen in diesem Kapitel exemplarisch 6 mögliche Lösungswege aufgezeigt werden. Die ersten beiden Beispiele verdeutlichen, wie starre Strukturen in zeitgemäße dynamische Richtlinien umgewandelt werden können. Die Beispiele 3 und 4 stellen dar, wie man sich bei unterschiedlichen pflegerischen Vorgehensweisen auf eine sinnvolle gemeinsame Lösung einigen kann. Bei den beiden letzten Beispielen steht der psychosoziale Aufgabenbereich der Pflege im Vordergrund. In diesem Zusammenhang geht es zudem um ein neues, eigenständiges Profil für die Pflege, um die große Chance, die die Pflege hat, den Bereich ihrer Eigenständigkeit klar zu definieren und gegenüber anderen verantwortlich zu vertreten. Anhand der Pflegetätigkeiten Vitalzeichen-Routinekontrolle und Betten soll aufgezeigt werden, wie man einen seit Jahrzehnten üblichen Standard verändern kann.

3.1 Statt starrer Strukturen zeitgemäße dynamische Richtlinien

Anhand der Pflegetätigkeiten *Vitalzeichen-Routinekontrolle* und *Betten* soll aufgezeigt werden, wie man einen seit Jahrzehnten üblichen Standard verändern kann.

Beispiel 1:

Vitalzeichen-Routinekontrolle

Alter Standard im Krankenhaus X, innere Abteilung:

Am Morgen, spätestens bis 8 Uhr, wird bei allen Patienten Temperatur, Puls und Blutdruck gemessen. Eine zweite Kontrolle von Temperatur und Puls (auf einigen Stationen auch Blutdruck) findet am Nachmittag bis 17 Uhr statt. Im Zusammenhang mit der Nachmittagskontrolle wird außerdem jeder Patient nach seiner Verdauung befragt.

Vor 3 Jahren hat dieser Standard insofern eine Veränderung erfahren, als die Werte seitdem nicht mehr ins Temperaturbuch, sondern sofort in die Patientenkurve (Planette) eingetragen werden.

Ablauf am Morgen: Wenn nichts dazwischen kommt, geht die Nachtwache kurz vor Dienstende (ca. 6 Uhr) durch alle Zimmer und fordert die Patienten auf, Temperatur zu messen. Die Pflegepersonen im Frühdienst brauchen dann nur noch den Temperaturwert abzulesen und den Puls zu zählen: „Guten Morgen! Gut geschlafen? Haben Sie schon Temperatur gemessen?" sind typische Standardredewendungen des allmorgendlichen Zermoniells beim Betreten des Patientenzimmers. Alle Patienten, auch solche, die gerne noch etwas länger schlafen würden oder gegen Morgen erst richtig eingeschlafen sind, werden geweckt, um den Standard zu erfüllen. Dem Bedürfnis nach Ruhe und Schlaf wird weniger Wert beigemessen als der Erhebung von Temperatur, Puls- und Blutdruckdaten. Selbst auf Stationen, auf denen bei der Mehrzahl aller Patienten eine medizinische Notwendigkeit für solche zeitgebundenen Vitalkontrollen besteht (z. B. auf der Intensivstation), sollte diese starre Vorgehensweise in Frage gestellt und eine individuelle Lösung angestrebt werden.

Mit folgender Systematik könnte eine hausinterne bzw. eine abteilungsinterne Arbeitsgruppe eine Veränderung dieses Standards herbeiführen.

1. Schritt: Begründung dafür suchen, warum dieser Standard so gestaltet ist

Was spricht dafür? Wer hat das bestimmt? Was spricht dagegen?

In der Regel wird angegeben, daß man mit Hilfe dieses Standards keinen Patienten übersieht und daß der Arzt morgens zu Dienstbeginn und nachmittags vor seinem Dienstende wissen möchte, ob bei einem Patienten noch etwas

Besonderes hinsichtlich Temperatur, Kreislauf oder Ausscheidung vorliegt. Von wem diese Regelung eingeführt wurde, läßt sich nicht mehr genau feststellen. Sie stammt wahrscheinlich noch aus der Zeit, als zumeist nur die Stationsschwester über ein Examen und die nötigen Fachkenntnisse verfügte, während alle übrigen lediglich mehr oder weniger gut angelernte Hilfskräfte waren. Heute überwiegt die Zahl examinierter Pflegepersonen (sie sollte es zumindest). Wenn auf einer Station darüber hinaus noch Zimmer- bzw. Bereichspflege praktiziert wird, ist auch dadurch meist eine individuellere Patientenbeobachtung gewährleistet. Von einer ausgebildeten Pflegeperson kann durchaus erwartet werden, daß sie erkennt, wenn einer ihrer Patienten Temperatur entwickelt, bei ihm eine Kreislaufschwankung auftritt oder sich ein Verdauungsproblem einstellt, und daß sie dann gezielte Kontrollen durchführt. Schließlich muß sie nicht mehr den Überblick über eine Station mit 30–40 Patienten wahren, sondern kann sich je nach Personalbesetzung auf im Durchschnitt 6-12 Patienten konzentrieren.

Mit dem zeitgebundenen Durchkontrollieren aller Patienten stellen die Pflegepersonen ihre Beobachtungsfähigkeit nicht nur sich selbst gegenüber, sondern auch gegenüber den Ärzten in Frage.

2. Schritt: Alternative als Sicherheit anbieten

Bisher konnte sich der Arzt darauf verlassen, daß er aufgrund dieses Durchmessens regelmäßig erfährt, ob ein Patient erhöhte Temperatur hat. Wenn nun das generelle Messen abgeschafft werden soll, dann will er mit Recht wissen, welche vergleichbare Sicherheit von seiten der Pflege statt dessen geboten wird. Das heißt, die Pflegepersonen können nicht ohne weiteres einen bislang durchaus wichtigen Standard über Bord werfen, ohne eine aus heutiger Sicht sinnvollere Alternative anzubieten. In diesem Falle müssen sie eine neue Vorgehensweise überlegen und diese in Form eines neuen Standards für ihre Station bzw. für ihr Krankenhaus verbindlich festlegen.

Die Kriterien bei der Erstellung dieses Standards sind:
- Sicherheit *Patient* (Situation richtig einschätzen, Komplikationen frühzeitig erkennen),
  Individualität Patient (seine spezifische Situation berücksichtigen);
- Sicherheit *Pflegeperson* (Überblick behalten, nichts übersehen);
- Allgemeinwohl (Welche Vorgehensweise, die die Anforderungen Sicherheit und Individualität erfüllt, ist mit der geringsten Belastung verbunden?).

3. Schritt: Einverständnis des Arztes sicherstellen

Bevor gerade dieser Standard eingeführt bzw. verändert wird, muß der Arzt (möglichst Chefarzt) über die neue Vorgehensweise informiert sein. Erst wenn er einverstanden ist, kann der alte Standard durch den neuen ersetzt werden.

Ein Beispiel für die Form eines solchen neuen Standards bildet der Standard VitKtr (Abb. 3.1).

Warum ist das Einverständnis des Arztes in diesem Falle notwendig?

Kontrollen von Temperatur, Puls, Blutdruck, Ausscheidungen u.a. gehören im Rahmen der Krankenbeobachtung zum Aufgabenbereich der Pflege. Stellt eine examinierte Pflegeperson bei einem Patienten eine Veränderung seines Zustandes fest, so wird von ihr erwartet, daß sie auch unaufgefordert bestimmte Werte kontrolliert und diese dem Arzt mitteilt. Grundsätzlich obliegt jedoch die Anordnung von sowohl routinemäßigen als auch individuellen Kontrollen der ärztlichen Kompetenz. Die Pflegeperson kann daher nicht eigenmächtig die bisher üblichen Routinekontrollen abändern. Sie hat allerdings das Recht, eine Anordnung zu hinterfragen und Alternativen aufzuzeigen. Gut begründete Vorschläge, die eine vergleichbare Sicherheit gewährleisten, werden in aller Regel vom Arzt angenommen. Um stets wiederkehrende Diskussionen mit jedem neuen Oberarzt oder Assistenzarzt zu vermeiden, wäre es sinnvoll, wenn der jeweilige Chefarzt den neuen Standard unterschreibt.

4. Schritt: Einführung des neuen Standards

Bevor man den neuen Standard offiziell einführt, muß sichergestellt werden, daß alle Mitarbeiter über seinen Sinn und Zweck sowie über das konkrete Vorgehen informiert sind. Nach einer vorab abgesprochenen Zeitspanne sollte dieser Standard im Beisein aller Beteiligten nochmals zur Diskussion gestellt werden. Umsetzungserfolge oder -schwierigkeiten sowie Unzuverlässigkeiten u. a. können auf diese Weise systematisch erfragt und Lösungsmöglichkeiten überlegt werden. Dieses Vorgehen gilt übrigens für alle neuen Standards. In Kap. 9 wird speziell hierauf eingegangen.

Beispiel 2:

Betten machen bei „Aufstehpatienten"

Alter Standard im Krankenhaus X, auf 10 von 15 Stationen:

Das Bett jedes Patienten wird morgens in der Zeit zwischen 6 und 9 Uhr sowie abends in der Zeit zwischen 16 und 19 Uhr und bei Bedarf von jeweils 2 Pflegepersonen gemacht.

In der Praxis zeigt sich typischerweise folgendes Verhalten: Zwei Pflegepersonen gehen gemeinsam von Zimmer zu Zimmer. Die „Aufstehpatienten" werden, sofern sie im Bett liegen, gebeten aufzustehen. Wer dies nicht allein kann, dem wird geholfen. Dann werden die Betten gemacht, was im Durchschnitt 2 Minuten pro Bett beansprucht. Einige Patienten bleiben noch eine Weile auf dem Stuhl sitzen, die meisten legen sich jedoch gleich wieder hin. Andere nutzen die Gelegenheit, um zur Toilette zu gehen, über den Flur zu spazieren oder

VitKtr	Klinik Station 02/94	Vitalzeichen – Routinekontrolle	Stösser Standard

Um zweckmäßig und sinnvoll die Vitalzeichen zu kontrollieren und damit die Sicherheit des Patienten gewährleisten zu können, gilt folgende Regelung:

1. Kreislaufkontrollen:

Patientengruppe A:
Patienten ohne Kreislauferkrankungen, diesbezüglichen Beschwerden oder zu erwartenden Komplikationen

Patientengruppe B:
Patienten **mit** bekannten Kreislauferkrankungen, diesbezüglichen Beschwerden oder zu erwartenden Komplikationen

Zum Zeitpunkt der Aufnahme Puls- und RR-Kontrolle sowie im Bedarfsfall oder nach Anordnung
(keine routinemäßigen Kontrollen)

2 × täglich Puls- und RR-Kontrolle und Dokumentation
(je einmal im Frühdienst und Spätdienst, je nach Situation und nach Anordnung öfter)

2. Temperaturkontrollen:

• bei allen Patienten: jeder Patient erhält ein desinfiziertes Thermometer zum Verbleib im Zimmer

• bei Patienten mit einer Körpertemp. > 37,5° C (rektal)

• bei Patienten mit einer Körpertemp. > 38,0° C (rektal)

1 × täglich im Spätdienst Kontrolle und Dokumentation
axillär: bei selbständigen Patienten
rektal: bei Patienten, die nicht alleine messen können, und zur Kontrolle bei erhöhter axillärer Temperatur

je 1 Messung im Frühdienst (bis 8.00 Uhr) und Spätdienst (bis 17.00 Uhr), jeweils rektale Kontrolle (Digitalthermometer) und Dokumentation

2 stündliche Kontrolle oder nach Anordnung

3. Ausscheidungskontrolle:

• bei allen Patienten, bei denen Störungen der Ausscheidungsorgane oder im Flüssigkeitshaushalt vorliegen bzw. zu erwarten sind

Urin: nach Anordnung: • Ausfuhr messen oder Sammelurin
                                      • Flüssigkeitsbilanz

Stuhl: Kontrollen sind individuell – problemorientiert – vorzunehmen (Probleme im Pflegeplan und Bericht festhalten)

Grundsätzlich: Kein tägliches routinemäßiges Abfragen!

Hinweis: Die vorgegebenen Kontrollen haben so lange Gültigkeit, bis die Anordnung des Arztes oder die eigene Beobachtung eine andere Vorgehensweise nötig machen. Die Routinekontrollen entbinden die examinierte Pflegekraft nicht von einer gezielten Krankenbeobachtung und entsprechenden Situationseinschätzung. Nicht die Routine soll gepflegt werden, sondern der Patient!!

PPR-Zuordnung: (akute Krankheitsphasen) S1 (Routinekontrolle)
                                                          S2 (Kontrolle von mind. 2 Parametern 4–6% innerhalb von 8 Stunden)
                                                          S3 (Kontrolle von mind. 3 Parametern fortlaufend innerhalb von 12 Stunden)

Abb. 3.1. Pflegestandard „Vitalzeichen – Routinekontrolle"

sonstiges zu erledigen. Man spricht in diesem Zusammenhang auch vom Zusatzeffekt der Mobilisation, der bei einigen antriebsarmen Patienten durchaus hilfreich sein mag. Alle übrigen nicht bettlägerigen Patienten werden, damit der Standard erfüllt wird, regelrecht genötigt, ebenfalls aufzustehen, selbst dann, wenn sie sich vor wenigen Minuten erst hingelegt haben oder gerade eingeschlafen sind. Die Beteuerung, daß das Bett noch in Ordnung sei, daß man es ja später selbst machen könne oder daß sich ggf. ein Angehöriger (sofern er nicht vorher aus dem Zimmer gebeten wurde) bereit erklärt hat, das Bett später zu machen, werden häufig als Bequemlichkeit des Patienten abgetan. „Ach, stehen Sie doch eben mal auf! Wir haben Ihr Bett doch schnell gemacht, dann können Sie sich gleich wieder hinlegen." Welcher Patient kann sich einer solchen gut gemeinten Aufforderung schon widersetzen?

Die oben angeführte Standardvorgabe setzt Pflegepersonen und Patienten gleichermaßen unter Druck. Eine Pflegeperson, die in ihren Zimmern die Betten allein macht, und zwar jeweils dann, wenn der Patient gerade zur Toilette ist, am Waschbecken steht, sich bei einer Untersuchung befindet oder aus einem anderen Grund sein Bett verlassen hat, muß sich mitunter vor ihren Kollegen rechtfertigen. Zwar hat man sich einerseits vielerorts durch die Umstellung auf Bereichspflege bereits grundsätzlich für eine individuellere Pflege entschieden und die hierzu erforderlichen Arbeitsbedingungen geschaffen; doch kann andererseits von individueller Pflege erst dann die Rede sein, wenn die Wünsche des Patienten – und dazu gehört u. a. auch dessen zeitweises Bedürfnis nach Bequemlichkeit, Ruhe bzw. in Ruhe gelassen zu werden – zumindest respektiert werden.

Um eine für alle Beteiligten angemessene „Betten-Lösung" zu finden, kann folgende Vorgehensweise empfohlen werden:

1. Schritt: Begründungen für und gegen dieses „Bettenritual" suchen

Wo liegt der Ursprung? Was spricht dafür? Was spricht dagegen?

In der Regel werden organisatorische Gründe für das Bettenritual genannt. Man lehnt die individuelle Lösung häufig deshalb ab, weil man befürchtet, nicht allen Patienten gleichermaßen den Service des perfekt gemachten Bettes bieten zu können. Betrachtet man die Entwicklungsgeschichte dieses Anspruchsdenkens, das sich inzwischen auch in den Köpfen vieler Patienten und ihrer Angehörigen festgesetzt hat, so läßt sich das Bettenritual auf die in früheren Zeiten übliche Einrichtung der Krankenstationen bzw. Zimmer zurückführen. Schon die Ausstattung der Krankenbetten mit schweren dreiteiligen Federkernmatratzen, die regelmäßig gedreht werden mußten, mit Matratzenschonern, die sich ständig irgendwo zusammenrollten, mit großen knitternden Gummiunterlagen, den oftmals zu kurzen Bettlaken, den unterschiedlichsten Moltonauflagen oder Unterlagen und mit diversen Kissen, Decken und Plumeaus, lassen die große körperliche Anstrengung des Bettens erahnen. Hinzu kam, daß die Betten größtenteils an der Wand standen, vielfach keine Räder hatten und oft nicht durch die Zimmertür paßten. Allein der Gedanke an die Situation auf einer Station in den 50er und 60er Jahren, auf der mitunter 30 Betten von einer einzigen Pflegeperson gemacht werden mußten, kann heute noch Rückenschmerzen verursachen. Vor diesem Hintergrund ist die Vorgabe – die sich in den 70er Jahren mehr und mehr durchgesetzt hat –, daß möglichst immer zu zweit gebettet werden sollte, eine Voraussetzung für das körperliche Durchhalten im Pflegeberuf. Auch konnte man nicht erwarten, daß ein Patient die diversen Laken und Unterlagen allein faltenfrei richtet. Wenn ein solches Bett nach einigen Stunden noch halbwegs ordentlich aussehen sollte, dann bedurfte es schon einer guten Bettentechnik. Mancherorts gelten die fachgerecht eingeschlagenen Ecken und die gleichmäßig faltenfrei gestrafften Laken und Unterlagen auch heute noch als ein wesentliches Kriterium für gute Pflege. Vergleicht man die damalige Ausstattung mit der unserer modernen Krankenbetten, dann ist das Richten eines Bettes geradezu ein Kinderspiel geworden. Dennoch wird der Betten-Standard: „zwei Personen, mindestens zweimal täglich bei allen Patienten" selbst noch auf den Stationen beibehalten, die bereits über eine Höhenverstellung aller Betten und über Spannbettlaken verfügen.

2. Schritt: Erstellung eines neuen Bettenstandards

Welche Dienstleistung kann der Patient erwarten?
Wie kann diese erbracht werden?

Aus rechtlicher Sicht muß der Pflegedienst einen Betten-Service erbringen, weil eine Einrichtung wie das Krankenhaus allgemein Hotelleistungen anbietet. Demzufolge hat der Patient ein Recht auf ein bequemes, sauberes Bett. In den meisten Hotels wird das Bett einmal im Laufe des Vormittags gemacht (dies jedoch nur, wenn der Gast in dieser Zeit nicht in seinem Zimmer ist). Üblicherweise verbringt ein Patient jedoch mehr Zeit in seinem Bett als ein Hotelgast. Zudem sind viele Patienten in ihrer Eigenständigkeit eingeschränkt und auf Hilfe angewiesen, so daß das Angebot in einem Krankenhaus individueller auf den einzelnen Patienten abgestimmt werden muß. Neben dem allgemeinen Hotelservice hat der Patient somit das Recht auf eine seiner Situation angemessene Hilfestellung. Aus diesen Überlegungen läßt sich ableiten, daß es für jeden Patienten, der in der Lage ist, sein Bett selbst zu machen, ausreicht, wenn ihm der hotelübliche Betten-Service angeboten wird, während das Bett des Hilfebedürftigen so oft gerichtet werden muß, wie es seine Situation erfordert. Art und Umfang des Bettens sind daher in erster Linie von der Hilfsbedürftigkeit des Patienten abhängig. Seine Sicherheit und sein Wohlbefinden müssen Priorität haben vor den Wünschen der Pflegeperson oder des Krankenhauses.

Kriterien für den Standard „Betten":
● Sicherheit des *Patienten* (trockene, faltenfreie Unterlage, hygienisch sauberes Bettzeug, der Situation angemessene Lage im Bett),
  Wohlbefinden des Patienten (er soll sich in seinem Bett wohl fühlen);

- Sicherheit und Wohlbefinden der *Pflegeperson* (sie soll mit der Vorgehensweise gut zurechtkommen z. B. kräfte- und rückenschonende Arbeitsweise);
- *Allgemeinwohl* (Welche Vorgehensweise, die Sicherheit und Wohlbefinden bietet, ist mit der geringsten Belastung verbunden?).

Orientiert an diesen Kriterien sollte ein neuer Standard entwickelt werden. Der in Abb. 3.2 abgebildete Standard „Betten" kann als Anregung für ein zeitgemäßes Vorgehen dienen. Auch bei diesem Standard wird die Organisationsform der Bereichspflege als Voraussetzung angesehen. Viele Pflegepersonen halten es für ausreichend, wenn lediglich allgemeine Richtlinien zum Betten festgelegt werden. Andere hingegen finden es wichtig, den Vorgang des Bettens zu systematisieren, vor allem im Hinblick auf die Schüleranleitung und um hygienisch vergleichbare Maßstäbe setzen zu können. Zeigen sich in der Praxis viele unterschiedliche Vorgehensweisen beim Betten, so daß sich ein Schüler nahezu bei jeder Schwester auf eine andere Technik einstellen muß, vor allem aber, wenn widersprüchliche Hygienemaßnahmen beobachtet werden, dann sollte neben dem Richtlinienstandard auch eine allgemein verbindliche Systematik festgelegt werden (Abb. 3.3).

3. Schritt: Einführung des neuen Standards

Da die Akzeptanz aller Pflegepersonen zur Umsetzung dieses Standards erforderlich ist, muß jeder Pflegeperson die Gelegenheit geboten werden, sich mit dem neuen Standard vertraut zu machen. Dazu gehört auch, daß die Pflegepersonen z. B. mit folgender zu erwartenden Argumentation einiger Patienten sicher umgehen können: „Wenn ich (meine Krankenkasse) schon 400 DM pro Tag bezahle, dann kann ich doch zumindest erwarten, daß mir das Bett gemacht wird." Aus diesem Grunde sollte neben den organisatorischen und technischen Aspekten gerade bei diesem Beispiel auch Aufklärungsarbeit hinsichtlich des Kosten-Leistungs-Verhältnisses (Pflegesatz) geleistet werden. Mangelnde Information über krankenhauspolitische Zusammenhänge ist oftmals die Ursache für ungerechtfertigte Bedenken und Unflexibilität.

Die konkrete Vorgehensweise bei der Einführung des neuen Standards sollte von den Personen, die es zu überzeugen gilt, sowie von der Art des zu erwartenden Widerstandes gegen diese Neuerungen abhängig gemacht werden. Wenn man davon ausgehen kann, daß die Mehrzahl aller Pflegepersonen die Veränderungen akzeptieren werden, reicht es oftmals aus, wenn der neue Standard z.B. anläßlich einer Stationsbesprechung vorgestellt wird. Gibt es jedoch einzelne Mitarbeiter im Stationsteam, die mit hoher Wahrscheinlichkeit diese Vorgehensweise offen ablehnen oder, was schlimmer ist, stillschweigend ignorieren und genauso weitermachen wie bisher, dann kann die erforderliche Überzeugungsarbeit nicht mehr im Rahmen einer Stationsbesprechung geleistet werden. In diesem Falle könnte eine hausinterne Fortbildung zum Thema

Bett1 Klinik Station 02/94	Betten: Allgemein gültige Richtlinien	Stösser Standard

Die Sorge für ein sauberes Bett, für trockene Bettwäsche, faltenfreie Unterlagen sowie für eine möglichst bequeme Lage im Bett gehört grundsätzlich zum Aufgabenbereich der Pflege. Art und Umfang der zu erbringenden Pflegeleistung sind von der jeweiligen Situation des Patienten abhängig und müssen individuell ermittelt werden, wobei die aufgeführten Richtlinien zu berücksichtigen sind.

1. Sicherheit, Selbständigkeit und Wohlbefinden des Patienten

- Laken und Unterlagen müssen glatt und ohne Krümel sein, verschmutzte oder feuchte Wäschestücke werden ausgewechselt.
- Bett und Bettwäsche dürfen nicht mit pathogenem Material anderer Patienten in Berührung gebracht werden
  (Vorgehensweise s. Standard Bett 2-4, spezielle Schutzmaßnahmen je nach Gefährdungsgrad des Patienten).
- Art, Umfang und Zeitpunkt des Bettens sind jeweils auf die Situation des Patienten abzustimmen: Einschätzung durch die für den Patienten zuständige Pflegeperson, Absprache mit dem Patienten und ggf. Angehörigen, Hilfestellung je nach Bedarf.
  Patienten, die ihr Bett gerne selbst machen wollen, sollten dies tun können, sofern es ihr Gesundheitszustand zuläßt.
  Das gleiche gilt für Angehörige, die sich hierfür anbieten. Wichtig ist, daß der Patient sich in seinem Bett wohl fühlt!!

2. Geordneter Ablauf auf der Station, akzeptierte Arbeitsweise

Grundsätzlich wird das Betten von der für den Patienten zuständigen Pflegeperson vorgenommen. Schüler, Praktikanten oder andere Mitarbeiter der Station können je nach Gegebenheit diese Aufgabe übernehmen oder hierbei helfen.
    Da die einzelne Pflegeperson maximal für 10 Patienten (Betten) zuständig ist, ist eine zweite Person generell nicht erforderlich.

a) Wenn der Patient in der Lage ist, sein Bett selbst zu machen:
    Am Vormittag: Richten des Bettes durch die Pflegeperson; frische Wäsche je nach Bedarf aufziehen.
        Zeitpunkt vorher vereinbaren oder in passende Situation integrieren, z. B. wenn sich der Patient außerhalb des Bettes aufhält.

b) Wenn der Patient sein Bett nicht selbst machen kann oder dabei Hilfe benötigt:
    Am Vormittag und am Abend: Richten des Bettes durch die Pflegeperson bzw. Hilfestellung geben, frische Wäsche je nach Bedarf aufziehen.
        Zeitpunkt vorher vereinbaren oder in passende Situation integrieren.

c) Wenn der Patient nicht aufstehen kann/darf oder in seiner Mobilität stark eingeschränkt ist:
    s. Standard Bett 2
        Je nach Mobilitätseinschränkung des Patienten können 2 oder sogar 3 Pflegepersonen erforderlich sein.

PPR-Zuordnung: Keine
Allgemeiner Qualitätszustand

Abb. 3.2. Standardmuster „Betten"

Bett2 Klinik Station 02/94	Betten eines bettlägerigen Patienten	Stösser Standard

Vorbereitung:
- Nach Bedarf frische Bettwäsche mitnehmen (nur so viel wie voraussichtlich benötigt wird, nicht benötigte Wäsche bleibt im Zimmer, Wäscheabwurf darf *nicht* ins Patientenzimmer mitgenomen werden!).
- Wäscheabwurf bzw. Wäschesammler (mit Deckel) im Bereich der Zimmertür (draußen od. drinnen) stehen lassen.
- Zusätzliche Schürze (Schutzbekleidung) überziehen.
- Händedesinfektion.

Durchführung: Den Patienten individuell in die Maßnahme einbeziehen!
Systematik für eine sinnvolle Koordination der Tätigkeiten, wenn zwei Pflegepersonen zur Verfügung stehen.
Diese Reihenfolge wird auch beibehalten, wenn eine Pflegeperson alleine bettet.

Person 1

1. Kopfende möglichst flach stellen

3. Drehen zu einer Körperseite veranlassen, bei Bedarf helfen bzw. Patient in der Seitenlage halten

6. Drehen zur anderen Seite veranlassen

7. verschmutzte Wäsche lösen und abwerfen

8. frische Wäsche einspannen

11. ggf. Infusions- und Drainagesysteme etc. richtig legen bzw. kontrollieren
Händedesinfektion

Gemeinsam

2. Bettdecke abdritteln und ablegen, ggf. Lagerungsmittel entfernen bzw. ablegen (kleines Kopfkissen unter dem Kopf liegen lassen)

Alle in Seitenlage auszuführenden Einreibungen, Verbände etc. können in der Arbeitsschritte 4 bzw. 7 integriert werden. Darauf achten, daß Zu- und Ableitungssysteme nicht abknicken oder unter Zug stehen!

9. Patient in gewünschte Lage bringen, Kissen und Lagerungsmittel evtl. beziehen und einbetten

10. Bettdecke auflockern evtl. beziehen und auflegen, dabei an Fußfalte denken

Person 2

1. Bettablage herausziehen oder Stuhl ans Fußende stellen

4. verschmutztes Laken, Unterlage etc. lösen und einrollen

5. frische Wäsche, am Kopfende beginnend, einspannen und einrollen

6. bei Bedarf Hilfe beim Drehen, für sicheren Halt sorgen

11. alles aufräumen
Händedesinfektion

Hinweis: Patienten, die bei der Lageveränderung mithelfen und ohne Unterstützung problemlos und sicher auf der Seite liegen, können auch von einer erfahrenen Pflegeperson **alleine** gebettet werden. (Zur Sicherheit evtl. Bettgitter benutzen.) Generell wird der bettlägerige Patient mindestens je 1 × im Frühdienst **und** im Spätdienst gebettet. Dies sollte im Anschluß an die Körperpflege und unter Einbeziehung notwendiger Prophylaxemaßnahmen geschehen.
Zur Begründung der Systematik s. Hinweis Bett 3

PPR-Zuordnung: A2 oder A3 je nach Häufigkeit (Bewegen und Lagern)

Abb. 3.3. Pflegestandard „Betten" (eines bettlägerigen Patienten)

Betten mehr Aussicht auf Erfolg haben, da Begründungen für die Änderung des Betten-Standards während einer Fortbildung stärker und systematischer herausgearbeitet werden können. Dabei ist es wichtig, daß jede Pflegeperson die Gelegenheit erhält, ihre speziellen Bedenken vorzubringen. Der Rahmen, in dem Fortbildungen stattfinden, ist zudem meist besser geeignet, um auf die geäußerten Einwände individuell eingehen zu können.

Weiteres zum Thema „Einführung von Pflegestandards" finden Sie in Kap. 9.

3.2 Statt unterschiedlicher Vorgehensweisen Einigung auf die sinnvollste Lösung

Pflegetechniken werden oft unterschiedlich gehandhabt, je nachdem wie sie während der Ausbildung und Berufspraxis erlernt wurden. Bevor man auf eine Vereinheitlichung drängt, sollte überprüft werden, ob dies überhaupt erforderlich ist. Ein einzelner Handgriff, eine bestimmte Reihenfolge, die Benennung eines bestimmten Materials u. a. m. sollten nur dann standardisiert werden, wenn dies dem Wohl des Patienten dient und aus ökonomischer Sicht hinreichend begründet werden kann. Die Frage: „Welchen Nutzen hätte die Vereinheitlichung im Vergleich zur jetzigen Vorgehensweise für den Patienten, für das Pflegeteam oder aus wirtschaftlicher Sicht?" sollte immer gestellt werden, sobald mehrere Methoden zum Ziel führen. Werden keine entscheidenden Punkte gefunden, die für eine Vereinheitlichung sprechen, dann sollte sie auch nicht weiter verfolgt werden.

Mit anderen Worten: Ich möchte von Anfang an vor einer übertriebenen Standardisierung warnen. Denn wenn jeder einzelne Handgriff für jede Tätigkeit vorgeschrieben wäre, dann würde jegliche Kreativität und das so wichtige selbständige Mitdenken der einzelnen Pflegekräfte bereits im Keim erstickt. Zwar könnte man auf diese Weise, zumindest auf dem pflegetechnischen Gebiet, einen fast lückenlosen Leistungsnachweis erbringen, doch wenn dies auf Kosten von Eigeninitiative und Eigenverantwortung der Pflegepersonen geht, hätte man letztlich dadurch nichts gewonnen. Eine Pflegeperson, die ihr vielfältiges Aufgabenspektrum ausschließlich nach vorgegebenen Mustern bewältigen muß, gleicht einem Computer. Denn ein Computer tut jeweils auch nur das, was der Programmierer ihm erlaubt. An den beiden Beispielen „Vitalzeichenkontrolle" und „Betten" konnte jeweils gezeigt werden, daß Starrheit zugunsten von Flexibilität und Eigendynamik abgebaut werden muß. Folglich sollte man im Zusammenhang mit der unterschiedlichen Handhabung von Pflegemaßnahmen jetzt nicht den Fehler begehen, alles und jedes festlegen zu wollen.

Wie man bei ganz unterschiedlichen Pflegemethoden zu einem gemeinsamen Nenner finden kann, soll im folgenden an den Beispielen *Verbandwechsel bei einem zentralen Venenkatheter* und *Katheterisieren* demonstriert werden.

Beispiel 3:
Verbandwechsel bei einem zentralen Venenkatheter

Wie oft ist der Verband zu erneuern? Welches Verbandmaterial ist das beste? Was ist aus hygienischer Sicht alles zu beachten? Über diese Fragen existieren von Pflegeperson zu Pflegeperson mehr oder weniger unterschiedliche Ansichten. Um auf einen gemeinsamen Nenner kommen zu können, müssen die verschiedenen Ausgangspunkte zunächst ermittelt und anschließend miteinander verglichen werden. Von daher erscheint in diesem Falle folgende Systematik sinnvoll:

1. Schritt: Ausgangspositionen feststellen

Wie sieht die derzeitige Praxis aus?

Jede Pflegeperson, die in der Arbeitsgruppe mitarbeitet, sollte ihre Vorgehensweise, Materialvorbereitung und Durchführung darstellen. In einer größeren Gruppe könnte dies auch folgendermaßen geschehen: Eine Person stellt oder führt ihre Methode vor; die übrigen orientieren sich an dieser Darstellung und zeigen jeweils die Punkte auf, in denen ihr Vorgehen von dem vorgestellten abweicht. Auf diese Weise kann das Verfahren stark verkürzt werden. Damit die einzelnen Positionen allen in der anschließenden Diskussion präsent sind, sollte ein Gruppenmitglied die unterschiedlichen Punkte bzw. Methoden möglichst auf Folie schreiben. Diese kann später auch kopiert und damit als Ausgangssituation dokumentiert werden.

2. Schritt: Sicherheit für den Patienten garantieren

Welche der aufgeführten Methoden bietet dem Patienten
nach neuestem Kenntnisstand maximale Sicherheit?

Im Zusammenhang mit dem Venenkatheter hat das Kriterium Sicherheit für den Patienten absolute Priorität. Dazu gehört der Schutz vor Infektion über den Katheter, das Verhindern von Herausrutschen bzw. Hineinschieben oder Abknicken des Katheters sowie die Vermeidung von Hautschäden durch Verband bzw. Fixierung. Eine Vorgehensweise, bei der gemäß neuesten Kenntnissen stark bezweifelt werden muß, daß alle drei Sicherheitsaspekte erfüllt werden, scheidet von vornherein aus. Nur die Methoden, die alle Kriterien zu erfüllen versprechen, werden einer weiteren Bewertung unterzogen.

3. Schritt: Einfachheit der Handhabung

Welche dieser sicheren Methoden ist die einfachste in der Handhabung?

Womit kommen die meisten Pflegepersonen am besten zurecht? Natürlich kann man immer mit der Methode am besten umgehen, die man kennt; auch dann, wenn diese objektiv betrachtet eher umständlich erscheint. Daher ist es nicht erstaunlich, daß jeder sein Vorgehen als das für ihn einfachste verteidigt. Das Kriterium der Einfachheit in der Handhabung sollte deshalb, gerade wegen seines subjektiven Aspektes, auf jeden Fall in der Gruppe diskutiert werden. Stellt sich dabei heraus, daß eine Technik deshalb abgelehnt wird, weil sie unbekannt ist, sollte man diese nach Möglichkeit vorführen oder sogar üben lassen. Jemand, der sich in der Handhabung seiner Methode sicher fühlt, während ihm eine andere fremd erscheint und ihn daher verunsichert, wird auch trotz schriftlich festgelegtem Standard immer wieder versuchen, sein eigenes Vorgehen in der Praxis beizubehalten. Zum Thema „Venenkatheter" sind diesbezüglich keine allzugroßen Akzeptanzprobleme zu erwarten. Hingegen ist bei Tätigkeiten wie Stomaversorgung, Katheterisieren, Mundpflege, Dekubitusprophylaxe und -behandlung mit größeren Schwierigkeiten zu rechnen. Die Frage: „Was spricht gegen oder für die Beibehaltung unterschiedlicher Vorgehensweisen?" kann hier oft nicht zufriedenstellend beantwortet werden. Spielen jedoch Materialien eine bestimmte Rolle oder ist der zeitliche Aufwand sehr unterschiedlich, sollte der Punkt „Wirtschaftlichkeit" besonderes beachtet werden.

4. Schritt: Materialverbrauch/Zeitbedarf

Welche dieser Methoden hat den geringsten Materialverbrauch und ist mit dem geringsten Aufwand verbunden?

In den meisten Fällen kann man bereits auf den ersten Blick erkennen, bei welcher Methode weniger Aufwand betrieben werden muß. Der in Tabelle 3.1 abgebildete Vergleich zeigt, daß sowohl Materialverbrauch als auch Zeitbedarf bei Methode A deutlich geringer sind als bei Methode B. Anhand dieser Gegenüberstellung läßt sich außerdem erkennen, mit welchen relativ einfachen Mitteln hier ein Entscheidungsfindungsprozeß durchgeführt werden kann.

Das angesprochene Beispiel wurde von einer tatsächlichen Begebenheit in einem Krankenhaus abgeleitet. Bei der Bearbeitung des Standards „Verbandwechsel bei zentralem Venenkatheter" kristallisierten sich bereits nach 10 Minuten zwei unterschiedliche Handhabungen in der Versorgung der Einstichstelle heraus. Auf mehr als zwei Drittel aller Stationen wurde die Einstichstelle mit einem transparenten Folienverband versorgt (Methode A). Hingegen plädierten zwei Stationsleitungen ganz entschieden für einen sterilen Pflasterverband, der täglich gewechselt werden muß (Methode B). Sie waren der festen Überzeugung, daß der Folienverband mit einem höheren Risiko für den Patienten verbunden sei, weil sich unter diesem Verband eher eine feuchte Kammer bilden könne, woraus ein vermehrtes Keimwachstum im Einstichbereich resultiere. Da diese Bedenken jedoch nicht durch gesicherte Erkenntnisse belegt werden konnten und im Widerspruch zu den Erfahrungen standen, die man bereits seit zwei Jahren mit Methode A gemacht hatte, stand

Meinung gegen Meinung. Um dennoch zu einem Ergebnis zu kommen, wurden zunächst beide Methoden in allen Punkten miteinander verglichen (s. Tabelle 3.1).

Tabelle 3.1. Entscheidungsfindung zum Verbandwechsel beim zentralen Venenkatheter

Kriterien	Methode A: Einstichstelle mit transparentem Folienverband (Transparentmembran) abdecken, tägliche Inspektion der Einstichstelle; wenn die Haut unauffällig ist und die Folie unverändert haftet, ist kein Wechseln erforderlich	Methode B: Einstichstelle mit Wundschnellverband (z. B. Hansapor steril) versorgen, tägl. Wundinspektion und Verbandwechsel oder sobald Schmerzen auftreten, der Verband schmutzig oder feucht ist
1. Sicherheit Patient: Keimschutz	Folie haftet in der Regel problemlos über mehrere Tage bis zu 2 Wochen (Erfahrung Pflegepersonen), Keimschutz ist laut Angaben des Herstellers besser als bei herkömmlichem Pflasterverband, bisher keine gegenteilige Erfahrung gemacht	Bei trockenem, sauberem und täglich erneuertem Verband ausreichender Keimschutz gewährleistet
Hautbezirk Einstichstelle	Bisher keine Auffälligkeiten am Hautbezirk festgestellt	Angeblich bessere Hautverträglichkeit als bei Folie, kann jedoch nicht einleuchtend begründet werden, eine Vergleichsstudie liegt nicht vor
Schutz vor versehentlichem Herausrutschen	Folie haftet so gut, daß ein Anbringen von Zügeln überflüssig ist, zudem wird der gesamte Katheterverlauf mit Fixomull fixiert	Aus Sicherheitsgründen ist das zusätzliche Anbringen von Zügeln anzuraten
2. Pflegeaufwand: Einfachheit der Handhabung	Im Vergleich eindeutig weniger Aufwand, eine Wundinspektion ist jederzeit ohne Aufwand möglich	Im Vergleich eindeutig mehr Aufwand
3. Wirtschaftlichkeit	Im Vergleich weniger Zeit- und weniger Materialaufwand	Eindeutig mehr Aufwand

5. Schritt: Vereinbarung treffen, Standard aufstellen

Nach dieser Überprüfung spricht nahezu alles für Methode A. Bei der Argumentation in der Gruppe konnten die Vertreter der Methode B jedoch den Punkt „Hautbezirk/Einstichstelle" so überzeugend vertreten, daß man sich zunächst mangels Gegenbeweisen auf folgende Vorgehensweise einigte:

1. Zwei vergleichbare Stationen führen über einen festgelegten Zeitraum eine Vergleichsstudie durch. Auf der einen Station wird bei allen zentralen Zugängen nach Methode A verfahren, auf der anderen nach Methode B. Dabei sollen auf einem speziellen Formular folgende Daten festgehalten werden:
Name des Patienten; Datum, wann Katheter gelegt wurde; Datum Verbandwechsel; Datum, wann ggf. Auffälligkeiten registriert wurden; Maßnahmen, die daraufhin getroffen wurden; Datum, an dem der Venenkatheter wieder entfernt wurde; Anmerkungen.

2. Da die Mehrzahl aller Pflegepersonen, die an diesem Entscheidungsprozeß beteiligt waren, für Methode A plädiert hatten, wurde für alle anderen Stationen, solange kein Gegenbeweis durch die Studie vorlag, zunächst Methode A zur Standardvorgehensweise erklärt.

Hauptkriterium bei allen Standards muß die Sicherheit des Patienten sein. Da zunächst nicht eindeutig festgestellt werden konnte, ob bei Methode A durch den Transparentverband Keimwachstum und Hautprobleme begünstigt werden, muß man diese Annahme überprüfen. Stellen sich infolge des Folienverbands die beschriebenen Probleme tatsächlich häufiger ein, dann wäre der Faktor „Zeit- und Materialaufwand" unerheblich. Weder der demokratische Entscheid noch die Kosten entscheiden die Wahl der Mittel, sondern die Sicherheit des Patienten. Schneiden bei der Vergleichsstudie beide Methoden gleich gut ab, dann sollte die einfachste und wirtschaftlichste zum Standard erklärt werden. Abb. 3.4 zeigt die momentan von uns favorisierten Pflegestandards.

Der Vollständigkeit halber möchte ich erwähnen, daß es auch Kliniken oder Fachbereiche gibt, in denen die Einstichstelle bei liegendem ZVK weder desinfiziert noch mit irgendeinem Material abgedeckt wird. Der Katheter wird vom Arzt angenäht und lediglich an einigen Stellen mit Pflaster o. ä. sicher fixiert. Auch hierbei wurden nach Angaben der Pflegepersonen gute Erfahrungen gemacht. Denn diese „offene Wundversorgung" hat den großen Vorteil, daß die Haut um den Einstichbereich nicht durch irgendwelche Verbände und häufigen Pflasterwechsel geschädigt wird. Demnach wird keine zusätzliche Problemzone geschaffen, sondern die natürliche Schutzfunktion der intakten Haut genutzt, die erwiesenermaßen jedem Verband überlegen ist.

Anmerkungen zur Unsicherheit beim Festlegen von Hygienemaßnahmen

Pflegetechnische Verrichtungen lassen sich im Vergleich zu den psychosozialen Aufgaben relativ zuverlässig messen und sind deshalb leichter zu standardisieren. Wenn hierbei Schwierigkeiten auftreten, dann hauptsächlich im Zusammenhang mit hygienischen Fragen, da über Art und Umfang notwendiger Maßnahmen auch zwischen Hygieneexperten und Ärzten mitunter erhebliche Meinungsverschiedenheiten existieren. Häufig läßt sich feststellen, daß Pflegepersonen sehr viel größeren Wert auf die Einhaltung von Hygienerichtlinien legen als der Arzt und sogar manchmal die Rolle übernehmen, ihn diesbezüglich zu

ZVK3	Klinik	Zentraler Venenkatheter: Verbandwechsel	Stösser Standard
	Station 02/94		

Damit ein Venenkatheter möglichst lange funktionsfähig bleibt, ohne daß Komplikationen auftreten, sind folgende Schwerpunkte beim Verbandwechsel zu beachten: (alle Venenkatheter am Hals- und Thoraxbereich werden mit einer Hautnaht fixiert!)

1. Wundbereich möglichst keimfrei halten: streng aseptisches Vorgehen; schlecht haftenden Verband erneuern. Wenn die Einstichstelle nicht nachblutet, kann ein Transparentverband angelegt werden, ansonsten: Wundschnellverband.

2. Wundveränderungen frühzeitig erkennen: Wundkontrolle palpatorisch und optisch **täglich**, Verbandwechsel **alle 4 Tage** und bei Verschmutzung oder Entzündungszeichen sowie bei Feuchtigkeit unter dem Transparentverband.

3. Herausziehen und Abknicken verhindern: Katheter stets so fixieren, daß er nicht versehentlich herausgezogen oder abgeknickt wird.

Material: auf Pflegewagen oder -tablett richten
- Händedesinfektionsmittel
- Hautdesinfektionsmittel (Spray)
- evtl. sterile Watteträger (bei Verkrustungen)
- steriles Transparentpflaster (z. B. Tegaderm®, IV3000®)
- Fixomull® elastisch (Fixierung des Katheters)
- sterile Kompressen (Unterpolsterung der Ansatzstücke)
- Leucoplast®
- Verbandschere
- Abwurf für den alten Verband
- bei Bedarf Einmalrasierer

Durchführung: Patienten informieren und geeignete Lage im Bett ermöglichen

Vorgehen nach der Non-touch-Technik

1. Händedesinfektion
2. altes Transparentpflaster entfernen und abwerfen
3. Händedesinfektion
4. Wundkontrolle: auf Entzündungszeichen achten (Rötung, Schwellung, Sekretaustritt, Venenverlauf, Hautnaht und Hautzustand)
5. Sprühdesinfektion von Einstichstelle und Hautumgebung; nach 1 min mit steriler Kompresse nachwischen, ggf. Verkrustungen mittels Watteträger entfernen, ggf. Haare mit Einmalrasierer entfernen
6. steriles Transparentpflaster spannungsfrei auf Einstichbereich kleben (darauf achten, daß die Haut trocken ist!)
7. ggf. alte Unterpolsterung entfernen
8. Unterpolsterung der Ansatzstücke mit sterilen Kompressen
9. Fixation der Unterpolsterung und des Katheters mit Fixomull®

11. evtl. Katheter mit Leucoplast 1 mal „zügeln" (s. Abb. unten)
12. Datum auf den Verband schreiben
13. Infusion kontrollieren, Materialien aufräumen

Beachte: Wenn der Katheter nicht mit einer Hautnaht fixiert ist, sollte sicherheitshalber ein Zügel angebracht werden. Dafür alten Zügel vorsichtig entfernen, neuen Zügel ca. 1 cm von der Folie entfernt anbringen.

Hinweis: Für diese Maßnahme sind entsprechende Fachkenntnisse Voraussetzung. Schüler dürfen nur nach Anleitung durch examinierte Pflegepersonen mit dieser Aufgabe betraut werden. Jede Veränderung im Wundbereich muß unverzüglich dem Arzt gemeldet werden. Die Maßnahme, Beobachtungen und Veränderungen werden dokumentiert (Pflegebericht, Kurvenblatt).

PPR- Zuordnung: (Wund- und Hautbehandlung) S1

Abb. 3.4. Pflegestandard „Zentraler Venenkatheter: Verbandwechsel"

korrigieren; z. B. indem sie dem Arzt Desinfektionsmittel hinhalten oder Handschuhe anreichen, obwohl er von sich aus bei der betreffenden Maßnahme keinen Wert darauf legt. Bei einer Reihe von Hygienemaßnahmen, die allgemein üblich sind, konnte ein tatsächlicher Nutzen bisher nicht erwiesen werden. Bedenkt man, daß nahezu alle Hygienemaßnahmen umweltbelastend sind, daß die Entsorgung des mit Desinfektionsmitteln belasteten Abwassers sowie der Einmalartikel und vor allem der hygienebedingte Verpackungsmüll inzwischen zu Problemen angewachsen sind, dann wird man sich auch in diesem Bereich stärker auf Alternativlösungen konzentrieren müssen. In der Praxis sind bereits an allen möglichen Stellen deutliche Zeichen des Umdenkens zu erkennen. Beispielsweise finden sich mancherorts auf den Frühstückstabletts bereits anstelle der versiegelten Plastikbehältnisse wieder die Marmeladenschälchen und Milchkännchen von einst. Ob eine spezielle Umweltschutzmaßnahme Schule machen sollte, kann nur der entscheiden, der alle Argumente für und wider abgewogen hat.

Im Rahmen der Standarderstellung bietet sich demnach geradezu eine ideale Gelegenheit, Sinn und Zweck jeder bisher üblichen Maßnahme kritisch zu überprüfen.

Je nach Zusammensetzung einer Arbeitsgruppe können widersprüchliche Meinungen zu einzelnen Hygienepunkten jedoch auch zeitraubende Diskussionen auslösen und mitunter frustrierend wirken.

An welchen Details sich eine Gruppe aufhalten kann, sei am Thema „Legen eines transurethralen Verweilkatheters" kurz demonstriert.

Beispiel 4:

Katheterisieren: Frau (transurethraler Verweilkatheter)

Im Vergleich zum Standard „Verband beim Venenkatheter" standen beim Thema „Katheterisieren" etwa 5 verschiedene Handhabungen zur Debatte. Das Spektrum der Abweichungen reichte vom Katherisieren unter OP-Bedingungen, d. h. mit Mundschutz, Haube, Schürze, Schlitztuch und steriler Arbeitsfläche, bis zur einfachsten Version, bei der ohne diese Schutzmaßnahmen gearbeitet und lediglich ein Paar sterile Handschuhe und eine sterile Pinzette benutzt wird. Es verwundert somit nicht, daß diese unterschiedlichen Auffassungen von hygienischer Sicherheit zum Teil heftige kontroverse Diskussionen in der Arbeitsgruppe auslösten. Als schließlich Sr. Doris noch fragte: „Warum muß man eigentlich zum Desinfizieren sterile Handschuhe anziehen? Ich sehe darin keinerlei Sinn! Oder könnt Ihr mir einmal erklären, wie irgendwelche Keime von meinem unsterilen Handschuh in der kurzen Zeit durch den mit Desinfektionslösung getränkten Tupfer hindurchwandern sollen? Außerdem faßt man den Tupfer nur am oberen Ende. Ich frage mich, welche Wirkung eine Desinfektionslösung überhaupt hat, wenn man ihr nicht zutraut, mit den Keimen eines sauberen Handschuhs fertig zu werden!" Nach dieser Anmerkung entbrannte eine regelrechte Grundsatzdiskussion, die eine Reihe von hygienischen Ungereimtheiten, nicht nur bezogen auf das Katheterisieren, zutage förderte. Insbesondere wurde der Widerspruch zwischen dem einerseits hochsterilen Katheterisieren und der andererseits mangelhaften Vorsorge beim liegenden Katheter herausgestellt, als ob die Keime im Intimbereich, im Bett, von den Händen oder Stuhlreste, die am Katheter haften, beim liegenden Katheter keine vergleichbare Infektionsgefahr darstellten. Ratlosigkeit und Verunsicherung machten sich angesichts dieser Einwände in der Gruppe breit. „Ja aber, ich kann den Katheter doch nicht deshalb bereits unsteril legen, weil er nach einigen Stunden sowieso nicht mehr steril sein wird – was sich übrigens mit keiner noch so guten Katheterpflege vermeiden läßt." Eine solche Argumentation ist deshalb schwer zu entkräften, weil man dieses *Auf-Nummer-sicher-Gehen* niemandem verwehren kann. Die einzige Möglichkeit besteht darin, die Einseitigkeit einer solchen Denkweise vor dem Hintergrund der permanenten Gefahr, die bei einem liegenden Dauerkatheter immer besteht, aufzuzeigen.

Auch an diesem Beispiel wird deutlich, daß Vergleichsstudien durchgeführt werden müßten, um zu einem sicheren Ergebnis zu kommen. Diese Aufgabe könnte z.B. von der Hygienefachkraft wahrgenommen werden. Neben einigen anderen interessanten Aspekten zu Thema „Pflegeforschung", finden Sie in Kap. 8 zwei unterschiedliche Vorgehensweisen zum Katheterisieren als Standardmuster abgebildet sowie konkrete Anregungen für eine Vergleichsstudie.

Wurde noch in den 70er Jahren vieles gefährlich lasch gehandhabt, so hat sich im Laufe der 80er Jahre dies ins andere Extrem gewendet. Verstärkt durch die Umweltproblematik geht jedoch die Tendenz allmählich wieder zurück und führt hoffentlich zu einem vernünftigen Kompromiß.

Im wesentlichen lassen die systematische Überprüfung pflegetechnischer Verrichtungen und das Festlegen eines allgemeingültigen Standards folgende Vorteile erkennen:

1. Maximale Sicherheit und Zufriedenheit für den Patienten

Zunächst sei vorausgesetzt, daß die Belange des Patienten bei der Erstellung der neuen Standards absolute Priorität hatten. Wie schwierig es sein kann, den Begriff „Sicherheit für den Patienten" im einzelnen festzulegen, konnte durch die aufgezeigten Hygienebeispiele verdeutlicht werden. Was der einen Pflegeperson sicher genug erscheint, kann in den Augen der anderen eine unzulässige Gefährdung des Patienten darstellen. Gerade deshalb ist es besonders wichtig, daß der Grad der Sicherheit gemeinsam definiert wird.

Derart durchdachte Standards können gegenüber dem Patienten, dem Arzt, im Kollegium und notfalls auch vor Gericht problemloser vertreten werden als die vielen unterschiedlichen Vorstellungen und Praktiken, die zur Zeit anzutreffen sind.

2. Maximale Sicherheit und Zufriedenheit für die Pflegeperson

Die Pflegeperson kann im Streitfall den schriftlich festgelegten Standard, nach dem sie die Maßnahme durchgeführt hat, als Beweis vorlegen. Schon allein deshalb muß die Sicherheit des Patienten im Standard Priorität genießen, weil anderenfalls diejenigen, die den Standard angeordnet haben, mit zur Verantwortung gezogen werden können.

Beispiel:

In der Standardgruppe hat man sich auf den Kompromiß geeinigt, einen dekubitusgefährdeten Patienten spätestens nach 4 h umzulagern. Ein zweistündlicher Lagewechsel schien dem Pflegeteam aufgrund der Personalsituation im Hause unmöglich. Da inzwischen jedoch Untersuchungen vorliegen, die belegen, daß nach mehr als 2 h bereits Hautschädigungen in den gefährdeten Bereichen auftreten, müßte demnach spätestens nach 2 h eine ausreichende Druckentlastung vorgenommen werden. Wird diese nicht vorgenommen, handelt man grob fahrlässig, da man die Patienten wissentlich dem Risiko der Dekubitusentstehung aussetzt.

Die Bereitschaft, solche überprüften Standards anzunehmen, ist bei allen Pflegepersonen, die über den Sinn und Zweck eines Standards informiert sind, grundsätzlich gegeben, zumal wenn sichergestellt ist, daß die benötigten Hilfsmittel und Materialien in ausreichender Menge vorhanden sind.

3. Allgemeinwohl: Umweltbelastung/Wirtschaftlichkeit

Der Einkauf eines Krankenhauses kann gezielt die in den Standards angegebenen Materialien und Hilfsmittel beschaffen, wodurch eine wirtschaftlichere Vorratshaltung möglich wird und die sog. Ladenhüter vermieden werden können. Außerdem liegt es nicht mehr in der Entscheidung des Einkäufers, welches Material benutzt werden muß, sondern es entscheiden darüber die sach- und fachkundigen Pflegepersonen, die die Standards aufgestellt haben. Am Beispiel des Venenkatheterverbandes ließ sich darüber hinaus darstellen, daß im Falle der Einführung von Methode A als Standard eine nicht unerhebliche Material-, Kosten-, Abfall- und Zeitersparnis möglich wird. Wenn Sie die beiden Standards zum Thema „Katheterisieren" auf S. 199 u. 200 vergleichen, dann fällt der unterschiedliche Aufwand noch gravierender ins Auge.

3.3 Kriterien für die Entwicklung von Pflegestandards

Bei den bereits vorgestellten, aber auch bei allen anderen von mir entwickelten oder bearbeiteten Standards sind folgende Kriterien maßgebend:

1. Für den Patienten
● Größtmögliche Sicherheit: Erhaltung des Gesundheitszustandes sichern,

- größtmögliche Verbesserung des Gesundheitszustandes (Rehabilitation),
- bestmögliche Bewältigung von Problemen (Situationsbewältigung).

2. Für die Pflegeperson
- Größtmögliche Sicherheit der eigenen Person (rechtliche Sicherheit, Schutz der Gesundheit),
- größtmögliche Zufriedenheit mit der beruflichen Aufgabe (Identifikation).

3. Für das Allgemeinwohl (Umweltbelastung – Kosten)
- Geringstmöglicher Materialaufwand (Umweltbelastung, Menge, Preis),
- geringstmöglicher Organisations- und Koordinationsaufwand, einschließlich der Zusammenarbeit mit anderen Berufsbereichen (Zeit, Zuständigkeit, Abgrenzung),
- geringstmöglicher Personalaufwand (Anzahl, Qualifikation, Abgrenzung).

Die Reihenfolge gibt gleichzeitig auch die Rangordnung der Kriterien an.

Prioritätssetzung am Beispiel des Standards „Katheterisieren"

Gemäß dem aktuellen Kenntnisstand und nach den bisherigen Erfahrungen wählt man unter mehreren Methoden eine aus, die für alle verbindlich standardisiert werden soll. Um zu ermitteln, ob diese Methode die bestmögliche ist, könnte man sie nach folgender Systematik überprüfen:

1. Patient:

Bietet die standardisierte Vorgehensweise maximale Sicherheit für den Patienten (Katheter gelangt steril in die Urethra)? Wurden alle Rehabilitations- und Bewältigungsaspekte im Standard berücksichtigt (Indikationsstellung, Einverständnis des Patienten mit der Vorgehensweise)?

2. Pflegeperson:

Bietet die Vorgehensweise maximale Sicherheit für die Pflegeperson? (Wenn die Sicherheit für den Patienten gewährleistet ist, ist im rechtlichen Sinne auch die Pflegeperson abgesichert, so daß in diesem Falle noch geprüft werden müßte, ob bei dieser Vorgehensweise keine Ansteckungsgefahr für die Pflegeperson besteht.) Kann sich die Mehrzahl der Pflegepersonen mit dieser Vorgehensweise identifizieren?

3. Allgemeinwohl: Umwelt/Wirtschaftlichkeit

Ist diese Methode mit dem geringstmöglichen Aufwand verbunden? (Wenn bei einer anderen Methode, die sowohl dem Patienten als auch der Pflegeperson maximale Sicherheit bietet, statt 3 Paar nur 2 Paar Handschuhe benötigt werden, dann sollte der Faktor Allgemeinwohl den Ausschlag bei der Wahl der Methode geben.)

3.4 Definition von Pflegeprioritäten für generelle Pflegeprobleme

Die Entwicklung in der Medizin und die daraus folgenden Schwerpunkte in der Aus- und Fortbildung der Pflegekräfte haben in der Vergangenheit dazu beigetragen, daß sich die meisten Pflegepersonen bei der Ausführung pflegetechnischer Tätigkeiten sehr viel sicherer fühlen als bei der Bewältigung psychosozialer Aufgaben. Während z.B. der Umgang mit Infusionstherapien oder Sonden, Drainagen, Kathetern jedweder Art oder bei der Erfassung und Dokumentation medizinischer Kontrolldaten in aller Regel zuverlässig und korrekt gehandhabt wird, stehen die Pflegepersonen den menschlichen Problemen des Patienten eher hilflos gegenüber. So gibt es wohl kaum eine Station, die nicht über einen Ordner verfügt, in dem z.B. Informationsblätter oder Standards zur Vorbereitung, Durchführung und Nachbereitung von speziellen diagnostischen oder therapeutischen Maßnahmen enthalten sind. (Welcher Anforderungsschein muß ausgefüllt werden, bis wann ist er wo abzugeben? Wie ist der Infusiomat zu bedienen? Wer ist für die Wartung welcher Geräte zuständig?) Außer zu diesen sog. behandlungspflegerischen Tätigkeiten existieren auch Pflegestandards zu den üblichen Themen aus dem Bereich der Grundpflege. Dazu gehören vor allem die klassischen Prophylaxen, wie Dekubitus-, Thrombose-, Soor- und Parotitis-, Pneumonie- und Kontrakturprophylaxe. Aber auch die Ganzwaschung im Bett, das Haarewaschen und evtl. das Fußbad, Handbad, Reinigungsbad sowie das Betten gehören zu den (grund)pflegetechnischen Tätigkeiten, die häufig bereits schriftlich standardisiert sind.

Im Vergleich zu Deutschland haben in der Schweiz solche grund- und behandlungspflegerischen Standards seit vielen Jahren eine landesweite Tradition. Nahezu in jedem Spital werden die Betten nach einem einheitlichen Schema gemacht, die Patienten in der Reihenfolge „nach Juchli" gewaschen. Nirgendwo sonst habe ich so viel Disziplin und Ordnung erlebt. Für alles und jedes gibt es Richtlinien, Wegleitungen und Handlungsanweisungen, an die sich die meisten Pflegepersonen auch sehr gewissenhaft halten.

Wie kommt es aber, daß die schweizerischen Pflegepersonen trotz dieser vorbildlichen Organisation und der vielen Standards nicht wesentlich zufriedener sind als wir? Diese Frage hat mich des öfteren beschäftigt, und ich glaube, heute eine Antwort darauf gefunden zu haben.

Betrachet man die dort herrschenden Ordnungsprinzipien näher, dann zeigt sich auch in der Schweiz ein extremer Überhang in Richtung Soma und Pflegetechniken. Organisatorisch wie betriebswirtschaftlich scheinen alle praktischen (technischen) Pflegeaufgaben vorbildlich gelöst. Hingegen fällt es den Verantwortlichen dort wie hier äußerst schwer, die persönlichen Probleme der Patienten in der Institution Spital/Krankenhaus angemessen zu berücksichtigen. Pflegeplanung im ganzheitlichen Sinne funktioniert, trotz äußerster Disziplin und langjähriger Bemühungen, auch in der Schweiz nicht. Pflegepläne und Pflegepraxis gehen an der tatsächlichen Problematik der meisten Patienten vorbei, weil sie sich zu einseitig auf den Körper beziehen. Daran ändert auch der ausgefeilteste (ATL-)Erhebungsbogen nichts. Im Gegenteil, die Orientierung an einer derartigen Checkliste behindert den Blick auf die Gesamtsituation und die ursächlichen Zusammenhänge, die diese Situation ausmachen.

Das Ganze ist mehr als die Summe seiner Teile (Ehrenfels). Diese philosophische Weisheit bewahrheitet sich in Anbetracht der medizinischen Diagnostik und Therapie in besonderem Maße. Immer weniger Ärzte vertrauen noch allein ihrem eigenen Urteilsvermögen. Die Fähigkeit, mittels Beobachtung und Bewertung von Symptomen und der Aussage des Patienten eine relativ sichere Diagnose stellen zu können, verkümmert, je mehr sich der Arzt lediglich auf die Summe von diagnostischen Daten konzentriert. Auf die Therapie wirkt sich die mitunter sehr einseitige Beurteilung ebenfalls negativ aus.

Als junge Krankenschwester in einem allgemeinen Krankenhaus erlebte ich folgende Situation: Der internistische Chefarzt, ein älterer, erfahrener und eher gelassener Mann, hatte einen relativ jungen Oberarzt eingestellt. Möglicherweise wollte er durch diesen, auf dem neusten Wissensstand stehenden Kollegen seine recht konservative Medizin ergänzen. So konnte dieser neue Oberarzt z.B. mit sehr sicherer Hand jeden zentralen Venenkatheter legen, während der Chefarzt der Braunüle treu blieb. Herzschrittmacher, Laparoskopien und viele andere, aus damaliger Sicht aktuelle Eingriffe und Therapien waren folglich allein dem Oberarzt vorbehalten. Wie die meisten Kollegen hielt auch ich von den Fähigkeiten dieses Arztes zunächst mehr als von denen des Chefs. Ich reagierte teilweise sogar mit Empörung, wenn der Chefarzt bei den Visiten mehr als die Hälfte der Medikamente, die sein Oberarzt angeordnet hatte, regelmäßig wieder absetzte. Denn sobald ein Patient über Appetitlosigkeit, Übelkeit, Erbrechen oder Durchfall klagte, setzte der Chef alle nicht lebensnotwendigen Medikamente ab. Äußerten die Patienten dagegen dem Oberarzt gegenüber solche Unpäßlichkeiten, so verordnete dieser ein zusätzliches Medikament gegen das neue Symptom. Dies hatte zur Folge, daß manche Patienten bis zu 10 verschiedene Medikamente zu einer Mahlzeit schlucken mußten. Als der Chefarzt schließlich zu einer Patientin gerufen wurde, deren Zustand sich stark verschlechtert hatte, sagte er beim Blick auf die Kurve zum Stationsarzt: „Mich wundert es, daß die Frau überhaupt noch lebt. Haben Sie denn eine Ahnung, was die vielen verschiedenen Wirkstoffe in diesem Körper alles durcheinander gebracht haben?" Nachdem der Chef wiederum alle überflüssigen Medikamente absetzte, ging es der Patientin, von der man annehmen mußte, daß sie jeden Moment sterben wird, tatsächlich bald wieder besser.
Von diesem Zeitpunkt an habe ich angefangen, manche Dinge in der Medizin anders zu sehen. Jedesmal, wenn ich heute mehr als 3 Tabletten in einem Medikamentenschälchen sehe, muß ich unweigerlich an diese lehrreiche Erfahrung denken.

„Aber was kann ich als Pflegeperson denn tun? Schließlich ist der Arzt ja für die Therapie verantwortlich und uns gegenüber weisungsbefugt!" Das sind die häufigsten Äußerungen aus dem Kollegenkreis bei Diskussionen über dieses Thema. „Ich finde das auch nicht gut, wenn bis zur letzten Minute das volle Therapieprogramm durchgezogen wird, aber ich kann doch von mir aus nichts absetzen."

Rechtlich gesehen scheint die Situation eindeutig. Der Arzt ist in allen seinen Anordnungen der Pflege gegenüber weisungsbefugt, selbst im Bereich der Grundpflege. Doch es lassen sich durchaus eine Reihe von eigenständigen

Bereichen für die Pflege finden. Diese tauchen nur noch nirgendwo auf, weil niemand sie bisher als solche definiert hat. Am Beispiel des Standardpflegeplans: *Pflege eines Patienten mit Magen-Darm-Ulkus* möchte ich erläutern, was mit dieser Eigenständigkeit gemeint ist.

Bei diesem und dem folgenden Beispiel soll nicht die Vorgehensweise bei der Erstellung eines Standards erläutert werden, sondern es geht hier um die Darstellung der richtigen Einstellung gegenüber Standardpflegeplänen. Anhand dieser Beispiele wird exemplarisch aufgezeigt, wie Pflegeschwerpunkte sinnvoll gesetzt, Abgrenzungen gegenüber dem ärztlichen Bereich festgelegt und eigene Wertmaßstäbe eingebracht werden können. Darüber hinaus sollen Rollenverständnis und Eigenständigkeit der Pflege einmal in einem anderen Licht dargestellt werden als allgemein üblich.

Beispiel 5:

Pflege eines Patienten mit Magen-Darm-Ulkus

Dieser Standard (Abb. 3.5) bezieht sich auf die generellen Probleme, die bei nahezu allen Patienten mit einem Magen- oder Darmgeschwür beachtet werden müssen. Im Standard ist diese generelle Problematik kurz beschrieben. Aus der vorliegenden Problemstellung lassen sich 2 Zielschwerpunkte ableiten und damit folgende Prioritäten setzen:

Ziel 1: Komplikationslose Abheilung des Ulkus

Das Ulkus als organischer Defekt ist ein medizinisches Problem. Sofern es um den organischen Bereich geht, ordnet der Arzt an, was von seiten der Pflege zu tun ist. Alle Maßnahmen, die diesem Ziel dienen, stehen unter der Prämisse „nach Anordnung" oder „sofern keine andere Anordnung getroffen wurde".

Maßnahme 1.1: Medikamentöse und diätetische Maßnahmen

Diese Maßnahmen sind Hauptbestandteile der medizinischen Therapie und gehören daher zum Verantwortungsbereich des Arztes. Der Arzt überträgt der Pflegeperson die Aufgabe und damit auch die Verantwortung für die korrekte Durchführung der angeordneten Maßnahmen. Entsprechend der Therapie benötigt die Pflegeperson spezielle Kenntnisse, um eine sachgerechte Durchführung gewährleisten zu können. Bei der Behandlung des Ulkus betrifft dies die speziellen Einnahmezeiten von Antazida, die Regelung der Mahlzeiten sowie die Vermeidung von schädigenden Stoffen. Daher wurden im Standard, zur Sicherheit und Erinnerung, diese Punkte kurz aufgeführt.

MDulk	Klinik Station 4/94	Magen- und Duodenalulkus	Stösser Standard

Magen- und Duodenalgeschwüre sind inzwischen als psychosomatische Erkrankungen anerkannt. Bei entsprechender Disposition entsteht infolge von Dauerstreß (Streßulkus) oder Dauerfrustration (mangelndes Selbstwertgefühl) ein Ungleichgewicht zwischen der Säureproduktion und den Schutzfaktoren der Magen-Darm-Schleimhaut. Salzsäure und Enzyme führen dann zu Erosionen und Ulzerationen. Langzeittherapien mit bestimmten Medikamenten (z. B. Acetylsalicylsäure, Steroide, Zytostatika, Antirheumatika) sowie Alkohol-, Nikotin- und Koffeinabusus begünstigen die Ulkusbildung und beeinträchtigen deren Heilung. Kann die Ursache nicht behoben werden, ist eine Patientenkarriere durch Rezidive, Komplikationen, Operationen und maligne Entartung vorgezeichnet. Da eine Kausaltherapie im Rahmen der Krankenhausbehandlung meist nicht möglich ist, steht hier die somatische Erkrankung im Vordergrund.

Pflegeziele	Pflegemaßnahmen
1. komplikationslose Ulkusheilung Beachte:	**a) Medikamentöse und diätetische Maßnahmen nach Anordnung des Arztes ausführen:** • **Antazida** zwischen den Mahlzeiten und vor dem Schlafengehen zwischen den 3 Hauptmahlzeiten je eine kleine **Zwischenmahlzeit** (z. B. Milch, Milchprodukte, Brot) • **Säurelocker und Reizstoffe meiden:** Koffein, Alkohol, Nikotin, Röststoffe, fettes Fleisch, Zucker; sehr süße, saure, scharfe, kalte oder heiße Speisen u. Getränke **b) Patienten gezielt beobachten:** • Schmerzhäufigkeit und Verhalten; • auf Abwehrspannung achten (Perforationsgefahr); • Stuhl auf Blut kontrollieren (bei Verdacht: Hämocult-Test durchführen); • Vitalwerte (Blutungsgefahr) 2mal täglich und bei Verdacht kontrollieren **c) Für ein ruhiges und entspanntes (entspannendes) Umfeld des Patienten sorgen:** • gezielte Auswahl der Zimmernachbarn; • Verhalten von Angehörigen und Besuchern beobachten (evtl. Einfluß nehmen); • den Patienten gezielt nach ihn belastenden Faktoren fragen; • ggf. mit ihm zusammen nach Möglichkeiten zum Abbau dieser Faktoren suchen
2. Der Patient soll Möglichkeiten erkennen, wie er sich in Zukunft vor Rezidiven schützen kann.	**a) Problematik mit dem behandelnden Arzt besprechen:** möglichst jeweils gemeinsam die Vorgehensweisen festlegen **b) Selbsthilfemöglichkeiten mit dem Patienten besprechen:** Für möglichst ungestörte Gesprächsatmosphäre sorgen. Je nach der persönlichen Situation des Patienten: Sinn und Zweck verschiedener Hilfsangebote vorstellen, z. B. autogenes Training, geeigneten Ausgleichssport, Milieuwechsel, psychologische Unterstützung, bis hin zur Behandlung in psychosomatischer Klinik **c) Klinikpsychologen oder Sozialdienst hinzuziehen:** wenn diese Überzeugungsarbeit nicht ausreicht.

Hinweis: Angesichts der oben angeführten Problematik sollte während des Krankenhausaufenthaltes immer auch versucht werden, Ziel 2 zu erreichen, selbst dann, wenn der Arzt sich ausschließlich auf das 1. Ziel konzentriert.
Interessante Lektüre (je nach Patient): Rainer Haun: Der befreite Patient, Kösel-Verlag

Fallbezogene PPR-Zuordnung: A1/S1 (weil die psychische Betreuung leider keinen Stellenwert hat)

Abb. 3.5. Standardpflegeplan „Magen- und Darmulkus"

Maßnahme 1.2: Patienten gezielt beobachten

Um eine akute Gefährdung durch Perforation oder Blutung frühzeitig zu erkennen, muß auf bestimmte Symptome geachtet werden. Im Standard sind daher alle relevanten Beobachtungspunkte aufgeführt. Die Pflege gibt dem Arzt damit zu verstehen, welchen Beobachtungsrahmen sie generell abdeckt. Der Arzt muß sich auf diese Kontrollfunktion der Pflege genauso verlassen können, als hätte er die Maßnahmen individuell angeordnet. Je nach Erfordernis kann er die im Standard vorgegebene Beobachtung verändern, indem er eine zusätzliche individuelle Anordnung trifft, z.B. den Puls und den Blutdruck stündlich zu kontrollieren, statt wie im Standard aufgeführt 2mal täglich.

Examinierte Schwestern und Pfleger wissen aufgrund ihrer Ausbildung und Erfahrung, auf welche Symptome bei einem Patienten mit Magengeschwür geachtet werden muß und wie die medikamentöse und diätetische Behandlung normalerweise aussieht. Daher können sie die notwendigen Pflegemaßnahmen auch selbständig erkennen. Bei der Erstellung dieses Standards ist eine Zusammenarbeit mit dem Arzt auch deshalb nicht zwingend erforderlich, weil in ihm nur die Maßnahmen aufgeführt werden, die generell in den Aufgabenbereich der Pflege gehören.

Maßnahme 1.3: Für ein ruhiges und entspanntes (entspannendes) Umfeld des Patienten sorgen

Da Dauerstreß oder Dauerfrustration die häufigsten Ursachen für ein Ulkus sind, müßte eigentlich der Streß- und Frustrationsabbau auch an erster Stelle der Maßnahmenskala zur Ulkusheilung stehen. Doch leider zeigt die Krankenhausrealität, daß sich Medizin und Pflege in diesem Punkt vorwiegend auf die Verabreichung von Sedativa beschränken, d.h., die unter 1.3 aufgeführten Maßnahmen werden heutzutage hauptsächlich theoretisch (als Idealvorstellungen, die in einem allgemeinen Krankenhaus nicht umgesetzt werden können) vermittelt. (Aus diesem Grunde habe ich es auch unterlassen, den Maßnahmenteil 1.3 an die erste Stelle zu setzen.) Klammert man die Sorge für Ruhe und Entspannung aber einfach aus dem Aufgabenbereich der Pflege aus, reduziert man die Pflege auf die rein somatischen Maßnahmenbereiche 1.1 und 1.2.

Leider tut sich die Pflege ausgesprochen schwer, wenn es darum geht, wichtige psychosoziale Aspekte in den Pflegealltag zu integrieren. Bei allen Fortbildungsveranstaltungen, in denen ich diesen Standard zur Diskussion stellte, gab es in bezug auf die unter 1.a, 2.a und 2.b aufgeführten Maßnahmen regelmäßig vergleichbare Reaktionen:

* Aber dazu sind wir doch gar nicht genügend ausgebildet.
* Dabei kann man auch sehr viel falsch machen, was sich dann für den Patienten und für uns gefährlich auswirken könnte.
* Ich finde, das geht zu weit. Was sollen wir denn noch alles tun? Wozu gibt es denn Psychologen und den Sozialdienst?
* Ich versuche, diese Punkte immer irgendwie zu berücksichtigen. Bei meinen Kollegen bin ich deshalb schon als „Psychotante" verschrieen.

Dabei gibt es in kleineren Krankenhäusern heute nur selten einen hauptamtlichen Psychologen, so daß die 1–2 Personen, die den Sozialdienst verkörpern, hoffnungslos überfordert wären, wenn sie jedes psychische Problem behandeln wollten. Fragt man nach der Fähigkeit der meisten Ärzte, mit dieser Art von Problemen umzugehen, so scheinen sie auch nicht besser geeignet zu sein als die Pflegenden. (Oder will man diesen Aufgabenbereich weiterhin hauptsächlich dem Reinigungsdienst und den ebenfalls nicht speziell ausgebildeten „Grünen Damen" überlassen?)

In Form von Standardpflegeplänen lassen sich nahezu für alle häufig auftretenden Pflegesituationen generelle Problemfelder, Ziele und Maßnahmen festlegen. Die Pflegepersonen geben dadurch bekannt, welche Schwerpunkte sie setzen und warum sie gerade diese setzen. Werden diese Handlungsmuster zudem noch in übersichtlicher und präziser Form schriftlich dargestellt, dann können diese Pflegeschwerpunkte auch von jedermann nachvollzogen werden. Das heißt, wenn die Pflegenden tatsächlich mehr tun möchten als Arztanordnungen zu befolgen und Grundpflege zu betreiben, müssen sie zunächst definieren, was sie überhaupt anbieten können und wollen.

Ziel 2: Die Rezidivvermeidung

Ein Patient, der sich wegen eines Magengeschwürs in Behandlung begibt, tut dies zunächst in der Hoffnung, daß man sein Geschwür heilt – ein Behandlungsziel, welches in der Regel auch erreicht wird. Doch Arzt und Schwester wissen, daß dies nur ein Teilerfolg ist, solange die Ursachen der Erkrankung nicht behoben sind, so daß bei niemandem eine rechte Freude ob des Behandlungsergebnisses aufkommen kann.

Da die Ursache für Ulzera häufig auf der psychischen Ebene zu finden sind, ist es sinnvoll, auch etwas in dieser Richtung zu unternehmen. In der klinischen Praxis ist dieser Aufgabenbereich bisher so gut wie gar nicht abgedeckt. Ärzte und Pflegepersonen sind im Umgang mit psychischen Problemen bei weitem weniger qualifiziert als für medizinisch-technische Aufgaben. Daher versuchen sie, diese Problematik entweder mit technischen Mitteln bzw. mit Medikamenten zu lösen oder sie an entsprechende Fachexperten weiterzuleiten. Solche Experten stehen jedoch derzeit kaum zur Verfügung, so daß schätzungsweise 90% aller Patienten mit ihren krankheitsverursachenden Problemen alleine fertig werden müssen.

Dieses riesige Feld der psychischen Probleme, um das sich zur Zeit niemand so recht kümmert, könnte zumindest zum Teil vom Pflegedienst abgedeckt werden. Kein Arzt und kein Richter kann es verbieten, daß sich jemand in dem hier angesprochenen Sinne für den Patienten einsetzt. Eine ganzheitlichere Behandlung und Betreuung müßte eigentlich sowohl im Interesse von Patienten, Ärzten und Pflegepersonen als auch der Gesellschaft (potentielle Patienten), der Politiker, Geldgeber und Krankenhausträger sein. Es fehlt möglicherweise auch weniger an Interesse als an einem Konzept zur Verwirklichung. Derjenige, der ein entsprechendes Konzept anbieten kann, sichert sich zumindest einen gestalterischen Vorsprung gegenüber jenen, die sich bisher keine entsprechenden Gedanken gemacht haben. Bezogen auf die Pflegeberufe heißt das konkret: wenn wir diese Möglichkeit ergreifen, haben wir eine Chance, eigene Zielvorstellungen einzubringen und die gesellschaftliche Bedeutung dieser Berufe systematisch aufzuwerten. Wenn die Pflegeberufe diese Gelegenheit nicht nutzen, müssen sie sich mit ihrer derzeitigen Rolle abfinden und sollten dann allerdings auch aufhören zu jammern.

Vor dem Hintergrund dieser grundsätzlichen Überlegung muß die Erstellung von Standardpflegeplänen gesehen werden. Für jede zu bewältigende Situation wäre schriftlich festzulegen, welche Aufgaben die Pflege übernehmen kann bzw. will, wo ihre Kompetenz endet und in welcher Form eine Zusammenarbeit mit anderen therapeutischen Bereichen angestrebt wird.

Am Standardbeispiel Magen-Darm-Ulkus wurde gezeigt, wie die Pflegepersonen ihre eigene Rolle definieren können. Solange die am Krankenbett tätigen Pflegepersonen Art und Umfang ihrer Pflege mitbestimmen können, besteht auch kein Grund zur Sorge, daß unrealistische Standards erstellt werden. Revolutionäre Veränderungen sind schon deshalb nicht zu befürchten, weil die Umsetzung von psychosozialen Pflegezielen nur so weit möglich sein wird, wie die Fähigkeit der Pflegepersonen dies zuläßt. Man wird sich eher vorsichtig und schrittweise an diesen Aufgabenbereich herantasten. Dabei werden einige mehr Geschick zeigen und sich weiter vorwagen als andere. Unterschiedliche Erfahrungen werden gesammelt und müssen ausgewertet werden, wobei sich unsere Aus-, Fort- und Weiterbildungsstätten in besonderem Maße angesprochen fühlen sollten.

Wenn man eine Zielvorstellung hat, ist die Länge des Weges unerheblich; Hauptsache, die Richtung stimmt.

3.5 Eigenständigkeit der Pflege

Damit keine Mißverständnisse aufkommen: Ich bin keineswegs der Ansicht, daß die Pflege den gesamten psychosozialen Aufgabenbereich für sich in Anspruch nehmen soll. Das wäre natürlich schon vom Umfang her gar nicht möglich. Außerdem kann sich die Pflege nur in einem, ihrem Ausbildungsstand entsprechenden, gesetzlich zulässigen Rahmen bewegen.

Funktionsbeschreibung und Rollenverständnis der Pflege

Meine Wunschvorstellung lautet:
Der Mensch/Patient ist der eigentliche Auftraggeber für die Pflege; ihm bietet sie Hilfestellungen zur Vermeidung oder Bewältigung gesundheitlicher Probleme an.

Sofern die Art der Gesundheitsstörung eine Behandlung durch den Arzt oder andere Therapeuten erforderlich macht, ist diese Hilfestellung auch im Sinne einer Unterstützung notwendiger diagnostischer oder therapeutischer Maßnahmen zu verstehen.
Die Pflege übernimmt damit bestimmte Aufgaben aus dem Bereich der Medizin, Psychologie u. a. In diesem Zusammenhang sind Ärzte oder Fachtherapeuten der Pflege gegenüber weisungsbefugt. Die Pflege bietet demnach eine bestimmte Dienstleistung im Rahmen unseres Gesundheitssystems an. Art und Umfang dieser Leistung sind jeweils themen- bzw. tätigkeitsbezogen aktuell festzulegen.

Die Abb. 3.6 und 3.7 zeigen, wie die Pflege ihre Aufgaben gegenüber dem medizinischen und dem psychosozialen Bereich definieren kann.

Da ein Sozialdienst oder psychologischer Dienst zumeist fehlt oder völlig unterbesetzt ist, kann dieser nur bei speziellen Problemen hinzugezogen werden. Um dem Patienten eine Hilfestellung bei der Bewältigung oder Vermeidung seines psychosomatischen Problems anzubieten, hat die Pflege für den psychosozialen Aufgabenbereich eigene Ziele gesetzt und eigene Maßnahmen geplant. Da diese Maßnahmen weder von einem Arzt noch von einem Psychologen o.ä. angeordnet worden sind, übernimmt sie dafür auch alleine die Verantwortung.

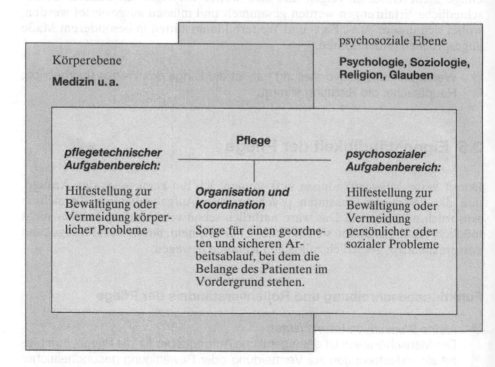

Abb. 3.6. Aufgabenbereich Pflege

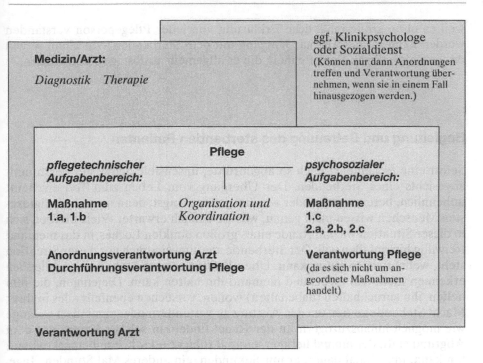

Abb. 3.7. Aufgabenzuordnung der Pflege im Standardbeispiel MDUlk (Abb. 3.5)

Eigenständigkeit hat immer auch Eigenverantwortlichkeit zur Folge!!

Weder ein Arzt noch ein Politiker wird der Pflege mehr Eigenständigkeit einräumen, wenn die Pflegenden nicht eindeutig zeigen, welchen Aufgabenbereich
sie eigenverantwortlich erfüllen wollen und können.

3.6 Standardpflegepläne als Voraussetzung für individuelle Pflege

Einige Pflegepersonen, die mich nicht näher kennen, sondern lediglich irgendwo gehört haben: „ Dic hat sogar den Umgang mit Sterbenden standardisiert!",
sind regelmäßig erschüttert ob solch einer Unmöglichkeit. Doch ich behaupte
genau entgegengesetzt:

*Gerade in sehr gefühlsbeladenen, belastenden Pflegesituationen ist es beson-
ders wichtig, daß sich die Pflegeperson klar macht, was sie durch ihr Tun erreichen will oder was sie bestenfalls erreichen kann.*

Eine Behauptung, die ich wiederum mit einem konkreten Beispiel belegen
möchte. Während ich das Beispiel des Magen-Darm-Ulkus ausgewählt habe,

weil es ohne große inhaltliche Erklärung von jeder Pflegeperson verstanden werden kann, ist das Thema „Umgang mit dem Sterbenden" vor allem wegen der gefühlsmäßigen Betroffenheit, die es allgemein auslöst, gewählt worden.

Beispiel 6:

Begleitung und Betreuung des sterbenden Patienten

Selbst eine (scheinbar) noch so abgebrühte, unsensible Schwester verstummt angesichts eines Sterbenden. Der Übergang vom Leben zum Tod erscheint unheimlich, bereitet mehr oder weniger jedem Angst; denn auch die religiösesten Menschen wissen nicht genau, was sie danach erwartet. Viele erleben sich in dieser Situation wie am Rande eines großen dunklen Loches, in das niemand freiwillig hineinfallen will. Der Sterbende, der unweigerlich vor dieser Situation steht, wehrt sich, so gut er kann. Überall sucht er nach Halt, bis er schließlich erkennen muß, daß nichts und niemand ihn halten kann. Diejenigen, die ihm helfen, ihn zurückhalten (dabehalten) wollen, versuchen ebenfalls alles in ihrer Macht Stehende zu tun, um den Absturz zu verhindern oder zumindest so lange wie möglich hinauszuzögern. In der Regel findet ein solcher Kampf vor dem Abgrund statt, der einmal heftiger, einmal ruhiger oder fast unbemerkt ablaufen kann, manchmal dauert er nur Sekunden, ein anderes Mal Stunden, Tage, Wochen, Monate oder sogar Jahre – je nach Situation und Einstellung des Betroffenen. Wie sich derjenige, der fallen muß, fühlt, läßt sich nur schwer erahnen. Gut lassen sich hingegen die Gefühle derer beschreiben, die daneben stehen müssen und ihn nicht halten können. Zu der Betroffenheit durch das Schicksal eines anderen, der Trauer um den Verlust eines lieben Menschen kommt bei den professionellen Helfern vor allem oft ein Gefühl der Ohnmacht, Hilflosigkeit, Sinnlosigkeit oder sogar der Vorwurf, versagt zu haben. Nicht umsonst hat man in den vergangenen Jahrzehnten versucht, den Sterbenden und den Tod aus dem „Leben" auszuklammern und hinter Krankenhausmauern und in Altenheimen zu verstecken. Während sich die Mitarbeiter in den Altenheimen in der Regel darauf einstellen, daß sie den Menschen in seiner letzten Lebensphase bis zum Tode betreuen, tut man sich in den Kliniken und Krankenhäusern sehr viel schwerer im Umgang mit dieser Situation. Irgendwie paßt der Tod nicht in eine auf Gesundung oder zumindest Lebenserhaltung eingerichtete Institution. Daher fällt es vor allem vielen Ärzten schwer, einen Sterbenden dem Tod zu überlassen. „Was hätte ich noch tun können? Warum stirbt der Patient denn jetzt, obwohl die Operation so gut verlaufen ist? Er ist einfach noch zu jung; der darf noch nicht sterben!" Wen wundert es angesichts dieser Einstellung, daß so mancher Arzt alles medizinisch Machbare bis zum letzten Lebenszeichen des Patienten versuchen wird? Daß dabei oftmals sehr groteske und menschenunwürdige Situationen entstehen, belastet die Beteiligten zusätzlich.

Ärzte und Pflegende, die sich nur auf das Diesseits konzentrieren und für die keine Form eines Weiterlebens nach dem Tod des Körpers vorstellbar ist, *wer-*

den keinem einzigen Sterbenden eine wirkliche Hilfe sein können. Denn sie werden zwangsläufig versuchen, die „Endgültigkeit des Todes" solange als möglich herauszuschieben, statt den Sterbenden bei seinem oft schweren Ablösungsprozeß aus diesem Leben und seiner Hinwendung auf ein Jenseits, was er sich auch immer darunter vorzustellen vermag, zu unterstützen.

Gerade die Organtransplantationsmedizin führt uns die Hilflosigkeit der Helfer in erschreckender Weise vor Augen. Da wird Todkranken eine Überlebenschance offeriert, obwohl es keine gibt, denn früher oder später muß jeder sterben. Der Leidensweg, der den Betroffenen insbesonde vor und nach einer Herz-, Leber- oder Lungentransplantation in der Regel zugemutet wird, steht in keinem Verhältnis zur Qualität der Tage, Monate oder Jahre, die er hierdurch länger lebt.

Diese kurze Einführung soll genügen, um die Tragweite und Emotionalität im Hinblick auf den Umgang mit dem Sterben zu vergegenwärtigen.

Nachdem Sie den Standard „Sterben" (Abb. 3.8) gelesen haben, beantworten Sie bitte folgende Fragen:
1. Entsprechen diese Pflegeziele Ihren Wertvorstellungen? Anders ausgedrückt: Sind dies Ziele, die Sie persönlich bei der Pflege des Sterbenden erreichen möchten?
2. Welches Ziel hat in Anbetracht der vorliegenden Problematik Priorität? Das heißt: Welches Ziel gehört Ihrer Ansicht nach an die erste Stelle, welches an die zweite usw.?

Stimmt ihre Zielsetzung mit der in der Standardbeschreibung überein, so bedeutet dies, daß die Ziele, die Sie persönlich anstreben, mit denen im Standard aufgeführten identisch sind und Sie somit ein gutes Gefühl haben würden, wenn Sie in der Praxis erleben könnten, daß diese Ziele größtenteils erreicht werden. Je näher die eigene Wertvorstellung an die Realität heranreicht, desto zufriedener wird man mit sich und seiner Arbeit sein und desto weniger läuft man Gefahr, Schutzmauern aufbauen zu müssen. In einer besonders belastenden Situation ist es deshalb äußerst wichtig, sich zunächst klar zu machen, warum sie so stark belastend wirkt und welche Rolle man als Pflegeperson/ Mensch in dieser Situation spielen will. Wenn man weiß, was man eigentlich möchte, sollten die nächsten Fragen lauten:

3. Welche der mir wichtigen Ziele und Maßnahmen lassen sich im Pflegealltag erfüllen? Was fällt mir nicht so schwer? Was wird in aller Regel in der Praxis gewährleistet?

Ich nehme an, daß in den allermeisten Fällen das 4. Standardpflegeziel und in einigen Punkten auch das 3. Ziel erreicht wird, während die Ziele 1 und 2 nur sehr vereinzelt und personenabhängig angestrebt werden.

Mit Ausnahme von vielen onkologischen Stationen kann derzeit noch in fast allen Klinik-/Krankenhausbereichen beobachtet werden, daß sich der Umgang

Sterben Klinik Station 3/94	Sterbender Patient (Begleitung/Betreuung)	Stösser • Standard

Die Situation des Patienten, der sein Sterben mit Bewußtsein erlebt, ist vor allem geprägt von seinen Ängsten vor dem Tod und von seinem Glauben an das, was danach sein wird. Schwankungen zwischen Hoffnung und Verzweiflung, zwischen Annahme und Verweigerung sowie ein Klammern an das Hier und Jetzt sind bei Sterbenden häufig beobachtete Reaktionen. Wie ausgeprägt diese auftreten, ist abhängig von dem gelebten Leben, den sozialen Bindungen, dem Glauben oder Nicht-glauben-Können und dem körperlichen Befinden des Patienten.

Pflegeziele

Der sterbende Patient soll:

1. sich so betreut fühlen, daß es ihm möglich ist/wird, seine Ängste offen auszudrücken

2. von allem Liebgewordenen Abschied nehmen können

3. keine vermeidbaren (unnötigen) körperlichen Beschwerden ertragen müssen

* Eine Mitwirkung an diagnostischen und therapeutischen Maßnahmen, die erfahrungsgemäß den Patienten mehr belasten als sie ihm nutzen, können von der Pflege abgelehnt werden. (Eine begründbare Gewissensentscheidung stellt keine Arbeitsverweigerung dar.)

4. ein gepflegtes Aussehen behalten

Pflegemaßnahmen

a) Bereitschaft zur bestmöglichen Hilfestellung zeigen
b) auf Fragen oder Signale einfühlsam und ehrlich reagieren
c) für ruhige und freundliche Atmosphäre sorgen
d) geistlichen Beistand anbieten

a) Angehörigen und Freunden helfen, den Sterbenden abschiednehmend zu begleiten
b) spezielle Wünsche des Sterbenden nach Möglichkeit erfüllen helfen

a) alle Maßnahmen vermeiden/vermeiden helfen, die zusätzliche Beschwerden verursachen (In diesem Sinne sollte auch die Zusammenarbeit mit den behandelnden Arzt verstanden werden*.)
b) Schmerzäußerungen ernst nehmen und Abhilfe veranlassen (s. Schmerztherapie)
c) Bedürfnisse wie: Ruhe, Schlaf, Nahrungsaufnahme, freie Atemwege, ungehinderte Ausscheidung, Bewegung und Lagerung erkennen und befriedigen helfen
d) prophylaktische Maßnahmen je nach Situation

a) Wünsche und Fähigkeiten des Patienten erkunden und berücksichtigen
b) Übernahme oder Hilfe bei der täglichen Körperpflege je nach Situation

Hinweis: Die Ziele 1 und 2 betreffen hauptsächlich die Zeiten, in denen der Patient bei Bewußtsein ist. Diese sollten dann auch für die Pflegeperson Priorität haben. Ziel 3 und 4 sowie die angemessene Begleitung von Angehörigen und Freunden sollten, unabhängig vom Zustand des Sterbenden, grundsätzlich angestrebt werden.

Abb. 3.8. Standardpflegeplan „Sterbender Patient"

mit dem Sterbenden im wesentlichen auf den Umgang mit dessen Körper beschränkt. Die Beobachtung der Vitalfunktionen, Durchführung medizinischer Verordnungen, Sicherstellung von Atmung, Ernährung und Ausscheidung, Körperpflege und Prophylaxen bilden unverkennbar die pflegerischen Schwerpunkte. Ein Sterbender im Krankenhaus hat ausgeprochenes Glück, wenn er auf seiner Station eine Pflegeperson antrifft, die in der Lage ist, auf seine Ängste einzugehen, die offen mit ihm oder seinen Angehörigen spricht, wenn er dies wünscht, oder die in seiner letzten Phase bei ihm bleibt und nicht nur schnell nach seiner Infusion sieht, den Puls zählt und dann gleich wieder verschwindet. Fragt man Pflegepersonen, warum das so ist, heißt es zunächst, es liege an der fehlenden Zeit, des weiteren an den oft ungeeigneten räumlichen Bedingungen (auch heutzutage wird mancherorts noch im Bad, im Abstellraum oder günstigstenfalls im Arztzimmer gestorben) und an der eigenen Angst vor der Konfrontation mit dem Sterben. Nicht zu wissen, wie man mit dem Sterbenden oder dessen Angehörigen umgehen soll, was man ihnen in dieser Situation sagen kann oder womit man ihnen noch helfen kann, macht hilflos, was wiederum nicht in das Bild eines professionellen Helfers paßt. Damit schließt sich erneut ein unseliger Kreislauf, vor dem der Helfer aufgrund seiner Hilflosigkeit zu fliehen versucht (Abb. 3.9).

Je größer die Differenz zwischen dem inneren Wunschbild und der Realität ist, um so größer sind auch der persönliche Konflikt und der psychische Streß. Kein Mensch kann ein stark belastendes, negatives Gefühl auf Dauer ertragen, ohne Schaden zu nehmen. Er muß sich in irgendeiner Weise vor diesen schädigenden Einflüssen schützen. Entsprechend seiner momentanen Verfassung, seiner Veranlagung bzw. seiner Persönlichkeit tendiert er mehr zu der einen oder stärker zu der anderen Kompensationsform. Da diese Schutzmechanismen selten bewußt in Gang gesetzt werden, können sie auch nicht als solche erkannt werden. Sind die nach außen vertretenen Werte tatsächlich die eigenen oder sind es im wesentlichen die der Eltern, Ärzte, Kollegen, Lehrer oder Freunde? Wer sich weiterentwickeln will, muß sich mit diesen Fragen beschäftigen, denn mangelndes *Selbstwertgefühl* und *Selbstbewußtsein* hat Abhängigkeit von anderen zu Folge, sei es im Berufs- oder im Privatleben. Jahrzehntelang wurden solche Abhängigkeiten bei Pflegepersonen regelrecht gefördert, so daß man heute äußerst mühselig versucht, sich davon zu befreien.

Mit Hilfe der folgenden (oder einer ähnlichen) Fragesystematik kann die eigene Werthaltung aufgespürt werden. Gleichzeitig lassen sich dabei auch die Schwierigkeiten herausarbeiten, die bei der Umsetzung eigener Zielvorstellungen entstehen:

- Was ist Ihnen bei der Pflege eines Sterbenden besonders wichtig?
- Was würden Sie für einen Sterbenden und dessen Angehörige gerne tun, wenn nichts und niemand Sie behinderte?
- Was oder wer hindert Sie daran, das zu tun, was Sie eigentlich gerne tun möchten?

- Was bereitet Ihnen wenig Schwierigkeiten?
- Was fällt Ihnen besonders schwer?
- Woran könnte das Ihrer Meinung nach liegen, daß Ihnen diese Dinge so schwer fallen?

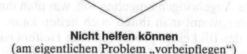

Helfen wollen
(Ziel 1 und 2 Priorität einräumen)

Angst vor der eigenen Hilflosigkeit   **Unsicherheit, fehlende Erfahrung**

Nicht helfen können
(am eigentlichen Problem „vorbeipflegen")

Unzufriedenheit, Hilflosigkeit
(Gefühl, unfähig zu sein)

Schutz oder Flucht vor diesem belastenden Gefühl

Angriff	**Rückzug**
Die Schuld auf die fehlende Zeit, schlechte räumliche Bedingungen, Rückzug der Ärzte oder Angehörigen oder auf die mangelhafte Ausbildung schieben. *Gefahr:* Unzufriedenheit auf andere übertragen, keine eigene Weiterentwicklung, weil man die Ursache lediglich bei anderen sieht.	Konfrontation mit Sterbenden überhaupt vermeiden: anderen diese Patienten lassen, krank oder unpäßlich sein, andere Zimmer übernehmen, Kontakte auf Minimum beschränken. *Gefahr:* Zusätzliche Belastung, weil man das Problem lediglich vor sich herschiebt und dies vor den Kollegen rechtfertigen muß.
Ehrgeiz	**Anpassung**
Die Konfrontation mit dem Sterben, den Sterbenden suchen (z.B. auf einer onkologischen Station arbeiten), Fortbildungen besuchen, Bücher lesen u. a. m. *Gefahr:* Aufopferung bis hin zur Depression und Selbstzerstörung (keinen Abstand mehr finden).	Mauer zwischen Wertvorstellung und Realität errichten und dadurch ohne persönlichen Konflikt die Gegebenheiten so annehmen können, wie sie nun einmal sind. *Gefahr:* Verlust von Sensibilität und Einfühlungsvermögen, routinierter Umgang mit Patient und Angehörigen, unangemessene bis unmenschliche Reaktionsweise.

Abb. 3.9. Das Phänomen der *hilflosen Helfer* übertragen auf den Umgang mit dem Sterbenden

Zur Aufarbeitung dieser Fragen bietet sich im Zusammenhang mit der Entwicklung und Einführung des Standards „Sterben" eine gute Gelegenheit. Denn erst, wenn diese Punkte geklärt sind, ist die innere Bereitschaft, einen wirklich neuen Standard zum Thema Sterbebegleitung zu erstellen, geweckt. Diese innere Haltung ist wiederum die unabdingbare Voraussetzung für konstruktive Ideen hinsichtlich der Planung und der Umsetzung.

3.7 Richtlinien zur Erstellung von Standardpflegeplänen

Kode Klinik Station Datum (Monat/Jahr)	**Thema**
Problemstellung: Generelle Problematik, durch die die betreffende Situation gekennzeichnet ist.	
Zielsetzung: In den Pflegezielen wird festgelegt, was die Pflege in Anbetracht der Problematik für den Patienten erreichen will und welche Prioritäten generell gesetzt werden sollen.	**Maßnahmenplanung:** Dem jeweiligen Pflegeziel werden die Maßnahmen zugeordnet, die die Pflege generell zur Erreichung des Zieles anbietet.
Hinweis: Entweder organisatorische Hinweise oder rechtliche Aspekte, die besonders beachtet werden müssen, oder Punkte, die man speziell hervorheben will, oder Anmerkungen, die man nicht direkt einem Planungspunkt zuordnen kann.	

Abb. 3.10. Aufbau und inhaltliche Schwerpunkte in den Standardpflegeplänen

3.7.1 Herausstellen des generellen Problems

Welche Problematik liegt bei der überwiegenden Mehrzahl aller von dieser Situation betroffenen Patienten vor?

Mit dieser Kernfrage beginnt die Suche nach dem generellen Pflegeproblem.

Bei der Problemformulierung auf einem Standardpflegeplan sollte in zwei bis drei Sätzen das Wesen des Problems herausgestellt werden (Abb. 3.10). Um die Summe vieler problematischer Punkte in möglichst einem „Kernproblem" zusammenfassen zu können, muß man sich zuvor eingehend mit der Thematik auseinandergesetzt haben. So kann man beispielsweise auch den Inhalt eines Buches nur dann auf seine wesentliche Aussage reduzieren, wenn man es vorher gelesen hat. Doch sollte nicht nur die Problemstellung, sondern der gesamte Standardpflegeplan in diesem Sinne auf das Wesentliche reduziert sein. Das *Ganze* so kurz, klar, präzise und dennoch so vollständig wie irgend möglich darzustellen, darin liegt der Nutzen und Vorteil von Pflegestandards gegenüber Lehrbüchern oder einer Aus- und Fortbildung. Eingehende Kenntnisse, Erfah-

rung und persönliche Auseinandersetzung sind daher sowohl die Voraussetzung für die Erstellung eines Standardpflegeplans als auch für die individuelle
Pflegeplanung. Die Formulierung des Problems sollte die Ausgangslage des
Patienten treffend kennzeichnen, so daß ein Sinnzusammenhang zwischen der
jeweiligen Problematik, den angestrebten Zielen und den geplanten Maßnahmen abgeleitet werden kann. Für denjenigen, der einen Standard erstellt,
bedeutet das, daß er so lange suchen und überlegen muß, bis er eine Formulierung gefunden hat, die kurz und präzise das Wesen des Problems beschreibt.
Das genaue Formulieren ist zwar mühsam, doch ist der Lerneffekt, der aufgrund des dazu erforderlichen Denkprozesses eintritt, durch kein Lehrbuch zu
ersetzen. Denn im Gegensatz zu den üblichen analytisch geprägten Denk-
mustern ist bei dieser Arbeit die Synthese als Ergebnis gefragt.

Anmerkung zum ganzheitlichen und analytischen Problemlösen

Durch Überlegungen, wie sie oben angeführt sind, wird ganzheitliches Denken
geübt. Das allseits proklamierte Ziel der ganzheitlichen Pflege scheitert nämlich m. E. nicht am mangelnden Vorsatz, sondern an der allgemeinen Schwierigkeit, in ganzheitlichen Dimensionen zu denken. Dazu müssen Logik und
Gefühl (also beide Gehirnhälften) zu einer übereinstimmenden Bewertung der
Situation als Ganzes kommen. Unser gesamtes Schulsystem fördert hauptsächlich das analytische Denken, wobei Logik, Reihenfolgen, Linearität u.ä. gefragt
sind. Die (rechte) Gehirnhälfte, die u. a. für Gefühl, Phantasie, Bilder bzw. für
ganzheitliches Erkennen von Strukturen und Zusammenhängen steht, wird
dabei kaum angesprochen. Durch bloßes Eintrichtern von Informationen werden sog. Schubladeneffekte gefördert, während das Erkennen von fächer- und
themenübergreifenden Zusammenhängen sowohl in den allgemeinen Bil-
dungseinrichtungen als auch an der Krankenpflegeschule eher zufällig zustande
kommt. Kein Wunder, daß die meisten Pflegepläne „Schulpflegepläne" sind,
die mit 10–20 Pflegeproblemen operieren, da sie allesamt auf einem analytischen Ansatz basieren, bei dem eine möglichst detaillierte Problemdifferenzie-
rung wichtig ist. Alles und jedes wird zum eigenständigen Problem erklärt,
selbst dann, wenn es noch keines ist, denn schließlich könnte es ja eines werden.
In diese Kategorie fallen auch alle Pflegepläne, die nach dem ATL-Prinzip konzipiert sind.

Die Literaturfülle, die sich mit dem Prozeß des Sterbens befaßt, läßt sich inzwischen kaum noch bewältigen. Pflegepersonen, die Anregungen und Sicherheit
für den Umgang mit Sterbenden suchen, können heute auf ein vielfältiges und
größtenteils sehr interessantes Literaturangebot zurückgreifen, in dem von
allen Seiten und in allen Schattierungen diese Problematik beleuchtet wird.
Hieraus läßt sich folgern, daß eine Standardbeschreibung nur dann von Vorteil
sein kann, wenn in ihr alle verfügbaren Informationen, einschließlich der
Summe der gesammelten persönlichen Eindrücke, auf den kleinsten gemeinsamen Nenner reduziert sind.

Übung: Bewerten Sie vor diesem Hintergrund die Problembeschreibung im Standard „Sterben", indem Sie folgende Fragen beantworten: Gibt es Aussagen oder Formulierungen, die Sie unpassend finden? Fehlen Ihnen wichtige Angaben? Wenn ja, welche? Was würden Sie anders ausdrücken oder darstellen wollen und wie? Oder: Legen Sie den Standard beiseite, und versuchen Sie, das Problem mit Ihren Worten so kurz wie möglich zu beschreiben!

3.7.2 Generelle Pflegeziele aufstellen und Maßnahmen planen

Was ist das vordringlichste Pflegeziel in dieser Situation? Mit welchen Maßnahmen läßt sich dieses Pflegeziel erreichen?

Auch bei der Suche nach den Zielen und Maßnahmen gelten die gleichen (ganzheitlichen) Grundgedanken wie bei der Problembeschreibung. Die Pflegeziele müssen von dem zuvor beschriebenen Pflegeproblem abgeleitet werden. Dabei ist darauf zu achten, daß sowohl die Ziele als auch die Maßnahmen einen generellen Charakter aufweisen. Die Reihenfolge, in der die Ziele angeordnet sind, gibt deren Priorität an.

In der Praxis stehende Pflegepersonen werden automatisch bei der Zielsuche immer auch die Umsetzungsmöglichkeiten in die Diskussion mit einbeziehen und erst dann einverstanden sein, wenn sie erkennen können, wie sich ihre Zielvorstellungen umsetzen lassen. Bei geschicktem Vorgehen können im Rahmen dieses Prioritätsfindungsprozesses bereits nahezu alle Praxisschwierigkeiten berücksichtigt und Lösungsmöglichkeiten überlegt werden. Ich gehe bei der Standardentwicklung inzwischen meist parallel vor, indem ich gleich im Anschluß an das Pflegeziel die entsprechenden Maßnahmen formuliere. Dies hat zudem den Vorteil, daß man besser erkennen kann, welche Maßnahmen mit der Zielbeschreibung bereits abgedeckt sind.

Während beim Beispiel des Magenulkus der organische Defekt in den Vordergrund gestellt wurde, stehen hier angesichts der Unausweichlichkeit des Sterbens die damit verbundenen Ängste des Patienten an erster Stelle. Bei der Erstellung eines entsprechenden Standards ist es wichtig, eine Zielformulierung zu finden, die generell, d.h. auf nahezu alle vergleichbaren Situationen, paßt. Auch Formulierungsbemühungen, die mehrere Stunden in Anspruch nehmen, sollten nicht als Zeitvergeudung angesehen werden, da die Suche nach dem Pflegeziel der Suche nach der eigenen Wertvorstellung entspricht, die sich bei sorgfältiger Recherche in den Zielen widerspiegeln wird. Um die Priorität der Ziele klar erkennen zu können, sollte zunächst ganz bewußt nach dem wichtigsten Ziel geforscht werden. Dabei ist nach meiner Erfahrung ein „Brainstorming" zumeist überflüssig, wie sich auch Checklisten eher störend auswirken, weil es zunächst gerade darum geht, die vorliegende Situation als Gesamtes zu bewerten und nicht einzelne Aspekte der Problematik hervorzuheben. Ebenso sollte man die Lehrbücher schließen, weil zunächst das Fachwissen, die berufliche Erfahrung und die persönliche Vorstellung jeder anwesenden Pflegeperson bei der Zielfindung zur Debatte stehen sollten.

Nur dann, wenn sich inhaltliche Verständnisschwierigkeiten oder ein sehr unterschiedlicher Kenntnisstand in der Arbeitsgruppe einstellen, ist es empfehlenswert, weiterführende Informationen, z. B. entsprechende Fachliteratur, heranzuziehen.

Ist das erste Pflegeziel gefunden, hat man in aller Regel auch die übrigen Ziele bereits angesprochen, so daß diese beim weiteren Vorgehen mit wesentlich weniger Aufwand ihrer Rangfolge gemäß nachgeordnet werden können.

Was für die Problemstellung gilt, betrifft natürlich auch die Ziel- und Maßnahmenbeschreibung:

- Konzentration auf die wesentlichen Punkte (Reduktion, Zusammenfassung, Konzentrat),
- nur so viel an Erklärung, wie für das allgemeine Verständnis notwendig ist,
- komplettes, abgerundetes Gesamtbild, in welchem das generelle Pflegeangebot in der betreffenden Situation dargestellt ist.

So verstanden, bedeutet ein Standardpflegeplan keine Bevormundung der Pflegepersonen und läßt außerdem Handlungspielraum für die individuelle Ausgestaltung. Denn wie die Pflegeperson konkret vorgehen soll, mit welchen Worten oder Gesten sie den Patienten anspricht – z. B. wenn es darum geht, ehrlich zu sein –, bleibt ihrem Einfühlungsvermögen und ihren persönlichen Fähigkeiten überlassen.

Übung: Bewerten Sie vor diesem Hintergrund die Ziele und Maßnahmen im Standard „Sterben", indem Sie folgende Fragen beantworten: Sind alle wichtigen Punkte im Standard enthalten? Welcher Zielaspekt fehlt nach Ihrer Vorstellung? Gibt es Angaben, mit denen Sie nicht einverstanden sind oder die Ihnen mißverständlich erscheinen? Ergänzen oder verändern Sie den Standard so lange, bis er genau Ihren Vorstellungen entspricht!

3.7.3 Worin liegt die besondere Bedeutung von Standardpflegeplänen?

Es wird immer so sein, daß einige Pflegepersonen mehr Geschick im Umgang mit bestimmten Situationen zeigen als andere. Deshalb ist es weder von einem Standardpflegeplan noch von der individuellen Pflegeplanung zu erwarten, daß jeder Patient die gleiche emotionelle Begleitung erfährt. Schließlich sind die Pflegepersonen genauso individuell verschieden wie ihre Patienten. Im Gegensatz zu technischen Pflegemaßnahmen lassen sich zwischenmenschliche Prozesse nicht in ein einheitliches Schema pressen. Vielmehr besteht der eigentliche Zweck von Standardpflegeplänen darin, in allen grundsätzlichen Dingen zu Übereinstimmungen in der Pflege zu kommen. Darüber hinaus bietet ein solcher (vorgedachter) Plan die Möglichkeit, gemeinsam eine vergleichbare und nachvollziehbare Strategie festzulegen.

Vorteile für die Pflegepersonen

1. Sicherheit durch Information und Reflexion der unterschiedlichen Betrachtungsweisen.

Durch die aktive Beteiligung entweder an der Erstellung oder spätestens bei der Einführung von Standardpflegeplänen wird die Pflegeperson aufgefordert, über den bisherigen Pflegeablauf nachzudenken. Sie wird aus der passiven Rolle, in der ihr viele Situationen unveränderbar erscheinen, herausgedrängt und zur aktiven Auseinandersetzung angeregt. Mit dem Examen in der Tasche kann nicht automatisch vorausgesetzt werden, daß alle die gleichen Fähigkeiten erworben haben, was insbesondere im Hinblick auf die psychosozialen Aufgaben gilt.

2. Sicherheit durch die Solidarität mit den gemeinsam erarbeiteten Grundsätzen und Strategien,

die man auch anderen ohne große Mühe mitteilen kann, wenn sie schriftlich, kurz und übersichtlich dargestellt sind.

3. Zufriedenheit, weil man weiß, was man eigentlich will, und hinter dem stehen kann, was man sich vorgenommen hat.

Wenn der Standardpflegeplan mit den persönlichen Grundwerten übereinstimmt, kann man in dem, was man tut, mehr Sinn sehen. Man ist auch deshalb zufriedener, weil man gegenüber den Patienten, Angehörigen, Ärzten, Kollegen, der Schule, Verwaltung u.a.m. erklären kann, warum man welche Funktion in dieser Situation erfüllen will und erfüllen muß.

Im Vergleich zu einem abstrakten Pflegemodell, einer Pflegetheorie, Lehrbüchern, starren Strukturen oder unterschiedlichen Ansichten bieten solchermaßen durchdachte und dargestellte Standardpflegepläne eine klare Orientierung, die eine sachlich-fachliche Auseinandersetzung mit anderen überhaupt erst ermöglicht. Schwarz auf weiß kann jeder, der z. B. die beiden Standardpflegepläne „MDulk" und „Sterben" liest, erkennen, welches Konzept die Pflegepersonen in diesen Fällen zugrunde legen. Standards, die so kurz und übersichtlich dargestellt sind, haben zudem den erheblichen Vorteil, daß sie tatsächlich auch gelesen werden.

Vorteile für den Patienten

1. Sicherheit

Ein gut durchdachter Standardpflegeplan dient als Sicherheitsheitgrundlage, auf die sich Patient, Arzt, Pflegepersonen und sonstige Interessierte beziehen können, d. h., in vergleichbaren Situationen wird eine vergleichbare Sicherheit angeboten. Der Begriff „Sichere Pflege" ist nicht nur ein Qualitätsmerkmal für die Pflege, sondern auch von großer juristischer Bedeutung. Sicherheit heißt hier: Der bestehende Gesundheitszustand soll gesichert werden und eine nach heutigem Kenntnisstand vermeidbare Gesundheitsgefährdung ausgeschlossen sein. Der Patient darf keinen zusätzlichen, vermeidbaren Schaden erleiden. Doch wie bereits mehrfach erwähnt, kann der eigentliche Sinn pflegerischer Betreuung nicht nur auf dem Aspekt der Sicherheit aufgebaut werden.

2. Rehabilitation im Sinne von Zustandsverbesserung

In nahezu jedem Standardpflegeplan finden sich in irgendeiner Form auch rehabilitative Elemente. Unter anderem lassen sich auf diese Weise auch alle gesundheitserzieherischen Aspekte situationsbezogen in den Pflegeprozeß einbauen, wodurch eine höhere Wahrscheinlichkeit gegeben ist, daß solche Gesichtspunkte tatsächlich beim Patienten ankommen. So wird im Standard „Magen-Darm-Ulkus" mit beiden Pflegezielen eine Zustandsverbesserung angestrebt. Hingegen wäre ein auf Gesundung ausgerichtetes Ziel bei einem sterbenden Patienten unangemessen. In diesem Falle handelt es sich allerdings auch um die Ausnahmesituation schlechthin.

3. Bewältigung der Situation

Die Hilfestellung zur Bewältigung von für den Patienten unausweichlichen Situationen ist ein übergeordnetes Pflegeziel, welches sich schwerpunktmäßig auf den psychosozialen Aufgabenbereich bezieht. Immer dann, wenn der Patient mit einer vorliegenden Situation nicht allein fertig werden kann, ist pflegerische Unterstützung erforderlich. Diese Aufgabenpalette erstreckt sich von der fremden Umgebung im Krankenhaus, dem unbekannten Weg z.B. zur Röntgenabteilung bis hin zu der unabdingbaren Situation des Sterbenmüssens. Im Standard „Sterbender Patient" werden mit den Zielen 1 und 2 die Pflegeprioritäten eindeutig auf die Bewältigung gesetzt. Pflegepersonen, die sich auf die dargestellte Weise mit dem Thema auseinandergesetzt haben, sind besser in der Lage, mit einem sterbenden Patienten umzugehen. Der Patient erhält dadurch günstigere Bedingungen, mit seinen Ängsten fertig zu werden und bewußt von diesem Leben Abschied zu nehmen. Seine Chance auf ein würdevolles Sterben wächst mit jeder Pflegeperson, die diese Ziele anstrebt.

3.7.4 Mit Hilfe von Standardpflegeplänen läßt sich psychische Betreuung darstellen

Das häufig vorhandene schlechte Gewissen wird grundlos, wenn man vor sich selbst und gegenüber anderen erklären kann, was einem bei den Gesprächen mit dem Patienten wichtig ist, und daß es dabei um mehr geht als um „small talk" oder sich vor der Arbeit drücken wollen. Pflege ist mehr als Betten machen, Essen verteilen, Töpfe schieben oder für die ordnungsgemäße Abwicklung des Diagnostik- und Therapieprogramms zu sorgen!

Im Rahmen einer Ist-Erhebung auf einer Station betonten einige Schwestern mehrfach: Auf ihrer Station sei pflegerisch nicht viel zu tun. Die meisten Patientinnen seien weitgehend selbständig und benötigten nur an den ersten postoperativen Tagen pflegerische Hilfe. Als ich dann während eines Frühdienstes den Stationsablauf beobachtete und bei der Visite erfuhr, daß etwa jede zweite Patientin eine fragliche Prognose hatte, 8 Frauen chemotherapiert wurden, eine junge Frau zur totalen Vulvektomie auf dem OP-Programm stand, eine andere schon mehrere Wochen wegen drohendem Abort stationär lag und noch zwei kleinere Kinder zu Hause hatte, verschlug es mir zunächst die Sprache. „Rein pflegerisch ist bei uns nicht viel zu tun!" Diese Aussage ist aber nicht nur typisch für diese Station. Bei sehr vielen Pflegepersonen in der Praxis steht der Begriff *Pflege* hauptsächlich für Waschen, Betten, Füttern, Prophylaxen, Trockenlegen und ähnliches. Aus der Tradition heraus unterscheidet man nach wie vor zwischen der *reinen Pflege* (Grundpflege), der Behandlungspflege – die sich auf die Arztanordnung bezieht – und organisatorisch/administrativen Tätigkeiten. In keiner dieser drei Sparten ist die sogenannte „psychische Betreuung" vorgesehen. Das soll nicht heißen, daß die betreffenden Pflegepersonen nicht wahrnehmen, was einzelne Patienten tatsächlich belastet. Die Schwestern der genannten Station konnten z. B. genau sagen, wo sie die eigentlichen Probleme bei den Patientinnen sahen. Es hat sie ebenso bewegt wie jeden Außenstehenden, der dies erfährt. Sie waren jedoch nicht in der Lage, darzustellen, welche konkrete Hilfestellung sie als Pflegepersonen diesen Patientinnen hätten anbieten können.

Ich komme an dieser Stelle auf meine Aussage zurück, daß gerade für den Bereich der psychosozialen Betreuung konkrete Bewältigungsstrategien gemeinsam festgelegt werden müssen. Denn erst dadurch wird es überhaupt möglich, diesen Bereich als Aufgabe und Arbeit zu betrachten, in dem auch Leistung zu erbringen ist. Pflegestandards definieren somit nicht nur das Leistungsangebot, sie helfen auch, die tatsächlich erbrachte Arbeit und das Ergebnis dieser Leistung zu dokumentieren.

„Pflegeplanung läuft bei uns schon seit über einem Jahr und fast bei allen Patienten", berichtete mir die Stationsleitung einer radiologischen Station. Doch als ich einen Plan durchsah, kehrte Ernüchterung ein.

Problem: Bestrahlungsfeld (Hautbereich),	Ziel: intakte Haut,	Maßnahmen: 1., 2., 3.
Problem: Dekubitusgefahr,	Ziel: intakte Haut,	Maßnahme: DekuPr.
Problem: Soor- und Parotitisgefahr, usw.	Ziel: intakte Schleimhaut	Maßnahme: Mundpfl.

Pflegeplanung rund um den Körper! Zur Situation des Patienten selbst konnte man allenfalls aus dem Pflegebericht die eine oder andere unzusammenhängende Angabe ermitteln. Ohne die mündliche Erläuterung der Situation durch die zuständige Schwester wäre es mir in keinem Fall möglich gewesen, aufgrund dieser schriftlichen Darstellungen ein Bild über das Befinden bzw. den gesamten Gesundheitszustand der Patienten zu erhalten. Obwohl allen Pflegepersonen die psychische Betreuung ihrer Patienten besonders wichtig war und auf dieser Station mit Sicherheit auch überdurchschnittlich viel Zeit und Raum dafür eingeplant wurde, war so gut wie nichts darüber schriftlich festgehalten. „Solche persönlichen Dinge kann man doch nicht aufschreiben, die berichten wir nur mündlich."

Während die Beschreibung des körperlichen Zustandes mit einer gewissen Übung relativ problemlos vonstatten geht, fällt den Pflegenden die schriftliche Aussage zur psychischen Verfassung eines Patienten oder zu seinem sozialen

Umfeld allgemein sehr schwer. Eine Kollegin, die sich ebenfalls lange mit diesem Phänomen beschäftigt hat, fand dafür folgende Erklärung: „Als Schwester ist man meistens gefühlsmäßig zu sehr beteiligt, es läuft so viel in einem ab, daß es sehr schwer ist, sich hinzusetzen und das alles kurz und möglichst sachlich darzustellen." Die Schwierigkeiten bei der Pflegedokumentation beginnen genau dort, wo Gefühl mit ins Spiel kommt, weil man sozusagen die Gefühlssprache in eine sachlich-abstrakte Sprache übersetzen muß. Hinzu kommt die Unsicherheit, daß man nicht weiß, was man überhaupt über einen Patienten schreiben darf bzw. wie man es ausdrücken soll. Deshalb bleibt man lieber bei dem, wobei man sich sicher fühlt, und klammert die persönliche Seite des Patienten aus der schriftlichen Fixierung (und aus dem Pflegeprozeß) aus.

Pflegepersonen, die im Bereich der Psychiatrie oder Psychosomatik tätig sind, haben diese Schwierigkeiten weniger. Denn sie müssen sich zwangsläufig stärker auf die Psyche des Patienten einlassen, wodurch sie mit der Zeit auch lernen, ihre diesbezüglichen Beobachtungen zu verbalisieren und niederzuschreiben. Die Pflegeplanung kommt jedoch auch dort oft zu kurz oder findet nur mündlich statt. In der Psychiatrie besteht zwar weniger die Gefahr, daß sich die gesamte Pflege einseitig auf den Körper bezieht, dafür sehe ich hier eher das Problem, daß man sich häufig um sich selbst oder im Kreis dreht. Gut durchdachte Strategien zur Bewältigung wiederkehrender Probleme könnten sicherlich auch in diesem Bereich mehr Klarheit bringen.

3.8 Standardpflegeplan und individuelle Pflege

Die Bedeutung von Standardpflegeplänen für die individuelle Pflege kann in 3 Schwerpunkten zusammengefaßt werden:

1. Standardpflegepläne ermöglichen ein der Erkrankungssituation angemessenes, vergleichbares Pflegeangebot.

Auf diese Weise lassen sich die unterschiedlichen Vorstellungen einzelner Pflegepersonen ohne die sonst üblichen Schwierigkeiten auf einen gemeinsamen Nenner bringen, so daß auch der Pflegeplan, den eine Pflegeperson allein erstellt hat, von allen anderen als Handlungsanweisung akzeptiert werden kann.

2. Individuelle Pflegetätigkeiten brauchen lediglich als Abweichung von einem festgeschriebenen Standard formuliert zu werden.

Dadurch läßt sich der Schreibaufwand auf ein Minimum reduzieren, eine übersichtliche Zuordnung mit Blick auf das Wesentliche erreichen und ein vollständiges, patientbezogenes Handlungskonzept erstellen.

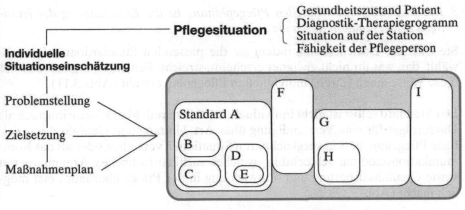

Abb. 3.11. Schema eines individuellen Pflegeplans

Station Datum	**Patient**	Name der Pflegeperson
Situationseinschätzung:	**Informationssammlung** und **Bewertung** durch konkretes Befragen und Beobachten des Patienten, evtl. Angaben von Angehörigen, Informationen vom Arzt oder anderen Therapeuten hinzuziehen.	
Problemstellung:	Individuelle Problemerfassung und Erkennen der **Ressourcen.** Abweichung zwischen der generellen Problembeschreibung und der individuellen Problematik feststellen und dokumentieren.	
Zielsetzung: Ressourcen einbeziehen	Überprüfung, ob die Zielsetzung im Standard in allen Punkten auf die Patientensituation übertragen werden kann. Ggf. Ergänzungen oder Abänderungen in der Pflegeplanung dokumentieren.	
Maßnahmenplan: Ressourcen einbeziehen	Überprüfung, ob die im Standard vorgegebenen Maßnahmen in allen Punkten auf die Patientensituation übertragen werden können. Ggf. Ergänzungen oder Abänderungen in der Pflegeplanung dokumentieren.	
Durchführung:	Geplante Pflege unter Berücksichtigung der jeweiligen Situation	
Pflegebericht:	Im Bericht wird die Ausgangssituation, jede Situationsänderung sowie alle Maßnahmen, die abweichend von der Planung oder von den Standards durchgeführt werden, beschrieben.	

Abb. 3.12. Systematik individueller Pflegeplanung

3. Die Basis einer individuellen Pflegeplanung ist die Einschätzung der jeweiligen Pflegesituation durch die Pflegeperson.

Sie trifft die Entscheidung, indem sie die passenden Standardbausteine auswählt, das, was ihr nicht geeignet erscheint, streicht, Fehlendes ergänzt und auf diese Weise einen (ihren) individuellen Pflegeplan erstellt (Abb. 3.11).

Der Standard selbst ist nicht individuell, er ist generell. Man könnte ihn auch als Datenträger für eine Verständigung über Art, Umfang und Qualität des jeweiligen Pflegeangebots in vergleichbaren Situationen verstehen oder als das Kommunikationsmedium schlechthin, welches sachlich-fachliches Argumentieren sowie Qualitätssicherung und -entwicklung in der Pflege überhaupt erst möglich macht (Abb. 3.12).

4 Pflegestandards als Bausteine professionellen Handelns

So vielfältig (vielfarbig) wie der Beruf selbst kann auch das Berufsbild sein. Schließlich läßt sich die Pflege von gesunden Säuglingen kaum mit der Pflege in der Psychiatrie vergleichen. Und die Arbeit einer OP-Schwester hat nur entfernt etwas mit der einer Schwester auf Normalstation oder in der Gemeinde gemeinsam usw.

„Der Mensch wird in seiner Ganzheit betreut". So heißt es in der Broschüre „Berufsbild" des DBfK (1990). Neben einer allgemeinen Berufsdefinition und Aufgabenstellung enthält sie im wesentlichen eine Übersicht über die Ausbildungsvoraussetzungen und -fächer der einzelnen Pflegeberufe. Auf diese Weise wird jedoch lediglich der berufliche Rahmen umrissen, ein genaues Bild fehlt hingegen immer noch.

Ähnliche Schwierigkeiten zeigen sich bei den Bemühungen darum, ein für alle Berufs- und Aufgabenbereiche gleichermaßen hilfreiches Pflegemodell zu finden. Geradezu utopisch erscheint mir die Vorstellung, alle Pflegepersonen auf ein einheitliches Menschenbild einschwören zu wollen. Man wird damit leben müssen, daß so unterschiedlich, wie es die Menschen allgemein sind, auch die Pflegepersonen sein werden und hoffentlich stets sein dürfen. Würde man sich weniger um eine allgemeine Vereinheitlichung des Pflegeverständnisses bemühen und statt dessen mehr Gewicht auf den Konsens und eine nachvollziehbare Arbeitsweise im Kleinen, d.h. pro Einrichtung, pro Abteilung oder pro Arbeitsteam, legen, dann wäre nach meiner Ansicht allen mehr geholfen.

In diesem Kapitel sollen einige wichtige Zusammenhänge zwischen Berufsbild, Pflegemodellen, Pflegeprozeß, Pflegekonzepten und der Funktion von Pflegestandards aufgezeigt werden. Dabei werden unter anderem Betrachtungen über das allgemeine Pflegeverständnis, die Bedeutung von ganzheitlicher Pflege sowie über die Differenz zwischen diesem hohen Anspruch und der Wirklichkeit angestellt.

4.1 Berufsbild Pflege

Von einem Berufsbild erwartet man die Darstellung dessen, *was Pflege ist.*

Was für eine Rolle spielt die Pflege in unserer Gesellschaft? Was sind die Aufgaben, die sie für den Menschen übernimmt? Von welcher Philosophie leitet die Pflege ihr Handeln ab? Antworten auf diese und weitere Fragen gilt es, sowohl für die Pflegenden als auch nach außen hin, sichtbar zu machen.

Wenn das Bild, welches die Pflegeperson von ihrem Beruf gerne hätte, nicht mit dem Wirklichkeitsbild übereinstimmt, dann neigt sie dazu, sich von der (unschönen) Wirklichkeit zu distanzieren. Bisher existiert ein Berufsbild einzig in der Vorstellung jeder Pflegeperson. Mit Abb. 4.1 möchte ich zunächst die allgemeinen Bestandteile eines Bildes vergegenwärtigen, um sie im weiteren dann in bezug auf die Krankenpflege zu interpretieren.

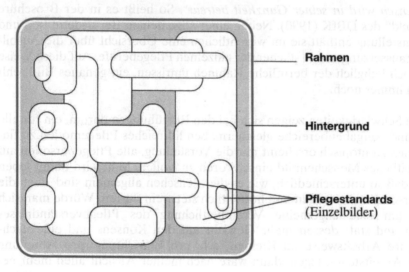

Rahmen

Hintergrund

Pflegestandards
(Einzelbilder)

Abb. 4.1. Berufsbild Pflege

4.1.1 Rahmen

Der Rahmen setzt die Begrenzung und Abgrenzung der Pflegeberufe nach außen.

Hierzu gehören u.a. die gesetzlichen Vorgaben (z.B. Krankenpflegegesetz, Arbeitsrecht, Haftungsrecht). In diesen Gesetzen spiegeln sich letztlich auch die Erwartungen an Aufgabe und Rolle der Pflege in der Gesellschaft wider. Die äußeren Rahmenbedingungen können jedoch grundsätzlich auch von der Pflege mitgestaltet werden, z.B. durch Vorschläge und Entwürfe zu Gesetzesänderungen. So wurde aufgrund der Einflußnahme von Pflegepersonen die Pflegeplanung zum gesetzlich verordneten Bestandteil der Ausbildungs- und Prüfungsverordnung von 1985. Vorschläge zur Änderung von gesetzlichen Bestimmungen müssen in der Regel aus einem allgemeinen (gesellschaftlichen) Interesse heraus begründet werden können. Dabei ist von der Eingabe bis zur Verabschiedung einer Gesetzesänderung meist mit einem jahrelangen und mühseligen Weg zu rechnen. Man erinnere sich nur an die letzte Änderung des Krankenpflegegesetzes, deren Durchsetzung mehr als 10 Jahre gedauert hat.

Im Prinzip kann man mit dem bestehenden gesetzlichen Rahmen jedoch durchaus leben. Wenn der abgesteckte Rahmen für die Krankenpflege an einigen Stellen zu weit oder zu undeutlich erscheint, liegt dies hauptsächlich daran, daß es zu wenig Richtlinien zur Bewältigung konkreter Pflegesituationen gibt.

Pflegestandards sind für die Raumgestaltung innerhalb des gesetzlichen Rahmens sehr viel besser geeignet als gesetzliche Bestimmungen, weil sie sich individueller gestalten und sehr viel schneller an die jeweiligen Erfordernisse anpassen lassen.

4.1.2 Hintergrund

Der Hintergrund, vor dem Pflege stattfindet, wird von den sog. strukturellen Bedingungen gebildet. Man spricht in diesem Zusammenhang auch von Strukturstandards.

Gemeint sind die Voraussetzungen, unter denen Pflege zu erbringen ist, wie Personalsituation, Organisation der Pflegeeinrichtung, Räumlichkeiten u. a. m.

Diese strukturellen Bedingungen können je nach Einrichtung erheblich voneinander abweichen. Beispiel:

Krankenhaus A, ein Neubau aus den 80er Jahren, verfügt vorwiegend über Ein- und Zweibettzimmer; die einzelne Pflegeeinheit (Gruppe) hat maximal 20 Betten; 5 Pflegegruppen bilden eine Abteilung mit je einer Abteilungsleitung und -sekretärin. Pro Pflegegruppe sind etwa 6 Planstellen besetzt; die Arbeit wird zusätzlich durch viele zentrale Dienste und kurze Wege zu den Funktionsbereichen erleichtert (Aufzüge müssen nur selten benutzt werden).

In *Klinik B* findet Pflege hingegen vor folgendem Hintergrund statt: Die Stationen sind unterschiedlich groß, haben 12–42 Betten, wobei die größeren Stationen auch noch Fünf- und Sechsbettzimmer aufweisen, die mit Waschbecken im Zimmer, Toiletten und Duschen auf dem Flur ausgestattet sind. Telefonanschlüsse gibt es nur in den Privatzimmern. Pro Patiententransport müssen bis zu 1200 m Hin- und Rückweg (inkl. Aufzug) von den Pflegepersonen zurückgelegt werden; die Stationen sind größtenteils funktional organisiert.

Diese kurze (unvollständige) Gegenüberstellung soll genügen, um die vielen Ausgangspositionen in Erinnerung zu rufen. Solchermaßen vorgegebene Strukturen lassen sich, wenn überhaupt, meist nur langfristig verändern. Dies bedeutet zunächst, daß sich die Pflegepersonen mit den jeweiligen Bedingungen arrangieren müssen.

4.1.3 Pflegestandards

> Pflegestandards sind allgemein gültige und akzeptierte Normen, die die Qualität und den Aufgabenbereich der Pflege (für die praktische Umsetzung) definieren.
> Pflegestandards legen themen- oder tätigkeitsbezogen fest, was die Pflegepersonen in einer konkreten Situation generell leisten wollen/sollen und wie diese Leistung auszusehen hat.

Allgemein gültige und akzeptierte Normen

Pflegestandards haben insofern Gesetzescharakter, als eine Pflegeperson, die den allgemein auf der Station eingeführten Standard mißachtet oder ohne Begründung vom vorgegebenen Standard abweicht, rechtlich belangt werden kann. Ein allgemein eingeführter Pflegestandard hat somit den Stellenwert einer Dienstanweisung oder einer schriftlichen Anordnung. Alle Maßnahmen, die standardisiert sind, sind damit bereits inhaltlich dokumentiert.

Beispiel:

Von dem Moment an, in dem ein Venenkatheter gelegt wird, bis zum Zeitpunkt, an dem er wieder entfernt ist, gilt grundsätzlich der Standard ZVK (s. Abb. 3.4). In diesem Falle genügt der Eintrag „ZVK gelegt" auf dem Kurvenblatt oder im Bericht bereits, um den zu dieser Zeit gültigen Standard zu dokumentieren.

Qualität und Aufgabenbereich der Pflege definieren

Im Rahmen der allgemeinen Aufgabe und Funktion der Pflege und vor dem Hintergrund der strukturellen Bedingungen legen die Pflegepersonen selbst fest, was sie in einer konkreten Situation leisten wollen bzw. können und wie diese Leistung aussehen soll.

Durch dieses Vorgehen wird allen Pflegepersonen ein hohes Maß an Mitgestaltungsmöglichkeit bei der Bestimmung und Festlegung von Pflegeinhalten eingeräumt. Diese bereits mehrfach angesprochene Selbst- bzw. Mitbestimmung (Eigenständigkeit) ist in Anbetracht der heutigen Situation und in Hinblick auf die Zukunft der Pflegeberufe von elementarer Bedeutung.

Bestrebungen (s. ICN-Richtlinien 1991), die das Ziel einer landesweiten Vereinheitlichung von Pflegestandards verfolgen, führen unter diesem Aspekt in die falsche Richtung. Eine zentrale Erstellung von Pflegestandards durch eine hierzu auf Landes- oder Bundesebene autorisierte Institution (z. B. nationaler Pflegeverband) wäre gleichbedeutend mit dem Versuch, alle Pflegepersonen auf einen gemeinsamen Standard bringen zu wollen. Das hieße konkret: Alle Pflegepersonen und Pflegeeinrichtungen müßten sich den von einem Experten-komitee für ihre Arbeitsbereiche vorgegebenen gleichen Normen bei der Aus-führung aller Pflegeverrichtungen unterordnen. Abgesehen davon, daß bei der zentralen Vorgabe von Standards die unterschiedlichen strukturellen Hinter-gründe nicht berücksichtigt werden könnten, würde man auf diese Weise alle Pflegepersonen auf das gleiche Niveau einstufen müssen. Unter dem Ge-sichtspunkt der Mitarbeitermotivation wäre dies ein grober Fehler, da der größte Motivationsimpuls in der freien Entfaltung aller Fähigkeiten liegt, über die der einzelne verfügt.

Die wirksamste Methode zur Motivation ist die Vermeidung von Demotivation. **Mitarbeiter, die eine Chance sehen, bei der Arbeit ihre persönlichen Ziele zu verwirklichen, sind aus sich heraus motiviert. Die kann man nur demotivieren** (Sprenger 1991).

Diese Aussage zieht sich wie ein roter Faden durch das gesamte Buch, wobei es dem Autor auf eindrucksvolle Weise gelingt, die bisher vertretene Auffassung von Mitarbeitermotivation völlig auf den Kopf zu stellen. Pflegeperso-nen mit Führungsaufgaben sollten es deshalb unbedingt lesen!

In bezug auf die Erstellung von Pflegestandards stelle ich mir einen Wett-bewerb verschiedener Krankenhäuser durchaus qualitätsfördernd vor, denn wenn Krankenhaus X mit weniger Aufwand eine deutlich bessere Pflegequa-lität vorweisen kann als das vergleichbare Krankenhaus Y, dann bleibt das langfristig nicht ohne Konsequenzen.

Ein Schüler wird wahrscheinlich in Krankenhaus X eine bessere Ausbildung erhalten als einer, der in Krankenhaus Y gelernt hat. Tragisch sind diese Un-terschiede für den Pflegeberuf jedoch keineswegs, noch sind die unterschied-lichen Qualitätsniveaus der einzelnen Einrichtungen etwa für die heutige Pflegemisere ursächlich. Solange die Pflegenden und die Patienten grundsätzlich die Möglichkeit haben, zwischen Krankenhaus X und Krankenhaus Y zu wählen, braucht man sich für das Wohlergehen dieser Personen auch nicht von oberster Stelle (nationale und internationale Pflegeverbände) verantwortlich zu fühlen. Denn letztlich wird auch im Gesundheitsbereich das Angebot von der Nachfrage geregelt. Beispielsweise sind nach wie vor die meisten Patienten nur dann mit ihrem Arzt zufrieden, wenn dieser möglichst für jedes Wehwehchen ein Medikament verschreibt. Also entsprechen die meisten Ärzte diesem An-spruch. In dem Umfange, wie Patienten einen ganzheitliche Medizin und Pflege einfordern, wird sich auch das Angebot dahingehend ändern. Ärzte und Pfle-gende können diesen Prozeß entweder behindern oder fördern.

Die Erstellung bzw. Auseinandersetzung mit den Pflegestandards sollte mög-lichst allen Pflegepersonen (nicht nur einer Expertengruppe) Gelegenheit bie-ten, ihr eigenes Denken und Handeln mit dem der Kollegen zu vergleichen und gemeinsam eine für alle akzeptable Vorgehensweise festzulegen.

4.2 Ganzheitliche Pflege

Die Pflege will sich aus dem einseitig von der Medizin geprägten Körperbild befreien und den Menschen als Ganzes betreuen. Doch zwischen diesem hohen Anspruch und der Wirklichkeit liegen derzeit noch Welten; es droht sogar die Gefahr, daß sich die Kluft weiterhin vergrößert.

4.2.1 Was ist die Ganzheit Mensch und was ist ganzheitliche Pflege?

In ihrem Lehrbuch „Krankenpflege" (6. Aufl.) hat Schwester Liliane Juchli die ersten 4 Kapitel hauptsächlich dieser Frage gewidmet. Auf 118 Seiten versucht sie, mit Hilfe vieler anschaulicher Grafiken und interessanter Interpretationen den Menschen in seinen Beziehungen und aus unterschiedlichen Blickwinkeln darzustellen und diese Geflechte wiederum mit der Krankenpflege in Beziehung zu setzen. Dabei wird Ganzheit als Einheit von Körper – Seele – Geist gesehen und festgestellt, daß sich die Ganzheit des Menschen weder bestimmen noch messen läßt, sondern nur als beseelte Gestalt gedeutet werden kann (Juchli 1991).

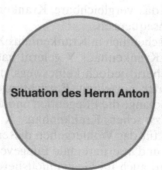

1. Einschätzung der Situation:

Wo liegt das eigentliche Problem? Gibt es überhaupt ein Problem, das der Patient nicht ohne pflegerische Hilfe lösen kann? Wie könnte sich die Situation entwickeln, wenn das Problem nicht gelöst wird? Kann es überhaupt gelöst werden oder wo liegen die Grenzen des Machbaren?

2. Pflegeplanung:

Welche Ziele (Prioritäten) muß die Pflege in dieser Situation setzen und warum? Welche Maßnahmen sind erforderlich, um diese Ziele zu erreichen? Was könnte dem Patienten darüber hinaus in seine Situation helfen?

Situation des Herrn Anton

4. Pflegedokumentation und Ergebnissicherung:

Was muß dokumentiert werden? Wie kann/sollte es dokumentiert werden? Welches Pflegeergebnis wird erwartet? Was ist zu tun, wenn dieses Ergebnis nicht erreicht wird?

3. Durchführung:

Wie werden die einzelnen Pflegemaßnahmen konkret durchgeführt? Was ist speziell zu beachten? Welche Reaktionen sind zu erwarten?

Abb. 4.2. Pflege des Herrn Anton

Es gibt in der Ganzheit keine Vereinzelung oder vom Ganzen losgelöste Betrachtung der Teile (der Magen, die Gallenblase). Die unaufhebbare Zugehörigkeit von Einzelnem zum Ganzheitsgefüge nennt man Einheit.

Diese und andere treffende Aussagen zum Wesen der Ganzheit finden leider bei der weiteren Darstellung von Pflege in dem sehr umfangreichen Krankenpflegebuch wenig Beachtung. Als Nachschlagewerk und z.T. auch als Standardwerk für **pflegetechnische** Verrichtungen ist es m.E. bisher unübertroffen, aber ganzheitliche Pflege kann niemand aus diesem Buch lernen.

In einem Buch oder einem Unterricht, in dem Pflege ganzheitlich vermittelt werden soll, muß zunächst die Situation, die es pflegerisch zu bewältigen gilt, als Ganzes (Bild) dargestellt werden. Im Vordergrund steht dabei ein konkreter Patient (z.B. Fallbeispiel) mit seiner individuellen Problematik, die es dann im weiteren zu analysieren und zu bewältigen gilt (Abb. 4.2).

Gemessen an dieser Systematik, wird bei Juchli im wesentlichen nur die Durchführung von generellen Pflegemaßnahmen ATL-, krankheitsbild- oder symptombezogen behandelt.

4.2.2 Was ist ein Pflegemodell und was soll/kann es leisten?

Im allgemeinen versteht man unter einem „Modell": das Vorbild, Muster, Entwurf von Gegenständen oder gedankliche Konstruktionen. Für Wissenschaft und Technik sind Modelle: Darstellungen, die nur die als wichtig angesehenen Eigenschaften des Vorbildes oder von etwas Gedachtem ausdrücken, um durch diese Vereinfachung zu einem übersehbaren oder mathematisch berechenbaren oder zu experimentellen Untersuchungen geeigneten Modell zu kommen (Brockhaus, Bd. 3, 1985).

Ein **Pflegemodell** ist demnach die gedankliche Konstruktion oder eine abstrakte Abbildung von dem, was Pflege ist oder sein sollte. Der Zweck eines Pflegemodells ist es, den Pflegepersonen, die damit arbeiten, zu einem besseren Verständnis ihres Tuns zu verhelfen.

Die beiden Pflegetheoretikerinnen Riehl und Roy (1980) haben den Begriff **Pflegemodell** definiert als: „… systematisch konstruiertes, auf einer wissenschaftlichen Grundlage basierendes und logisch aufgebautes Konzept, das die grundsätzlichen Komponenten der Krankenpflege, ihre theoretische Basis und die erforderlichen Werthaltungen bei der Anwendung in der Praxis definiert."

Vier Forderungen werden an ein Pflegemodell gestellt:
* Es soll systematisch aufgebaut sein und keine willkürliche Zusammenstellung von Beobachtungen und Meinungen enthalten.
* Es soll eine wissenschaftliche Grundlage haben und nicht nur aus der Luft gegriffene, persönliche Meinung sein. Diese wissenschaftliche Grundlage können Erkenntnisse aus der Medizin, Psychologie oder Soziologie sein.

- Die Bestandteile des Modells sollen logisch miteinander verknüpft sein. Sie sollen nicht passiv aus anderen Wissenschaftsbereichen übernommen werden, sondern aktiv für ihre Nutzbarkeit in der Pflege verändert werden.
- Die Modelle sollen nicht nur theoretische Gedankengebäude sein, sondern sie müssen auf ihre Verwendbarkeit und Gültigkeit in der Praxis überprüft werden.

(Aus: Aggleton u. Chalmers 1989)

Bezogen auf die Bewertung eines Modells wird in der o. a. Schrift eine sehr wichtige Aussage gemacht, die in Anbetracht des Umgangs mit Pflegemodellen in unserem Lande hervorgehoben werden soll:

Welche Vor- und Nachteile ein Modell hat, muß in der Praxis über längere Zeit und in verschiedenen Pflegebereichen erprobt werden. Dabei könnte sich zeigen, daß manche Modelle nicht in allen pflegerischen Bereichen anzuwenden sind, sondern nur in bestimmten erfolgreich sind.

Im Unterschied zum Pflegemodell ist die **Theorie** ein System von Aussagen zur Erklärung bestimmter Tatsachen und Erscheinungen und der ihr zugrundeliegenden Gesetzmäßigkeiten (Drerup 1990).

Chlinn und Jacobs (1983) definieren eine **Pflegetheorie** als „... ein Gefüge von Konzepten, Definitionen und Behauptungen, das ein systematisches Bild eines Phänomens entwirft, indem es Wechselbeziehungen zwischen den einzelnen Konzepten herstellt, um dadurch das Phänomen zu beschreiben, zu erklären oder um Vorhersagen über dieses zu treffen."

Nach Fawcett (1978) sollte eine Pflegetheorie eine Aussage zu den vier zentralen Punkten der Pflege machen:
- über den Menschen, dem die Pflege zuteil wird,
- über die Umgebung, in der der Patient lebt,
- über den Standort des Menschen im Gesundheits-Krankheits-Kontinuum zu dem Zeitpunkt, zu dem er mit der Pflegeperson zusammentrifft,
- darüber, wie die Pflegeperson das relative Wohlbefinden des Kranken wieder herstellen will.

(Aus: Aggleton u. Chalmers 1989)

Während es im angloamerikanischen Sprachraum zahlreiche Veröffentlichungen von Pflegemodellen oder -theorien gibt, stehen die europäischen Pflegepersonen erst am Anfang einer Entwicklung in diese Richtung. Auf der Suche nach geeigneten Ansätzen greift man zunächst auf bereits bestehende Theorien zurück und versucht, diese auf unsere Verhältnisse zuzuschneiden. „Die unkritische Übernahme solcher Theorien wird aber – abgesehen von sprachlichen Schwierigkeiten – problematisch durch die Unterschiede im Pflegeverständnis, im Berufsbild und im Krankenhauswesen" (Drerup 1990).

Beobachtet man hierzulande den Umgang mit Pflegemodellen, so hat man den Eindruck, als ob nur mit Hilfe eines wissenschaftlichen Modells ganzheitliche Pflege möglich werden kann. Dabei versucht man, den Entwicklungsprozeß, den die amerikanischen Kollegen durchlaufen, jedoch möglichst zu umgehen, indem man auf ein bereits bekanntes Pflegemodell zurückgreift. Gemeint ist das „Modell der Lebensaktivitäten" von Nancy Roper et al., das seit seiner

Verbreitung über das Krankenpflegelehrbuch von Juchli (4. Aufl.) unter der Bezeichnung ATL inzwischen fast schon zur Legende geworden ist. Dabei hat das ursprüngliche „Roper-Modell" nicht nur durch Schwester Liliane Juchli einige Abwandlungen erfahren, sondern auch andere namhafte Pflegepersonen zur Kreativität angeregt, so daß inzwischen lediglich eine verwirrende Fülle von Modell-Variationen zu Auswahl steht (ALs: Aktivitäten des Lebens nach Roper u. a., ATL: Aktivitäten des täglichen Lebens nach Juchli, ADL: Aktivitäten des Lebens, AEL: Aktivitäten und Elemente des Lebens, Arbeitsgruppe Hessisches Curriculum, AEDL: Aktivitäten und existentielle Erfahrungen des Lebens nach Krohwinkel). Wegen des höheren Bekanntheitsgrades wird im folgenden vom ATL-Modell gesprochen. Die Aussagen treffen jedoch ebenso auf alle Abwandlungen zu, da diese im Prinzip den gleichen Ansatz haben und lediglich andere inhaltliche Schwerpunkte zugrunde legen.

Das ATL-Modell oder ähnliches verkompliziert die Pflege erheblich

Da das ATL-Modell bislang das einzige ist, mit dem man im deutschen Sprachraum praktische Erfahrungen gesammelt hat, kann derzeit nur zu diesem eine Aussage gemacht werden. Dabei liegt eine Bewertung der praktischen Effizienz an Hand von wissenschaftlichen Kriterien noch nicht vor. Dennoch hat sich die Mehrheit der meinungsbildenden Pflegepersonen in unserem Lande, ungeachtet der zahlreichen Umsetzungsschwierigkeiten, auf dieses Modell eingeschworen.

In meinem Artikel „ ATL: Die Pflege eines pflegebedürftigen Pflegemodells" (1992) habe ich unter praktischen Gesichtspunkten begründet, warum dieses Modell eher ein Hindernis als eine Hilfe auf dem Weg zu einer ganzheitlicheren Pflege darstellt. Kernpunkte meiner Kritik sind:

1. Die Ganzheit eines Patienten wird durch ein 12-Punkte-Raster wahrgenommen. Dies lenkt zumeist von der eigentlichen Problematik ab.

Anstatt die Situation eines Patienten als Einheit zu sehen, wird sie in 12 ATL-Bestandteile zerlegt und in diesen Einzelteilen betrachtet. Die Einzelteile lassen sich jedoch nicht einfach wieder, wie etwa bei einem Puzzle, zu einem ganzen Bild zusammensetzen. Ein solcher Syntheseversuch wird in der Praxis auch kaum unternommen. Dies hat zur Folge, daß die nach der ATL-Systematik aufgestellten Pflegepläne die Komplexität einer Situation nicht berücksichtigen können. Da die Einzelaspekte nicht insgesamt bewertet werden, bleiben sie gleichrangig nebeneinander stehen, wodurch sich ursächliche Zusammenhänge zwischen ihnen nur schwer erkennen lassen. Bei der Pflege des Patienten können demzufolge keine sinnvollen Prioritäten gesetzt werden.

In der Praxis wäre es für die Pflegeperson jedoch wichtig und sehr viel hilfreicher, wenn sie durch den Pflegeplan in die Lage versetzt würde, möglichst auf einen Blick die Zusammenhänge zu erkennen, um so die richtigen Schwerpunkte setzen zu können. Außerdem führt die Aufsplittung in einzelne ATL dazu, daß bei einem hieran orientierten Pflegeplan permanent Wiederholungen auftreten, die größtenteils überflüssig sind und den Blick auf das für den Patienten Wesentliche zusätzlich behindern.

2. *Der zeitliche Aufwand, der nötig ist, um der Systematik dieses Modells zu dienen, steht in keinem Verhältnis zu dem Ergebnis, das man damit bestenfalls erzielen kann.*

Neben der Gefahr, an den eigentlichen Problemen des Patienten regelrecht vorbeizuplanen, weil die Zusammenhänge unberücksichtigt bleiben, verursacht der Schematismus der ATL-Orientierung einen immens hohen bürokratischen Aufwand.

Geht eine Pflegeperson anhand der ATL-Liste bei einem Patienten der Pflegestufe 3 auf Problemsuche, findet sie 10 Probleme a priori. Eigentlich müßten es 12 sein, wenn es nicht allseits schwerfallen würde, die Situation in bezug auf „Sinn finden" (ATL 11) und „sich als Mann oder Frau fühlen" (ATL 12) zu ermitteln und schriftlich festzuhalten. Dabei ergeben sich neben den ATL-bezogenen häufig noch weitere, gesondert aufgeführte Probleme, die nicht unmittelbar einer bestimmten ATL zugeordnet werden können.

Nicht selten kommen auf diese Weise Pflegepläne zustande, die von mehr als 20 Pflegeproblemen ausgehen. Eine derartige Problemfülle will natürlich auch planerisch bewältigt werden. Der hierdurch bedingte Schreibaufwand ist meist so umfangreich, daß für eine einzige Planung 2–4 Planungsblätter ausgefüllt werden müssen, wodurch zudem der Überblick über den gesamten Plan erheblich beeinträchtigt wird. Besonders schwierig gestaltet sich die Aktualisierung solcher Pläne, falls sie überhaupt stattfindet.

Damit bei solch umfangreichen Pflegeplänen eine gewisse Zuverlässigkeit der Aktualisierung garantiert werden kann, müßte jeder Planungspunkt mit einem Kontrolldatum versehen werden, was wiederum einen Zusatzaufwand darstellt. Pflegepersonen, die in der Lage sind, einen mehrere Seiten umfassenden und mehrfach abgeänderten Plan so zu erfassen, daß sie den betreffenden Patienten entsprechend der Planung betreuen können, werden auch in Zukunft zu den gerühmten Ausnahmen zählen.

Diese Problematik läßt sich mit Hilfe von Pflegestandards, und hier insbesondere mit Hilfe von Standardpflegeplänen, zum größten Teil beheben. Wie eine Pflegeplanung und -dokumentation, die auf der Grundlage von Standards aufgebaut ist, konkret aussehen kann, erfahren Sie in Kap. 5.

Gibt es Pflegemodelle, die besser geeignet sind?

Nach dieser Kritik am ATL-Modell stellt sich die Frage, ob es denn geeignetere Pflegemodelle gibt. An dieser Stelle muß ich einräumen, daß meine Bewertung anderer Modelle nicht auf praktischen Erfahrungen beruht, sondern auf allgemeinen Überlegungen zum praktischen Nutzen von Pflegemodellen in der gegenwärtigen Situation.

Berufliche Pflege ist kreativ und einfallsreich. Sie hat ihre Wurzeln in abstraktem Wissen, intellektueller Entscheidung und menschlichem Mitgefühl. Es gibt weder Rezepte, durch die das Handeln bestimmt wird, noch gibt es Regeln, die auswendig gelernt und ungeprüft angewandt werden können ... (Rogers 1985, zitiert nach Drerup 1990).

Es gibt kein Pflegemodell, mit dessen Hilfe sich alle Aspekte der Pflege als Einheit darstellen lassen. Ganzheitliche Pflege läßt sich schon deshalb nicht modellhaft erklären, weil die „Ganzheit" multidimensional verstanden werden muß und damit die Vorstellungskraft des Menschen übersteigt.

Frau Rogers kommt mit ihrem Pflegemodell wohl der Ganzheit noch am nächsten, aber dafür bietet sie keine konkreten Hinweise an, wie sich ihre Vorstellungen auf den Pflegeprozeß systematisch anwenden lassen. Bei den anderen bekannten Modellen hingegen werden zur Einschätzung, Planung, Durchführung und Evaluation mehr oder weniger starre Systematiken vorgegeben, dafür sind diese jedoch lediglich auf Teilaspekte ausgerichtet. Beispiele:

Callista Roy stellt den Aspekt der **Anpassungsfähigkeit** des Menschen in den Vordergrund. Krankenpflege heißt somit, dem Patienten zu helfen, seine Anpassungsprobleme zu lösen und eine Anpassung an die Situation zu ermöglichen.

Dorothea Orem stellt den Aspekt der **Selbstpflegefähigkeit** des Menschen in den Vordergrund. Krankenpflege heißt somit, die Selbstpflegefähigkeit des Patienten zu erhalten oder zu fördern.

Dorothy E. Johnson stellt den Aspekt der **Interaktionsfähigkeit** des Menschen in den Vordergrund. Krankenpflege heißt somit, die Interaktionsfähigkeiten des Patienten zu erhalten oder zu fördern.

Da jeder Mensch naturgemäß Anpassungs-, Selbstpflege- und Interaktionsfähigkeiten besitzt, ebenso wie er Lebensbedürfnisse/-aktivitäten und existentielle Erfahrungen hat, stellt sich die grundsätzliche Frage nach dem Sinn, einen dieser Aspekte derart in den Vordergrund zu stellen.

Jedes der Modelle ist durchaus interessant und erscheint auf den ersten Blick auch schlüssig. Indem man sich jedoch für ein bestimmtes Modell entscheidet, schließt man die anderen Aspekte automatisch aus oder drängt sie zumindest an den Rand. Eine besondere Schwierigkeit aller bisherigen Modelle ist ihre Anwendung auf den Pflegeprozeß. Die Weiterentwicklung und praktische Überprüfung von Pflegemodellen erfordert zudem strukturelle Bedingungen, die in vielen Krankenhäusern derzeit nicht gegeben sind (Tabelle 4.1).

In bezug auf Pflegemodelle gelten die gleichen Gesichtspunkte wie jene, die bereits hinsichtlich des Berufsbildes angesprochen wurden. Statt eines relativ starren und einseitigen Modells benötigen die Pflegepersonen flexible, individuelle Orientierungsinstrumente, mit denen sie in der jeweiligen Situation sinnvolle Prioritäten setzen können. Damit nicht jede Pflegeperson andere Schwerpunkte setzt und damit das, was geleistet wird, auch begründet werden kann und für andere nachvollziehbar ist, müssen Pflegestandards erstellt werden, die alle generellen und wichtigen Punkte festlegen. In diesen Standards

Tabelle 4.1. Voraussetzungen für die Entwicklung und Erprobung von Pflegemodellen

Pflegesituation, in der sich alle Beteiligten wohl fühlen, individuelle Pflege	
Die Person des Patienten steht im Vordergrund aller Bemühungen. Pflege wird individuell geplant. Die Pflegestandards werden regelmäßig weiterentwickelt. Die Pflegepersonen können sich mit dem, was sie tun, identifizieren und ihren Möglichkeiten entsprechend verwirklichen.	In solch einer Atmosphäre können verschiedene Modelle entwickelt, erprobt und bewertet oder einzelne Pflegestandards gezielt auf ein bestimmtes Modell ausgerichtet werden.
Der Arbeitsablauf und die Organisation der Pflege sind größtenteils am Patienten orientiert. Die Pflegepersonen haben die Möglichkeit, ihre eigenen Vorstellungen in den Standards im Team und gegenüber den Ärzten einzubringen.	
Ein geordneter Arbeitsablauf und sichere Pflege sind gewährleistet. Die Pflegepersonen fühlen sich jedoch eingeengt und leiden unter dem einseitigen Körperbild der Pflege und unter der mangelnden Eigenständigkeit.	Veränderungen in der Organisation und in den Arbeitsbedingungen sowie die Förderung sozialer Kompetenz sind die elementaren Voraussetzungen, die geschaffen werden müssen. In dieser Situation stößt bereits die Information über die verschiedenen Pflegemodelle auf Unverständnis und führt allenfalls zur zusätzlichen Verunsicherung der Pflegepersonen.
Sicherheit für den Patienten kann in vielen Fällen nicht gewährleistet werden. Die Pflegepersonen fühlen sich häufig überfordert, das Stimmungsbild der Unzufriedenheit überwiegt.	
Unerträgliche Situation, Flucht aus dem Beruf, gefährliche Pflege	

sollten dann jeweils jene Modellaspekte berücksichtigt werden, die im Zusammenhang mit dem betreffenden Thema hilfreich sind. Bei all den Pflegethemen, für die bislang keine geeignete theoretische Erklärung existiert, müssen die Pflegepersonen selbst versuchen, eigene Theorien zu entwickeln.

4.3 Von der intuitiven zur geplanten Pflege

Das Selbstbild in der Krankenpflege ist noch stark geprägt durch das traditionelle Pflegeverständnis, in dem Herz und Intuition als wichtigste Voraussetzung für die Pflege angesehen wurden. Der medizinische Fortschritt zwang jedoch die Krankenpflege im Laufe dieses Jahrhunderts dazu, sich zumindest medizinisch-technische Fachkenntnisse anzueignen. Demzufolge liegt der Schwerpunkt in der Ausbildung und auch in der Praxis sehr stark auf dem medizinischen Bereich. Die Aneignung neuer medizinischer Kenntnisse ist fast ebenso selbstverständlich geworden wie die Akzeptanz und korrekte Durchführung neuer Behandlungspflegemethoden. Dagegen werden der gesamte psychosoziale Aufgabenbereich sowie einige Grundpflegemaßnahmen nach wie vor überwiegend intuitiv bewältigt oder an unreflektierten Erfahrungen ausgerichtet.

> Die verbreitete Annahme in der Krankenpflege, daß Erfahrung dem Denken grundsätzlich überlegen sei, ist ein Aspekt einer gewissen antiintellektuellen Einstellung, die sich auch in dem Widerstand gegen das Identifizieren, Testen und Validieren der Pflegepraxis innerhalb eines angemessenen theoretischen Rahmens zeigt (Schröck 1981, zitiert nach Drerup 1990).

Diese Haltung macht sich nicht nur bei den Bemühungen um ein wissenschaftlich fundiertes Pflegeverständnis bemerkbar, sie stellt überhaupt ein großes Hindernis bei allen Veränderungsversuchen dar. Die Forderung nach geplanter Pflege, nach einem systematischen Vorgehen steht in krassem Widerspruch zu diesem gewohnheitsmäßig intuitiven Handeln. Daher halte ich es für wichtig, auf diese Problematik gesondert einzugehen.

4.3.1 Der Vorgang der Bewertung

Neben der Intuition, die aus dem Unbewußten kommt, besitzt der Mensch die Fähigkeit, über seine Situation oder ein Problem nachzudenken, sich bewußt damit auseinanderzusetzen, eine Erklärung dafür zu suchen und ein Handlungskonzept zu entwickeln. Wenn er diese Fähigkeit nicht einsetzt, sondern auf ein Problem gänzlich intuitiv reagiert, dann kann er sich zwar auf das Problem einstellen (Selbstschutzmechanismen, Flucht), er entwickelt aber keine Fähigkeiten, dieses zu bewältigen. Man könnte auch sagen: wenn der Kopf zu wenig eingeschaltet wird und hauptsächlich dem Gefühl die Steuerung von Handlungen überlassen bleibt, findet kaum Weiterentwicklung statt. Vielmehr bewegt man sich ständig in ein und demselben Kreislauf, bei dem ein bestimmter Reiz automatisch eine bestimmte Reaktion auslöst und dadurch jedesmal der gleiche Mechanismus in Gang gesetzt wird. Allerdings ist es nicht weniger problematisch, wenn einzig dem Verstand die Bewertung und Lösung von Problemsituationen überlassen wird. Denn dadurch besteht die Gefahr, daß alles das, was nicht in logischen Zusammenhängen erfaßt und dargestellt werden kann, ausgeklammert wird. Damit reduziert man das menschliche Dasein auf den heutigen Kenntnisstand der Wissenschaften, und das heißt im wesentlichen auf die körperliche Ebene, auf die Materie, das Material und auf die Zahlen und Fakten, mit denen wir umgehen.

An dieser Stelle sollen die Begriffe *Einseitigkeit* und *Ganzheitlichkeit* näher betrachtet werden. Besonders eindrucksvoll lassen sie sich erläutern, wenn man sie auf die Funktionsweise des menschlichen Gehirns überträgt (vgl. Abb. 4.3).

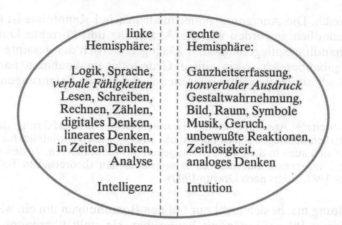

Abb. 4.3. Unterschiedliche Funktion der rechten und linken Gehirnhälfte hinsichtlich der geistigen Fähigkeiten des Menschen

Allgemein neigt man in unserem Kulturkreis dazu, die Leistungen des linken Gehirns bzw. die Intelligenz höher zu bewerten als die Intuition. Daher sind die Lehr- und Lernangebote in unserem Schulsystem von der ersten Klasse bis zum Hochschulabschluß sehr einseitig auf die Fähigkeiten der linken Gehirnhälfte ausgerichtet. Vom Zeitpunkt der Geburt an richten sich nahezu alle bewußten Erziehungs- und Sozialisationsmaßnahmen auf die linke Seite: das Kind lernt sprechen, ein Zeitgefühl entwickeln, zählen, schreiben usw., alles Dinge, die erlernt werden müssen. Diese in der frühesten Kindheit begonnene Prägung setzt sich im späteren Leben fort und spiegelt sich nahezu in allen Lebenssituationen. So haben z.B. Zahlen und Statistiken einen derart hohen Stellenwert, daß fast jede Argumentation, die zahlenmäßig nicht belegt werden kann, von vornherein nicht ernstgenommen wird.

> Wissenschaftliches Denken ist per Definition einseitig (linkshirnig) und steht somit im Gegensatz zur reinen Intuition (rechtes Gehirn). Deshalb kann mit wissenschaftlichen Methoden, Modellen, Theorien grundsätzlich keine ganzheitliche Pflege erklärt werden.

Der vorwiegend intuitiven Situationsbewältigung auf der Seite der Praktiker steht inzwischen häufig eine einseitige Wissenschaftsgläubigkeit auf der Theorieseite gegenüber. Aufgrund dieser Polarisierung versteht man sich immer weniger. Ein Zustand, der sich auf die heutige Situation in der Pflege mit Sicherheit nicht positiv auswirkt.

Die Einschätzung und Darstellung von komplexen Situationen im ganzheitlichen Sinne ist nahezu unmöglich, wenn nicht beide Gehirnhälften gleichermaßen einbezogen sind. Jene Pflegepersonen, die dazu neigen, zu sehr aus dem Gefühl heraus zu reagieren, müßten lernen, ihren Verstand stärker einzubringen, indem sie sich die jeweilige Situation und ihr Handeln bewußt machen und sich fragen, was das eine mit dem anderen zu tun hat. Diejenigen, die dazu neigen, Logik und Verstand überzubewerten und nur das zuzulassen, was belegt und erklärt werden kann, müßten lernen, ihre intuitive Seite wieder wahrzunehmen und mit dem Faktor Subjektivität als nicht meßbarer Größe umzugehen.

4.3.2 Beispiel für ganzheitliches Verhalten in der Pflege

Das nachfolgende Beispiel soll den Unterschied zwischen einer intuitiven, einseitigen Handlungsweise, wie sie im Pflegealltag häufig noch zu beobachten ist, und einer der Situation angemessenen Reaktion demonstrieren.

Herr Meßner, der Ehemann einer Patientin (s. Pflegestammblatt S. 166), äußert seinen Unmut über die Inkompetenz aller Pflegepersonen, die seine Frau betreuen:

> Jeder sagt etwas anderes. Offenbar weiß der eine nicht, was der andere tut. Überhaupt ist hinter allem, was hier abläuft, keinerlei Konzept zu erkennen. Niemand kann mir sagen, ob meine Frau irgendwann nochmal sprechen können wird oder gehen lernt oder ob sie sonst in irgendeiner Form wieder selbständig werden kann. Alle wieseln nur immer furchtbar beschäftigt auf der Station herum, aber keiner kümmert sich mal richtig um meine Frau ...

Intuitive Reaktion (spontan, ohne Überlegung = einseitig):

Reaktion **Schwester A:**	Mögliche Reaktion **Herr Meßner:**
(Gereizt:) Wenn Ihnen das zu wenig ist, was wir hier tun, dann sollten Sie sich bei der Verwaltung oder bei der Pflegedienstleitung beschweren. Schließlich haben wir ja auch nur zwei Hände, und Ihre Frau ist nicht unsere einzige Patientin.	Aufgebracht, fordernd:) Die anderen Patienten interessieren mich nicht. Ich verlange, daß man meine Frau so betreut, daß sie wieder auf die Beine kommt.
(Spitz, zynisch:) Vielleicht sollten Sie sich allmählich einmal damit abfinden, daß Ihre Frau nie mehr auf die Beine kommen wird, auch wenn wir uns noch soviel darum bemühen.	(Laut, empört, ablehnend:) Jetzt werden Sie aber unverschämt! Ich möchte sofort den Chefarzt sprechen! Schließlich hat man mir versprochen, daß hier in der Klinik einiges für meine Frau getan werden kann; sonst hätte ich sie doch gar nicht hierher bringen lassen.
(Aussichtslos: gibt auf, läßt Herrn Meßner stehen; oder: Angst vor noch mehr Ärger, versucht, ihn wieder zu beschwichtigen; oder: ...)	

Personen, die sich angegriffen und bedroht fühlen, reagieren oftmals spontan und unüberlegt, so als ob sie sich in einem Kampf mit einem Gegner befänden, der sie herausfordert (Reiz-Reaktions-Mechanismus). Sie versuchen, diesen Angriff abzuwehren, wobei ihnen folgende Verteidigungstaktiken zur Verfügung stehen:

- Ausweichen (Beschwichtigungsversuche, aus dem Weg gehen, Rückzug),
- Problemverlagerung (Schuld auf andere abwälzen),
- Gegenangriff (mit gleicher Münze heimzahlen, gewinnen wollen),
- Friedensangebot (sich geschlagen geben, Waffen strecken, unterordnen, Anpassung).

Fragt man sich, was die angeführte intuitive Reaktion bewirkt hat, so zeigt sich, daß Herr Meßner sich in seiner Haltung bestätigt fühlen muß. Zudem führt eine solche Reaktion dazu, daß ein gegenseitiges Feindbild aufgebaut wird, wodurch bei jeder Begegnung zwangsläufig wieder Streß auftritt. War zuvor vielleicht noch ein gewisses Vertrauensverhältnis vorhanden, so hat Schwester A durch dieses Gespräch wahrscheinlich den letzten Rest an Vertrauen zerstört.

Schwester A geht aus dieser Situation keineswegs als Gewinnerin hervor, vielmehr wird sie sich unverstanden fühlen, was sich bei ihr etwa so ausdrücken könnte:

> Das ist also die Anerkennung und der Dank den man bekommt! Dabei habe ich doch gerade gestern noch die Patientin mit einer Engelsgeduld gefüttert. Und wer hat vorgestern das Bett von Frau Meßner ständig frisch gemacht und die Patientin abgewaschen, als sie diesen Durchfall hatte? Nein, ich brauche mir diese Vorwürfe nun wirklich nicht bieten zu lassen!

Doch auch diese Art der Entlastung kann das Gefühl des Unbehagens nicht abbauen, es bleibt für alle Beteiligten eine äußerst unbefriedigende Situation.

Pflegepersonen, die sich häufig mit ähnlichen Alltagsreaktionen konfrontiert sehen, handeln also nicht zuletzt in ihrem eigenen Interesse, wenn sie versuchen, geeignetere Reaktionsweisen zu finden. Die Voraussetzung hierfür ist jedoch eine bewußte Auseinandersetzung mit Konflikten. Im hier geschilderten Fall heißt das, Schwester A müßte versuchen, die belastende Situation zu reflektieren, z. B.:

> Warum hat Herr Messner plötzlich derart reagiert? Warum kann er nicht erkennen (wahrhaben), wie es um seine Frau steht? Was könnte ihn denn konkret an unserem/an meinem Verhalten gestört haben? Welche Möglichkeit habe ich, doch noch einmal auf den Mann zuzugehen?

Solche Reflexionen können auch im Team oder mit Hilfe von Freunden oder, falls diese Möglichkeit besteht, in Balint-Gruppen bzw. in einer Supervisionsgruppe durchgeführt werden. Derartige Angebote müßten in den Pflegeeinrichtungen Vordringlichkeit haben, denn ohne eine geschulte Hilfestellung wird es nicht vielen Pflegepersonen gelingen, von der oben beschriebenen Verhaltenstendenz wegzukommen.

Im nachfolgenden zweiten Beispiel gehe ich von derselben Ausgangssituation aus. Schwester B ist nun diejenige, die die Vorwürfe und Aggression des Herrn Meßner abbekommt. Doch sie hat sich mit solchen Situationen vorher bereits auseinandergesetzt, indem sie u.a. Seminare zur Gesprächsführung, Konfliktbewältigung und ähnlichem besucht hat. Dies hat bei ihr so viel Interesse ausgelöst, daß sie seither stets um die Verbesserung ihrer Komunikationsfähigkeiten bemüht ist.

Schwester B hat gelernt, daß Aggressionen ein Ventil für unbewältigte Probleme sind. Sie nimmt daher die Anschuldigungen von Herrn Meßner auch nicht gleich persönlich und ist deshalb in der Lage, ruhig und sachlich zu bleiben.

Angemessene Reaktion
(Gefühl und Verstand stimmen überein = ganzheitlich):

Reaktion **Schwester B:**	Mögliche Reaktion **Herr Meßner:**
(Aufmerksam, zugewandt, normale Stimmlage:) Wenn ich Sie richtig verstehe, dann geht Ihnen das alles viel zu langsam voran mit Ihrer Frau?	(Immer noch aufgebracht:) Ja, sehen Sie denn irgendeinen Fortschritt? Meine Frau liegt noch genauso da wie vor 2 Wochen, als sie herkam.
Sie denken, Ihre Frau käme schneller wieder auf die Beine, wenn wir mehr an ihr tun bzw. mit ihr üben würden?	(Etwas ruhiger:) Natürlich denke ich das. Schließlich hat man mir versprochen, daß in dieser Klinik einiges für meine Frau getan werden könnte.
Ich weiß nicht, wer Ihnen was versprochen hat. Aber ich sehe hier ein grundsätzliches Problem und darüber sollten wir uns mal unterhalten.	Der Stationsarzt aus dem Krankenhaus X hat das versprochen. Ich hätte meine Frau sonst nämlich mit nach Hause genommen.
Sind Sie denn selber auch davon überzeugt, daß Ihre Frau wieder auf die Beine kommt, oder wie schätzen Sie persönlich die Situation ein?	(Zögerlich, nachdenklich:) Ich weiß nicht. Ich würde mir nichts sehnlicher wünschen. Gerade jetzt, wo wir Zeit füreinander gehabt hätten, weil ich pensioniert bin, muß das passieren. Ich kann es irgendwie nicht fassen, wenn ich sie so völlig teilnahmslos da liegen sehe.
Das kann ich gut verstehen! Der Zustand, in dem sich Ihre Frau befindet, gibt auch uns kaum Hoffnung auf Besserung. Wahrscheinlich haben wir auch deshalb nicht alle erdenklichen Hebel in Bewegung gesetzt, sondern hauptsächlich dafür gesorgt, daß sich ihr Zustand nicht noch mehr verschlechtert.	Meinen Sie denn wirklich, daß da gar nichts mehr kommen wird, daß sie nie mehr mit mir sprechen wird oder zumindest irgendwie im Rollstuhl sitzen und am Leben teilnehmen kann?

Schwer zu sagen! Gerade bei Schaganfallpatienten kann man manchmal auch Wunder erleben. Aber da Ihre Frau so gar nichts mitmacht und es ihr offensichtlich unangenehm ist, wenn wir überhaupt etwas mit ihr tun, wage ich das zu bezweifeln. Wenn wir versuchten, maximal zu aktivieren und zu mobilisieren, wäre das vor allem auch für ihre Frau eine Tortur. Man sollte sich fragen, ob sie das überhaupt will, ob man sie zwingen kann oder ob sie selber vielleicht lieber in Ruhe gelassen werden möchte.

Das ist wahrscheinlich für Sie ein ganz furchtbarer Gedanke?

Ich schlage vor, wir setzen uns mal in Ruhe zusammen und überlegen mit allen Beteiligten, was wir weiterhin tun können. Ich versuche, einen Termin zu finden, an dem auch meine Kollegen, der Krankengymnast und Dr. G. teilnehmen können, und würde Sie dann rechtzeitig informieren.

Ja aber, das hieße doch, daß sie noch einige Zeit so dahinvegetiert und dann irgendwann sterben wird.

Ich kann es einfach nicht akzeptieren, daß da nichts mehr zu machen sein soll. Solange sie noch lebt, gebe ich die Hoffnung nicht auf.

Ich wäre Ihnen dankbar, wenn das noch diese Woche sein könnte.

Schwester B greift das Problem des Herrn Meßner bewußt auf und spricht ihn offen darauf an. Wenn Herr Meßner durch die Art und Weise, wie die Schwester verbal und nonverbal reagiert (beides muß übereinstimmen), spürt, daß sie sich wirklich für sein Problem interessiert (und nicht nur aufgesetzt klug daherredet oder ihn lediglich beruhigen will), kann sich Vertrauen aufbauen. Er fühlt sich verstanden und hat die Möglichkeit, über seine Situation zu sprechen. Die Schwester erfährt während dieses Gesprächs, wie Herr Meßner die Situation einschätzt und was ihm zu schaffen macht. Sie kann vor diesem Hintergrund auch ihre Einschätzung der Situation nochmals überdenken. Die Beziehung zwischen Herrn Meßner und Schwester B hat sich durch dieses Gespräch eher verbessert. Man weiß mehr vom anderen und ist deshalb auch eher bereit, auf seine Vorstellungen einzugehen. Mit Sicherheit wird sich Schwester B nach diesem Gespräch besser fühlen als Schwester A, weil sie Herrn Meßners Problem nicht zu ihrem eigenen gemacht hat.

Allerdings können diese positiven Effekte nur dann eintreten, wenn **Gefühl** (echtes Interesse an der Situation des Herrn Meßners) und **Kopf** (Bewertung, Einschätzung, Kenntnisse u.a.) eine harmonische Einheit bilden. Wenn zu wenig oder sehr negative Gefühle mitschwingen, dann wirken solche Gesprächstaktiken mitunter lehrbuchhaft, aufgesetzt und unecht, was in der Regel vom Gegenüber auch so empfunden wird.

Obwohl Schwester B Herrn Meßners eigentliches Problem nicht lösen kann, weil er dieses Problem selbst lösen muß, wird es wahrscheinlich für ihn eine Hilfe und Erleichterung bedeuten, mit jemandem darüber zu sprechen. Es gibt viele Probleme, die Patienten oder Angehörige haben, welche nicht von außen bzw. durch andere gelöst werden. Mit dieser Tatsache müssen Pflegepersonen ohne Schuldgefühle oder schlechtes Gewissen umgehen lernen. Da jedoch jede Situation anders ist, muß die Pflegeperson die eigenen Möglichkeiten und Grenzen jeweils neu einschätzen.

Am besten wäre es natürlich, wenn man derartige Eskalationen von vornherein vermeiden könnte. Voraussetzung hierfür wäre, daß die Schwester *so früh wie möglich mit Herrn Meßner spricht.* Da Frau Meßner sich verbal nicht mitteilen kann, ist ihr Ehemann als Mittler und Bezugsperson besonders wichtig und sollte so weit wie möglich in die Pflege integriert werden. Eine weitere Voraussetzung für ein konstruktives Miteinander ist ein *gut durchdachtes und begründbares Pflegekonzept*, welches die Pflegepersonen in diesem Fall Herrn Meßner erläutern können.

4.3.3 Leitgedanke der Pflege

Ein *Leitgedanke* dient als Richtschnur für alle Aktivitäten einer Pflegeperson: ob bei der Erstellung eines Pflegestandards, eines individuellen Pflegeplans, bei der Durchführung einer Pflegemaßnahme oder im Umgang mit Patienten, Angehörigen, Ärzten, Kollegen und anderen. Wer eine bestimmte Vorstellung von dem, wie er was erreichen möchte, hat, wird sich bewußt und unbewußt an diese Vorgabe halten.

Die Macht der Gedanken ist hinlänglich bekannt. So gibt es zahlreiche Schilderungen von Selbstheilungen, selbst in medizinisch aussichtslosen Fällen, die hauptsächlich auf den Gesundungswillen der betreffenden Personen zurückzuführen sind.

Ebenso kennt jede Pflegeperson Patienten, die nicht an ihren körperlichen Gebrechen gestorben sind, sondern weil sie keine Kraft und keinen Willen mehr zum Leben hatten. „Wenn der Patient nicht mehr will, ist der Arzt mit seinem Latein am Ende."

Dies ist eine uralte Redensart, die immer noch Gültigkeit besitzt. Mit einem Unterschied jedoch: früher wurde das Nicht-mehr-Wollen des Patienten in der Regel akzeptiert, während man heute zumeist alle Hebel in Bewegung setzt, um ihn umzustimmen. Wenn ein Patient nicht mehr will, kann er gegen seinen Willen zwangsernährt werden, er kann gegen seinen Willen mobilisiert und seine Vitalwerte können künstlich aufrechterhalten werden. Ärzte, Pflegepersonen, Angehörige und die Gesetzgebung entscheiden in vielen Fällen, wann ein Mensch sterben darf. Die Philosophie, die heute als bewußter oder unbewußter Leitgedanke im Kopf vieler Ärzte und Pflegepersonen steckt, heißt: *maximale*

Erhaltung der Lebensdauer. Nichts soll unversucht bleiben, was medizinisch und pflegerisch möglich ist, um diesem Ziel zu dienen.

Nachfolgend stelle ich Ihnen 3 Gedanken vor. Für welchen würden Sie sich ganz spontan entscheiden? Falls Ihnen keiner der hier aufgeführten Gedanken richtig zusagt, dann sollten Sie dies als Gelegenheit nutzen, um Ihren eigenen herauszufinden und zu formulieren.

Pflegen heißt ...

... alles das für einen Patienten zu tun, was dieser selbst tun würde, hätte er die Kraft, das Wissen und den Willen dazu (Virginia Henderson).

... den Menschen/Patienten darin zu unterstützen, daß er die ihm mögliche Selbständigkeit und seine Selbstachtung in allen Lebenssituationen behält oder wiedergewinnt.

... dem Menschen/Patienten, der Hilfe bei der Vermeidung oder Bewältigung seiner Probleme sucht, im Rahmen meiner Möglichkeiten zu helfen.

5 Planung, Dokumentation und Leistungsnachweis von Pflege mit Hilfe von Pflegestandards

Trotz vielfältiger Bemühungen um die Integration von Pflegeplanung in die Praxis konnte das Experimentierstadium bisher nicht überwunden werden. Ursache für diesen Zustand sind nicht zuletzt die theoretischen Vorstellungen von der praktischen Gestaltung der Pflegeplanung und -dokumentation. Selbst die motivierteste und engagierteste Pflegeperson kann dem hier gestellten Anspruch auf Dauer nicht gerecht werden.

Pflegeplanung darf kein Selbstzweck sein! Sie ist nicht dazu da, der Schule, dem Gesetz oder der Pflegedienstleitung zu dienen. Man muß vielmehr davon ausgehen, daß die Instrumente Planung und Dokumentation erst in dem Augenblick benutzt werden, in dem die Pflegepersonen sie als tatsächliche Erleichterung erleben und durch sie mehr Befriedigung in ihrer Arbeit erfahren. Voraussetzung dafür sind Pflegestandards, die so aufbereitet sind, daß sie sich wie Bausteine zu einem individuellen Pflegekonzept zusammensetzen lassen. Jeder Standard stellt dabei einen Baustein dar, auf den weitere aufbauen können oder in den bereits andere integriert sind.

In diesem Kapitel wird ein Pflegeprozeßmodell vorgestellt, für das Pflegestandards die Grundlage bilden. Vor dem Hintergrund der heutigen Pflegesituation werden zunächst die einzelnen Bestandteile der Pflegeplanung reflektiert, um dann an zahlreichen Beispielen und Abbildungen erläutert zu werden. Zur Veranschaulichung sollen 2 Fälle dienen, die durch die einzelnen Planungsschritte verfolgt werden.

5.1 Der Pflegeprozeß

Im Unterschied zu einem Pflegemodell, welches das Wesen von Pflege erklären will, versteht man unter dem Pflegeprozeß die Darstellung der Schritte, die Pflege als geplantes Handeln kennzeichnen (Abb. 5.1).

Die **Qualität der Pflege,** ob geplant oder intuitiv durchgeführt, ist vom **Wissen,** von den **Erfahrungen,** vom **Verständnis** und somit von den **Standards der Pflegepersonen** abhängig. Diese 4 Faktoren bilden den aktuellen Kenntnisstand, d. h. den geistigen und praktischen Hintergund für geplante Pflege.

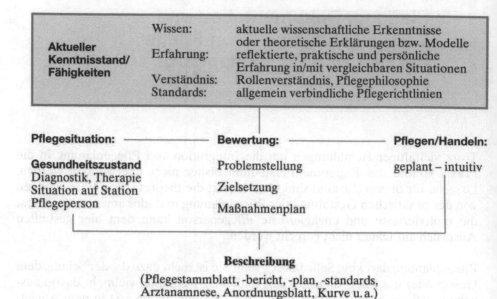

Aktueller Kenntnisstand/ Fähigkeiten	Wissen:	aktuelle wissenschaftliche Erkenntnisse oder theoretische Erklärungen bzw. Modelle
	Erfahrung:	reflektierte, praktische und persönliche Erfahrung in/mit vergleichbaren Situationen
	Verständnis:	Rollenverständnis, Pflegephilosophie
	Standards:	allgemein verbindliche Pflegerichtlinien

Pflegesituation: ———————— Bewertung: ———————— Pflegen/Handeln:

Gesundheitszustand   Problemstellung   geplant – intuitiv
Diagnostik, Therapie
Situation auf Station   Zielsetzung
Pflegeperson   Maßnahmenplan

Beschreibung
(Pflegestammblatt, -bericht, -plan, -standards,
Arztanamnese, Anordnungsblatt, Kurve u. a.)

Abb. 5.1. Die Schritte im Pflegeprozeß

5.2 Pflegesituation: Faktoren, die die Pflege beeinflussen

Eine Pflegeplanung, die in die Praxis umsetzbar sein soll, kann nicht isoliert von der Person des Patienten ausgehen, sondern muß die gesamte Situation, in der diese Pflege stattfindet, bereits von vornherein berücksichtigen. Wenn jedoch der Patient als eigentlicher Auftraggeber der Pflegeperson angesehen wird (s. 3.5), müssen seine Probleme und Bedürfnisse an erster Stelle, vor denen der Ärzte, der Station und der Pflegeperson stehen. Betrachtet man die Realität, dann ist allerdings diese Anschauungsweise und die damit verbundene patient-orientierte, geplante Pflege nur eine Wunschvorstellung. Die Gewichtung ist nämlich derzeit eher umgekehrt: zuerst kommen die Diagnostik und Therapie, dann die Belange der Station, dann die Bedürfnisse der Pflegeperson und zu allerletzt der Patient. Aus diesem Grund werde ich meine Überlegungen zu den einzelnen Faktoren, die die Pflegesituation bestimmen, auch in dieser – realen – Reihenfolge darlegen.

5.2.1 Diagnostik- und Therapieprogramm

Forschung und Technik haben in den vergangenen Jahren insbesondere zur Expansion der diagnostischen Möglichkeiten in der Medizin geführt. Da jede neue Untersuchungsmethode entweder ein frühzeitigeres Erkennen oder eine differenziertere Bewertung körperlicher Störungen verspricht, will natürlich keine Klinik auf diese neuen Erkenntnisse verzichten. Doch sind fast alle modernen Diagnoseverfahren an Materialien oder Geräte geknüpft, die nicht nur angeschafft, unterhalten und bedient werden müssen, sondern sich auch amortisieren sollen. Folglich schafft jede Erweiterung der diagnostischen Möglichkeiten auch Patienten, die in ihren Genuß kommen.

Damit der Patient nicht täglich anreisen muß, Termine besser koordiniert werden können oder weil je nach Art des Eingriffs die Risiken zu hoch sind, um eine Maßnahme ambulant durchzuführen, bringt die Diagnostik für immer mehr Patienten einen stationären Aufenthalt mit sich. Je nach Klinik stellen die diagnostischen Verfahren heute den größten Arbeitsfaktor dar, wovon insbesondere die Pflege betroffen ist. Denn es gehört in den allermeisten Häusern zum Standard, daß nicht nur Formblätter und Materialien gerichtet werden müssen, sondern daß die angeordneten Untersuchungen von den Pflegepersonen auch angemeldet werden. Zudem muß der Patient auf die Maßnahme vorbereitet, evtl. auch zur Funktionsabteilung begleitet und von dort wieder abgeholt werden. Je nach den möglichen Komplikationen ist eine mehr oder weniger aufwendige Nachbetreuung erforderlich. Somit klingelt in der Zeit von 8 bis 12 Uhr das Telefon im Stationszimmer meist pausenlos: „Herr E. bitte zur Endoskopie", „Frau A. zum Sono", „Herr F. kann in der Röntgenabteilung abgeholt werden" usw.

In Häusern, die keinen Patiententransportdienst haben, sind gerade am Vormittag die Pflegepersonen ständig mit ihren Patienten unterwegs. Auf Station kann währenddessen nur das Nötigste erledigt werden. Es gibt Kliniken oder Stationen, in denen die Patienten immer noch nachts gewaschen werden, weil die Pflegepersonen wegen der vielen diagnostischen und therapeutischen Aktivitäten tagsüber keine Zeit dazu finden.

Diagnostik- und Therapieprogramme bestimmen heute den Tagesablauf auf den meisten Stationen. Da abzusehen ist, daß in Zukunft eher mehr als weniger Untersuchungen und Eingriffe vorgenommen werden, muß sich die Pflege entweder abgrenzen oder ebenfalls expandieren. Im Zusammenhang mit der Erstellung von Pflegestandards könnten die Pflegepersonen die Gelegenheit nutzten, dieser Entwicklung entgegenzutreten, indem sie eindeutige Grenzen ziehen.

Am Standard ERCP (s. Abb. 5.2) soll ein erster konkreter Schritt in diese Richtung demonstriert werden. Die endoskopisch retrograde Cholangiopankreatikographie (ERCP) ist nur eine Untersuchung von vielen, die auf manchen Stationen täglich anberaumt werden. Laut Standard übernimmt die Pflege die Terminvereinbarung und die damit verbundenen Aktivitäten. Da jedoch selten nur diese eine Untersuchung angemeldet wird, sondern häufig verschiedene Termine koordiniert werden müssen, ist der zeitliche Aufwand mitunter enorm. Hinzu kommt, daß die Telefone ständig besetzt sind, weil sich nach den Visiten bis 15 Uhr (reguläre Dienstzeit in dieser Funktionsabteilung) alle Stationen (Pflegepersonen) um Termine bemühen. Wie mir von einigen Pflegepersonen berichtet wurde, ist das Anmelden oft nicht damit erledigt, daß man telefonisch

ERCP	Klinik Station 02/94	ERC und ERCP	Stösser Standard
		(Endoskopisch retrograde Cholangio-Pankreatikographie)	

ERC = Röntgenologische Darstellung der Gallengänge mittels jodhaltigem Kontrastmittel.
ERCP = Röntgenologische Darstellung der Gallengänge und des Ductus pancreaticus mittels jodhaltigem Kontrastmittel. Das Kontrastmittel wird über das Endoskop (Duodenoskopie) in die darzustellenden Gänge eingebracht. Die Maßnahme kann auch therapeutisch zur Steinextraktion genutzt werden. Die akute Pankreatitis und Cholangitis stellen eine Kontraindikation dar. Eine Ausnahme bildet eine Entzündung dieser Organe, die aufgrund einer Verlegung durch ein Konkrement besteht.

1. Anmeldung/Information:
- Untersuchung so früh wie möglich telefonisch in der Endoskopieabteilung (Tel.:...) anmelden (Mo.–Fr. 7^{00}–15^{00} Uhr). Bei der Anmeldung sind folgende Informationen mitzuteilen: Name und Geburtsdatum des Patienten, das Vorliegen einer Infektionserkrankung und/oder eines Diabetes mellitus.
- Termin in der Kurve und auf der Plantafel vermerken.
- Patienten über den Untersuchungstermin informieren. Patienten darauf hinweisen, daß er ab dem Vorabend nüchtern bleiben muß. Auf das Aufklärungsgespräch mit dem Arzt hinweisen, ggf. auf Fragen und Ängste eingehen.
- Aufklärung durch den Arzt: entsprechender Aufklärungsbogen und Anforderungsschein müssen am Vortag ausgefüllt und unterschrieben vorliegen!

2. Vorbereitung:
Bei Papillotomie 2 Ery-Konserven in der Blutzentrale bereitstellen lassen, ggf. vorher Eigenblutabnahme.
Am Morgen: Patient nüchtern lassen, Darm- und Blasenentleerung ermöglichen, je nach Anordnung Klysma verabreichen
Nach Abruf: Patient im Bett zur Endoskopie bringen, Hausschuhe mitnehmen
Folgende Unterlagen mitgeben:
Röntgenbilder und ggf. CT-Bilder, Kurve mit aktuellen Gerinnungswerten, Anforderungsschein und Einverständniserklärung.

3. Nachbetreuung:
- Wegen der Rachenanästhesie darf der Patient 2 Stunden nichts essen und trinken (Aspirationsgefahr).
- Nach Papillotomie muß der Patient je nach ärztlicher Anordnung nüchtern bleiben.
- *Vitalzeichen:* bis 3 Stunden nach Untersuchung halbstündlich RR- und Pulskontrolle, darüber hinaus je nach Situation oder Anordnung. Klingel in Reichweite bereitlegen.
- Bei Schmerzen nach der Untersuchung: Temperatur kontrollieren, Arzt informieren, Patienten nüchtern lassen, weitere Maßnahmen nach Anordnung.

Hinweis: Mögliche Komplikationen: Aspiration, Blutung (nach Papillotomie), Pankreatitis, Cholangitis

PPR-Zuordnung: (invasive Maßnahmen)
S2 (Nachbetreuung)

Änderungsangaben:

Anmeldung/Information:
zu 1. Der Arzt meldet die Untersuchung in der Endoskopieabteilung an und füllt den Anforderungsschein aus (Mo.–Fr. 7^{00}–15^{00} Uhr).

Abb. 5.2. Korrekturvorlage zum Standard-ERCP, mit Änderungsangaben

durchgibt: „Ich möchte Fr. X für morgen zur ERCP anmelden!" Womöglich ist erst ein Termin in drei Tagen frei. An diesem Tag hat Fr. X. allerdings den bereits vor einer Woche angemeldeten Termin zum CT. Weil die Patientin langsam ungeduldig wird und nach Hause möchte, setzt die Schwester ihre ganze Überzeugungskraft ein, um die Stimme am anderen Ende der Leitung von der Dringlichkeit der Lage zu überzeugen und so doch noch einen früheren Termin zu bekommen. Auf diese Weise verbringt manch eine Pflegeperson die Zeit von 12 bis 15 Uhr vorwiegend damit, Termine für die verschiedensten Untersuchungen auszuhandeln. Wenn sie Pech hat, erfährt sie schließlich am nächsten Tag, daß die Patientin entlassen wurde, weil man ein Bett gebraucht hat. Plötzlich war die Untersuchung dann wohl doch nicht so wichtig.

Auffällig ist, daß in Kliniken, in denen die Ärzte die Terminanmeldungen selbst vornehmen, weniger Untersuchungen angeordnet werden und die Patienten weniger lange warten müssen. Im Hinblick auf die Zukunft spricht somit alles dafür, diese Aufgabe an den ärztlichen Dienst abzugeben. Wenn sich der Pflegedienst in einer Klinik in diesem Punkt einig ist, wird sich solch einem Ansinnen wohl kaum jemand in den Weg stellen. Denn in einigen Häusern gibt es heute nur noch die Alternative zwischen *Betten schließen oder Arbeit abbauen.* Die Ärzte und die Klinikleitung müssen wählen, was ihnen lieber ist.

5.2.2 Situation auf der Station

Nach meiner Einschätzung werden heute ca. 70% der Zeit und Energie, die die Pflegepersonen zur Verfügung stellen, für den pflegetechnischen Aufgabenbereich eingesetzt, während die restlichen 30% für Organisation (inkl. Administration) und Koordinierung verwandt werden. Welches Gewicht die Diagnostik und Therapie dabei einnehmen, wurde bereits ausgeführt. In einigen Fällen reicht die Arbeitsleistung, die die Pflegepersonen erbringen, nicht mehr aus; sie müßten eigentlich 120% leisten, wenn sie die anfallende Arbeit bewältigen wollten. In solchen Situationen gibt es ebenfalls nur die Wahl zwischen Arbeit abbauen (abgeben bzw. Betten schließen) oder zusätzliches Personal einstellen. In jedem Fall sollte jedoch die Effizienz der Arbeit (Pflege) überprüft werden. Denn es ist schließlich auch möglich, daß von den 100% Leistung, die erbracht werden (Input), nur 50% als effektiv betrachtet werden können (Output). Bei einem derart schlechten Wirkungsgrad müßte man zunächst feststellen, wo die restlichen 50% vergeudet wurden (Reibungsverlust). Nach meiner Erfahrung leisten Pflegepersonen oft unnötige oder selbst erzeugte Arbeit.

Es ist nicht zu wenig Zeit, die wir haben, es ist zu viel Zeit, die wir nicht sinnvoll nutzen.   (Seneca)

Bei vielen Stationen müßte sich zunächst Grundlegendes in der Organisationsstruktur ändern, bevor an die Einführung von Pflegeplanung gedacht werden kann.

FD	Klinik Station 04/94	Frühdienst: von ___ Uhr bis ___ Uhr incl. ___ min Pause = Stunden/FD	Stösser Standard

Übergabe: (15 min) = mündlicher Nachtwachenbericht über alle Besonderheiten, ergänzend zur schriftlichen Dokumentation

Arbeitseinteilung: Gemeinsame Zuständigkeit für Patienten und für Außenarbeiten besprechen und an der Plantafel kennzeichnen

1. Geplante und situationsbezogene Aufgaben der Pflege, die den Patienten betreffen:

- Hilfe bei der Körperpflege, Ganzkörperpflege, prophylaktische Maßnahmen (s. *Pflegepläne und/oder Situation*)
- Ausführung **zeitgebundener Maßnahmen:** *Überwachung / Kontrollen / Medikation / Lagerung u. a. m.*
- Betten richten, ggf. Zimmer aufräumen, lüften, Bettplatz und Tisch säubern: *bei Patienten, die frühstücken, vor dem Frühstück*
- **(7.30–8.30) Frühstück** und Medikamente austeilen: je nach Bedarf Hilfe bei der Nahrungs- und Medikamenteneinnahme
- Vorbereitung auf Operation oder sonstige **medizinische Eingriffe**: je nach Anordnung und Zeitvorgabe
- Behandlungspflegemaßnahmen (s. *Anordnungen*) ggf. ärztliche Assistenz – **Visite** – (*meist in der Zeit zwischen 10 und 12 Uhr*)
- Begleitung von Patienten zu Maßnahmen außerhalb der Station: *OP, Röntgen, Therapien u. a. m.*
- Tätigkeiten im Zusammenhang mit der Aufnahme, Entlassung und Verlegung von Patienten
- **(12.00–13.00) Mittagessen** / Medikamente austeilen. Bei Bedarf: Hilfe bei der Nahrungs- und Medikamenteneinnahme
- Kurvenführung, Protokollierung und Pflegedokumentation

2. Regelmäßige Außenarbeiten im Frühdienst (Zuständigkeit wird bei Dienstbeginn festgelegt)

L	Labordienst:	Untersuchungsmaterialien und Begleitscheine (bis 10 Uhr) ins Labor bringen
T	Telefondienst:	übernimmt das transportable Telefon und vermittelt die Anrufe
O	Ordnungsdienste:	Arbeitsraum rein (R), Arbeitsraum unrein (U), Stationsküche (K) (pro Dienstzeit durchzuführende Maßnahmen s. Ordnungspläne in den jeweiligen Räumen)

Hinweis:
- Die aktuellen Bedürfnisse bzw. Probleme der Patienten haben Vorrang vor den geplanten Maßnahmen und dem Stationsablauf (z. B. Hilfe bei der Ausscheidung, bei Lageveränderung, Schmerzen, Übelkeit u. a. m.)
- Alle Maßnahmen, für die keine festen Zeiten vorgegeben sind, können je nach Situation oder Arbeitseinteilung in der Reihenfolge variabel gehandhabt werden. **Hinweis Spätdienst beachten!!**
- Kurvenführung, Protokollierung und Pflegedokumentation sind von der in der Dienstzeit für den Patienten zuständigen Bezugsperson vorzunehmen. Diese ist für Korrektheit aller Eintragungen verantwortlich. (s. Standard „Bezug")

Abb. 5.3. Strukturstandard Frühdienst

SD	Spätdienst: von Uhr bis Uhr	Stösser Standard
Klin·k Station 04/94	incl. min Pause = Stunden/SD	

Übergabe: (ca. 20 min Patienten) = mündlicher Bericht über alle Besonderheiten, ergänzend zur schriftlichen Dokumentation
Es berichtet jeweils die Pflegeperson, die den Patienten im Frühdienst betreut hat.
(ca. 10 min Station) = Besprechung stationsinterner (organisatorischer und/oder personeller) Besonderheiten u.a.m.

Arbeitseinteilung: Gemeinsame Zuständigkeit für Patienten und für Außenarbeiten besprechen und an der Plantafel kennzeichnen

1. Geplante und situationsbezogene Aufgaben der Pflege, die den Patienten betreffen:

- Ausführung zeitgebundener und geplanter Maßnahmen: *Überwachung / Kontrollen / Medikation / Lagerung / Mobilisation u.a.m.*
- Begleitung von Patienten (abholen oder hinbringen): *Aufwachraum, OP, Röntgen, Therapien u.a.m.*
- Kaffee/Tee und Zwischenmahlzeiten anbieten: Patienten, die aufstehen, können sich selbst bedienen (Stationsküche)
- *Kurvenvisite und Problembesprechung mit dem Arzt, bei Bedarf auch zusammen mit Patient oder Angehörigen*
- Visite ausarbeiten: Vorbereitung von Untersuchungen oder Operationen, orale Medikamente für den nächsten Tag richten
- Spezielle grundpflegerische Maßnahmen (z. B. Haare waschen, Nagelpflege, Reinigungs- und Heilbäder)
- ggf. Anleitung von Patienten und Angehörigen oder individuelle Problembesprechung und Pflegeplanung
- Tätigkeiten im Zusammenhang mit der Aufnahme, Entlassung und Verlegung von Patienten
- Je nach Bedarf: Betten richten evtl. beziehen, Hilfe bei der Körperpflege, alle übrigen Maßnahmen nach Plan oder Erfordernis
- **(18.00–19.00) Abendessen/Medikamente austeilen:** Bei Bedarf Hilfe bei der Nahrungs- und Medikamenteneinnahme
- Kurvenführung, Protokollierung und Pflegedokumentation

2. Außenarbeiten im Spätdienst (Zuständigkeit wird bei Dienstbeginn festgelegt)

T	Telefondienst:	übernimmt das transportable Telefon (wenn niemand im Stationszimmer ist) und leitet die Anrufe weiter
O	Ordnungsdienst	Arbeitsräume und Küche (täglich, s. Plan)
B	Bestellungen:	Apotheke, Stationsbedarf, Pflegeartikel, Sterilgut u.a.m. (wochentagsabhängig, s. Plan)
M	Materialien:	Einräumen und einsortieren von angelieferten Materialien (wochentagsabhängig, s. Plan)
G	Gerätewartung:	Wartung von Geräten, Desinfektion und Reinigung von Pflegehilfsmittel (wochentagsabhängig, s. Plan)

Hinweis: • Die Schichtleitung ist für die Arbeitseinteilung und für deren Einhaltung zuständig. Ihr obliegt es demnach, für einen geordneten Stationsablauf zu sorgen.
• Jede examinierte Pflegekraft verantwortet die Pflege der ihr zugeteilten Patienten. Schüler und Hilfskräfte sind je einer examinierten Pflegekraft zuzuteilen. Darüber hinaus gelten alle im Hinweis Frühdienst aufgeführten Punkte.

Abb. 5.4. Strukturstandard Spätdienst

Aber auch dort, wo die Voraussetzungen für eine patientorientierte Pflege grundsätzlich gegeben sind, muß die jeweilige Situation auf der Station bei der Erstellung eines individuellen Pflegeplans berücksichtigt werden. Denn es is ein Unterschied, ob auf einer Station, bei gleicher personeller Besetzung, zwei vier, sechs, acht oder sogar zehn pflegeintensive Patienten (Stufe 3) liegen.

Die Standards Frühdienst **(FD)** und Spätdienst **(SD)** stellen den groben Rahmen für eine patientorientierte Stationsorganisation vor (Abb. 5.3 und 5.4). Diese Art von Richtlinien gehören in die Kategorie der Strukturstandards, da sie sich auf die Arbeitsorganisation einer Station und nicht auf konkrete Pfle getätigkeiten beziehen.

5.2.3 Fähigkeiten der Pflegeperson

Ein Pflegeplan ist in erster Linie das Produkt der Fähigkeiten seines Planers Ähnlich wie ein Patient Glück haben kann, wenn er auf einen Stationsarzt trifft der Erfahrung mit seinem Krankheitsbild hat und daher weiß, welche Maß nahmen sinnvoll sind, kann er ebenfalls Glück haben und eine fähige Pflege person vorfinden, die sich in seine Probleme einfühlen kann. Denn wie bereits verschiedentlich ausgeführt, differieren besonders im Umgang mit den psycho sozialen Problemen die Fähigkeiten der Pflegepersonen. Aus diesem Grunde wäre es wünschenswert, wenn die Pflegepläne jeweils im Team erstellt würden Doch daran ist aus Zeitgründen momentan kaum zu denken.

Zu diesen unterschiedlichen Fähigkeiten der Pflegepersonen gesellen sich unklare und überzogene Vorstellungen über Art und Umfang einer Pflege planung. Dies führt häufig dazu, daß Pflegepersonen ein schlechtes Gewissen haben, weil sie nicht wissen, wie sie alle Bedürnisse eines Patienten planerisch und real zufriedenstellen können. Von Pflegepersonen, die sich in einer Situation befinden, in der sie selbst dringend Hilfe brauchen, um in diesem Beruf überleben zu können, kann man nicht erwarten, daß sie ideale Bedingungen für jeden einzelnen Patienten schaffen.

Aber was heißt schon ideal oder optimal? Reicht es nicht, wenn man auf der sicheren Seite steht, d.h. den gesetzlichen Auflagen genügt? Der Gesetzgeber gibt sich mit „sicherer Pflege" durchaus zufrieden, doch deckt sich dieser Anspruch auch mit der ursprünglichen Motivation, aus der heraus die meisten Pflegepersonen diesen Beruf gewählt haben und immer noch wählen?

Anstatt den Anspruch immer höher zu schrauben und sich dadurch immer weiter von der Realität zu entfernen, werden praktikable Konzepte und Einschätzungshilfen benötigt, die darauf abzielen, zwischen den beiden Polen „Anspruch" und „Wirklichkeit" eine Balance herzustellen.

In diesem Zusammenhang muß nochmals auf die Bedeutung von Pflegestandards und insbesondere von Standardpflegeplänen hingewiesen werden. Denn ohne diese gemeinsamen Orientierungsgrundlagen lassen sich die unterschiedlichen Vorstellungen kaum auf einen gemeinsamen Nenner bringen.

5.2.4 Gesundheitszustand des Patienten

Wann ist ein Mensch gesund?

Man kann sich subjektiv krank fühlen, aber objektiv gesund sein. Patienten, bei denen trotz Ausschöpfung aller diagnostischen Möglichkeiten keine Ursache für die vorliegenden Beschwerden gefunden wird, geraten leicht in Verruf, was hinter vorgehaltener Hand in Betitelungen wie „Psychomaus", „Psychosomatiker" , „Spinner" o. ä. zum Ausdruck kommt. Auch dabei zeigt sich, welche Rolle Diagnosedaten und Meßergebnisse gegenüber dem gefühlsmäßigen Erleben spielen.

In seinem Buch *Die subjektive Krankheit* schreibt Schmidbauer (1986) folgendes:

> Jede Erkrankung, vom banalen Schnupfen bis zum tödlichen Herzinfarkt, wird durch die geheimnisvolle Macht des Subjekts mitbestimmt. Aber sein Zugang und sein Einfluß sind nicht rational kontrollierbar, objektiv meßbar.
> Moralisierende, in Leistungszusammenhänge eingebettete „Übersetzungen" der Krankheit in eine lexikalisch geordnete Organsprache führen zu einer Selbst-Kolonialisierung der Subjekte, die in der Formel mündet: „Ich weiß schon, es ist psychosomatisch."

Die wohl bekannteste **Definition** von Gesundheit ist die der **WHO: Gesundheit = Zustand vollkommenen körperlichen, geistigen und sozialen Wohlbefindens.**
Subjektiver kann dieser Begriff kaum definiert werden, deshalb stören sich auch viele daran. Hier wird Gesundheit als Idealzustand dargestellt, der bestenfalls punktuell, für Minuten oder Stunden, im Leben eines Menschen erreicht wird. Aus dieser Begriffsdefinition ergibt sich strenggenommen die Folgerung, daß jeder Zustand von körperlichem, geistigem und sozialem Unwohlbefinden als Krankheit bezeichnet werden müßte. Dies ist jedoch im täglichen Leben nicht üblich. Im allgemeinen Sprachgebrauch beziehen sich die Begriffe Gesundheit und Krankheit in der Regel auf Organe und Körperteile und nicht auf eine Zustandsform des Menschen.

Wer gesund und wer krank ist, läßt sich in bezug auf die Organfunktionen einigermaßen sicher feststellen. Beispielsweise kann man den Grad von Schwerhörigkeit oder die Sehfähigkeit zuverlässig bewerten und in Zahlen bzw. in Prozent ausdrücken.
Um sich von dieser körperbezogenen Gesundheitssicht zu lösen, müßte man zunächst den Begriff der Gesundheit auf ein realistisches, im menschlichen Leben erreichbares Maß reduzieren.

Liliane Juchli hat in ihrem Lehrbuch *Krankenpflege* (1991) einige interessante Betrachtungen hierzu angestellt. Besonders interessant erscheint mir folgender Definitionsvorschlag: **Gesundheit ist die Kraft, mit der Realität zu leben.**

Mit dieser Deutung wird Gesundheit als Ausdruck menschlichen Reifens gese
hen.

Der Mensch lebt nicht, um zu essen, zu schlafen, zu atmen oder zu kommuni
zieren, sondern alle seine Aktivitäten dienen dazu, dieses Leben (Realität) zu
leben.

Fehlt ihm die Kraft, mit der Realität zu leben, sei es, weil er keine Freude
mehr empfinden kann, keinen Sinn im Leben sieht oder weil einzelne Körper
funktionen gestört sind, dann ist er krank. Allerdings läßt sich der Punkt, wo
Gesundheit aufhört und Krankheit anfängt auch bei dieser Begriffsbestimmung
nicht genau festlegen (Abb. 5.5).

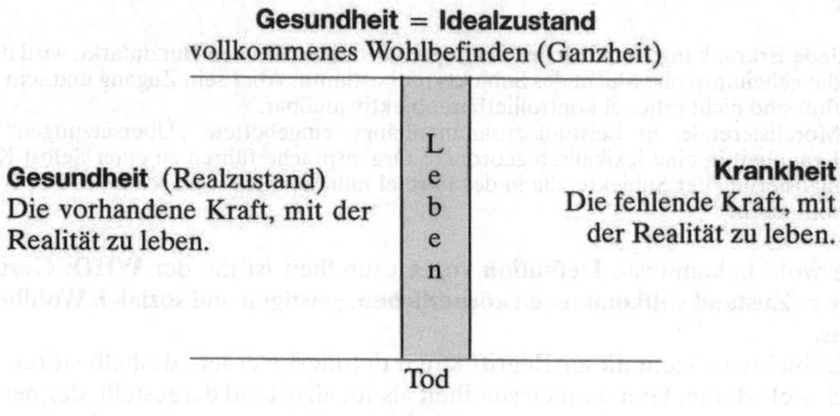

Gesundheit = Idealzustand
vollkommenes Wohlbefinden (Ganzheit)

	L	
Gesundheit (Realzustand)	e	**Krankheit**
Die vorhandene Kraft, mit der	b	Die fehlende Kraft, mit
Realität zu leben.	e	der Realität zu leben.
	n	

Tod

Abb. 5.5. Gesundheit als Ideal- und Realzustand

Der Mensch befindet sich demnach in einem Kontinuum wechselnder Ge
sundheits- oder Krankheitszustände, das vom Idealzustand bis zum Tod
reicht.

Wenn ich im folgenden den Begriff Gesundheitszustand verwende, dann ist
damit der Realzustand bzw. Ist-Zustand gemeint. Dieser kann mehr oder weni
ger stark vom Idealzustand abweichen. Je mehr Kraft (Energie) vorhanden ist,
desto stärker und gesünder ist jemand, bzw. je weniger Kraft er hat, um so
schwächer und kränker fühlt er sich. Solange er noch über einen Rest an Kraft
verfügt, verbleibt ihm auch noch ein Rest an Gesundheit. Alle Krankheitszei
chen sind demnach Zeichen mangelnder Gesundheit. Diese fließen ebenso wie
die gesamte Lebenssitution eines Menschen in das Erscheinungsbild seines
Gesundheitszustandes mit ein.

5.3 Einschätzung/Bewertung der Situation des Patienten

Die Einschätzung ist ein gedanklicher Vorgang, der sozusagen das Orientierungsraster des Menschen in seiner Umwelt darstellt. Dabei wird die entsprechende Situation jeweils vor dem Hintergrund der eigenen Erfahrungen, Kenntnisse und Wertvorstellungen bewertet. Objektiv kann eine Einschätzung nur dann sein, wenn unmißverständliche, klar definierte Ordnungskriterien vorhanden sind. So kann beispielsweise anhand von Meßwerten festgestellt werden, ob ein Patient Fieber hat oder nicht. Dagegen läßt sich der psychische Zustand eines Patienten nur subjektiv bewerten. Je komplexer eine Situation und je weniger Kriterien vorhanden sind, desto größer ist die Gefahr von Fehleinschätzungen. Solange jeder nach Gutdünken an eine Situation herangehen kann und seine Einschätzung nicht dokumentieren muß, bleiben etwaige Fehleinschätzungen zumeist verborgen. In dem Moment jedoch, in dem die Pflegepersonen ihr Denken und Handeln schriftlich darstellen müssen, werden zwangsläufig auch Unsicherheiten und Ängste zutage gefördert.

5.3.1 Bewertungsmaßstäbe

Wichtig ist zu bedenken, daß alle Menschen gemeinsame Bedürfnisse haben, doch ebenso wichtig ist die Erkenntnis, daß alle diese Bedürfnisse auf unendlich verschiedene Art und Weise befriedigt werden können. Das bedeutet: eine Schwester – wie klug sie auch immer sein mag und wieviel Mühe sie sich auch geben mag – kann niemals alles erfühlen und deuten, was eine andere Person zu ihrem Wohlbefinden benötigt!   (Virginia Henderson)

Um subjektive und komplexe Situationen halbwegs sicher einschätzen zu können, benötigt man vergleichbare Maßstäbe, an denen sich alle Beteiligten orientieren können. Das ATL-Modell sollte diesen Zweck erfüllen, doch sind solche Orientierungsraster wegen ihrer linearen Struktur ungeeignet; denn Subjektives ist ja gerade deshalb subjektiv, weil es nicht mit den üblichen linearen Erhebungsmethoden objektiviert werden kann. Hilfreicher und einfacher wären hingegen situations- oder problembezogene Standardpflegepläne, die sich wie Bausteine zu individuellen Pflegekonzepten zusammensetzen lassen. Da in jedem Standard die Maßstäbe und Prioritäten für die Pflege bereits vorgegeben sind, können diese auch als Kriterien für die Einschätzung herangezogen werden. An den Beispielen „Anton" und „Meßner", soll dies später konkret demonstriert werden.

Wie bereits erwähnt, beinhalten Standards jedoch keine individuellen, sondern generelle Kriterien, die vor dem Hintergrund einer konkreten Pflegesituation der jeweiligen Bewertung durch die Pflegeperson bedürfen. Ob die im Standard vorgegebenen Prioritäten und Maßnahmen bei der Problemkonstellation eines bestimmten Patienten tatsächlich sinnvoll sind, kann nur die Pflegeperson beurteilen, die die Zusammenhänge sieht.

Aus diesem Grunde wird man auch nicht einfach per Problemeingabe mit
tels Computerprogramm einen individuellen Pflegeplan erstellen können. Da›
Computerhirn kann die Gefühlskomponente nicht bewerten, es kann dahe›
auch keine komplexen Zusammenhänge erkennen, sondern bestenfalls zu de›
eingegebenen Problemen die einprogrammierten Ziele und Maßnahme›
zusammenstellen. Auf die geistigen Fähigkeiten des Menschen/der Pflegeper
son wird man bei der Situationseinschätzung nicht verzichten können. Aller
dings kann das Bewertungsresultat ohne die Unterstützung durch EDV un‹
Standards schlecht geordnet und als Konzept dargestellt werden.

Beispiel für eine Situationsbewertung durch die Pflegeperson

Übergabebericht von Sr. Inge (FD) an Sr. Beate (SD)

Neuaufnahme in Zimmer 12: Herr Anton, 45 Jahre, verheiratet, 3 Kinder, Unternehme›
mit eigenem Betrieb, wurde mit einem blutenden Ulcus ventriculi eingewiesen.
    Die Blutung steht derzeit. Gastroskopie ist gelaufen, mit einer Operation möchte›
die Ärzte noch warten. Herr Anton hat eine Magensonde, eine Infusion mit Schmerz
mittel; Bettruhe und Nahrungskarenz sind angeordnet. Mehr kann ich zur Person un‹
Situation des Patienten noch nicht sagen, ein Aufnahmegespräch habe ich noch nich›
geführt, weil sich in den 2 Stunden, die der Patient da ist, keine Gelegenheit hierzu erge
ben hat.

Ob sie will oder nicht: Sr. Beate wird sich nach dieser Information ein Bild vo›
der Situation machen (z.B. typischer Fall von gestreßtem Unternehmer -
Magengeschwür, Achtung Blutung! – Kontrollen – Bettruhe – Infusion -
Sonde). Mit diesem Vorstellungsbild betritt sie das Zimmer und sieht Herr›
Anton in seinem Bett liegen. In diesem Augenblick entsteht wieder ein neue‹
Bild.
    Sr. Beate stellt sich dem Patienten vor, erklärt ihm, daß sie am Nachmitta‹
für ihn zuständig ist und was sie bisher über seine Situation erfahren hat. Her›
Anton lächelt etwas gequält und nickt bestätigend. Da Sr. Beate sich vorge‹
nommen hat, den neuen Patienten näher kennenzulernen, und weil außerden
die Gelegenheit günstig ist (kein Besucher im Zimmer, der Mitpatient liest ir
der Zeitung, auf Station ist es relativ ruhig), nimmt sie sich einen Stuhl und setz›
sich zu dem Patienten ans Bett. Es kommt zu folgendem Gespräch:

Sr. Beate:	Herrn Anton:
Ich könnte mir vorstellen, daß Sie über den Grund und die Notwendigkeit ihres Aufenthaltes bei uns nicht gerade erfreut sind. Was belastet Sie denn an dieser Situation am meisten?	Daß ich einen riesigen Berg Arbeit vor mir habe und nicht weiß, wie ich das mit meinen paar Leuten alles schaffen soll; und jetzt das. Ich habe keine Zeit, hier im Bett herumzuliegen, das kann ich mir einfach nicht erlauben, weil ein wichtiger Auftrag bis spätestens Ende diesen Monats erfüllt sein muß. Außerdem ist mein bester Mitarbeiter auch schon seit Tagen krank.

Könnte es sein, daß Sie in letzter Zeit so viel Streß hatten, daß dadurch vielleicht Ihr Magengeschwür entstanden ist?	Ich weiß, daß das sicher damit zu tun hat. Ich habe einfach für nichts mehr Zeit. Wenn meine Kinder nicht ab und zu mal in die Werkstatt kämen, dann sähe ich sie tagelang gar nicht. Meine Frau muß mir das Essen regelmäßig ins Büro bringen, sonst würde ich mich nur noch von Kaffee ernähren. Die Magenkrämpfe, die ich in letzter Zeit öfter hatte, habe ich zuerst auf den vielen Kaffee zurückgeführt.
Haben Sie denn das Gefühl, daß sich Ihre Situation wieder normalisiert, wenn der Auftrag erfüllt ist?	Es muß sich wieder ändern, lange halte ich das nicht mehr durch. Aber diesen Auftrag muß ich erfüllen, sonst kann das meine Firma finanziell kaum überleben.
Sie können sich wohl nicht vorstellen, in dieser Situation die nötige Ruhe aufzubringen, um Ihr Magengeschwür auszukurieren?	Wahrhaftig nicht! Das ist schier unmöglich! Wenn ich hierbleiben soll, dann müßt Ihr mich schon in Narkose versetzen. Die Schmerzen sind fast weg, sobald die Blutung ganz aufgehört hat, gehe ich wieder nach Hause.
Haben Sie das auch schon dem Doktor gesagt?	Bis jetzt hatte ich noch keine Gelegenheit dazu. Er hat mir nur gesagt, wenn die Blutung bis heute abend nicht steht, dann müßten sie operieren.
Ich werde mit dem Arzt reden, und wir werden gemeinsam nach Lösungsmöglichkeiten suchen.	Das können Sie gerne tun; nur glaube ich kaum, daß Sie oder der Doktor mir hierbei helfen können.

Nach diesem Gespräch erscheint die Situation plötzlich in einem anderen Licht.

Wir haben es nicht mit einem Patienten zu tun, der gewillt ist, seiner Gesundheit und damit der Behandlung seines Ulkus notgedrungen Priorität einzuräumen, sondern mit jemandem, den der Umstand, im Krankenhaus liegen zu müssen, zusätzlich stark unter Druck setzt, so daß er es vorzieht, wieder nach Hause zu gehen.

Diese Situation erfordert natürlich eine Änderung der Strategie im Umgang mit dem Patienten. Sr. Beate erkennt, daß es wenig Sinn hat, Herrn Anton zu einer anderen Haltung zu überreden und versucht es auch erst gar nicht. Sie sieht jetzt ihre vordringliche Aufgabe darin, den Arzt zu informieren und das weitere Vorgehen mit ihm zu besprechen.

Vor dem Gespräch mit Herrn Anton hat die pflegerische Zielsetzung noch mit der Zielsetzung im Standard MDulk (s. Abb. 3.5) übereingestimmt:
1. *komplikationslose Ulkusheilung* (Maßnahmen s. Anordnungsbogen und Standard)
2. *Rezidivprophylaxe* (Maßnahmen s. Standard)

Nach dem Gespräch ist klar, daß die Rezidivprophylaxe frühestens dann sinn voll sein kann, wenn der Konflikt des Patienten gelöst ist. In der momentane: Situation ist zudem das erste Therapie-/Pflegeziel gefährdet, weshalb zunächs die Bemühungen um eine Konfliktbewältigung Priorität haben müssen.

An diesem Beispiel wird außerdem deutlich, welche zentrale Stellung der Gespräch mit dem Patienten für die Einschätzung seiner Situation zukomm Ohne ein gezieltes Gespräch hätten Pflegepersonen und Ärzte die Absicht de Herrn Anton möglicherweise erst angesichts seiner gepackten Tasche erfahre Aufgrund des Gesprächs besteht nun zumindest die Chance, den Patiente bei der Suche nach einem für ihn weniger gefährlichen Kompromiß zu unter stützen.

5.3.2 Informationssammlung und Bewertung als bewußter Vorgang

Jede Information, unabhängig davon, über welches Sinnesorgan sie ankomm wird unwillkürlich in das eigene persönliche Wahrnehmungsmuster integrier und hinterläßt einen Eindruck. Informationserfassung und -bewertung laufe damit auf der unbewußten Ebene immer parallel ab. Wenn im folgenden vo: Informationssammlung und -bewertung oder Beobachtung und Situationsein schätzung gesprochen wird, dann ist damit allerdings das *bewußte und gezielt Vorgehen* gemeint.

Bei der Aufnahme eines Patienten erfährt die Pflegeperson zunächst de Einweisungsgrund bzw. die medizinische Diagnose sowie mehrere personbezo genen Daten wie Name, Geschlecht, Alter, Familienstand, evtl. noch Beruf un einige Begleitumstände. Diese Informationen sind größtenteils bereits schrift lich fixiert (Adressette, Einweisungsschein, Anordnungsbogen o. ä.). Von seite: der Pflege werden außerdem routinemäßig Daten, über Größe, Gewicht, Tem peratur, Puls und Blutdruck erhoben.

Für eine individuelle Pflegeplanung, die die Gesamtsituation des Patiente: berücksichtigen will, reichen diese Informationen allerdings nicht aus. Nebe: der gezielten Beobachtung des äußeren Erscheinungsbildes des Patienten, al: da wären: Aussehen, Haltung, Verhalten, Kommunikation, Bewegung, Hautzu stand u.a.m., spielt das Gespräch mit dem Patienten und/oder mit desse: Angehörigen/Bezugspersonen eine zentrale Rolle.

Doch kann die Qualität von Gesprächen sehr unterschiedlich sein, wie a: den beiden Beispielen auf S. 87 und 89 bereits gezeigt wurde. Die Art un Weise, wie ein Gespräch geführt wird, kann zu einer guten, mäßigen ode schlechten Beziehung zwischen Patient und Pflegeperson beitragen. Da di meisten Pflegepersonen bisher gewohnt waren, entweder situationsbezoge: intuitiv oder nach vorgefertigten starren Mustern zu reagieren, bedarf es ein gehender Schulungen, damit solche Bemerkungen der Vergangenheit ange hören:

Kopf hoch, wird schon wieder! Machen Sie sich darüber keine Sorgen! Wie geht es uns denn heute? Seien Sie doch nicht so ungeduldig! Wenn Sie gesund werden wollen, dann müssen Sie Ihre Medizin schon schlucken! Da kann ich Ihnen auch nicht weiterhelfen, das ist Sache des Arztes! Da müssen Sie aber erst den Doktor fragen! u. v. a. m.

5.3.3 Aufnahmegespräch und Pflegegespräch

Den Themen Aufnahmegespräch, Pflegegespräch, Gesprächsführung u.ä. wurde in den vergangenen Jahren deutlich mehr Raum in der Aus- und Fortbildung eingeräumt. Allerdings stehen diese Angebote noch in keiner Relation zum Bedarf, d. h. zu den vorhandenen Kommunikationsschwierigkeiten in der Pflege. Hinzu kommt, daß die Gesprächsstrategien in der Regel zu schematisch eingeübt werden und daher aufgesetzt wirken. Bei Aufnahmegesprächen wird häufig der Fehler gemacht,daß man zu viel Inhalt und zu viele Fakten abfragen möchte. Die Orientierung an vorgegebenen Fakten, z.B. an den ATLs, die durch Frage und Antwort abgecheckt werden können, ist deshalb so beliebt, weil sie die Angst vor einem offenen Gespräch nimmt; denn dabei weiß man schließlich nie genau, was auf der anderen Seite – Patient – herauskommt. Hingegen kann im Grunde jeder einen Fragebogen ausfüllen, auch wenn er niemals etwas von Gesprächsführung gehört hat. Das soll nicht heißen, daß es nicht wichtig ist, die speziellen Eßgewohnheiten, Schlafgewohnheiten oder Interessen eines Patienten zu kennen. Jedoch können diese Einzelaspekte in Anbetracht der Krankheitssituation, so wie sie der Patient erlebt, *für den Patienten* auch unwichtig geworden sein.

Wenn die Pflegeperson erfahren will, wobei bzw. womit sie dem Patienten am meisten helfen kann, dann muß sie jeweils herausfinden, was den Patienten in seiner momentanen Situation besonders belastet und wo er selbst seine Probleme sieht. Denn ist der Patient der eigentliche Auftraggeber für die Pflege, dann muß er auch nach seinen Erwartungen an die Pflege befragt werden. Bei den Patienten, die in ihrer Kommunikation gestört sind, muß die Pflegeperson auf andere Weise herauszufinden versuchen, welche Art der Hilfeleistung der Patient jeweils wünschen könnte oder wann er in Ruhe gelassen werden möchte.

Aufnahmegespräche sollten daher, wie alle anderen Gespräche auch, zum Ziel haben, herauszufinden, wie der Patient seine Situation erlebt und einschätzt. Seine Einschätzung gibt die Richtung vor, in der die Pflegeperson ihre Hilfestellung anzubieten hat.

Bezogen auf das Beispiel des Herrn Anton wurde durch das Gespräch deutlich, daß der Patient sein köperliches Problem in Anbetracht der Gefährdung seiner sozialen Sicherheit als das geringere Übel ansieht. Aufgrund ihrer Fachkompetenz kennt Sr. Beate das Risiko, das für Herrn Anton damit verbunden ist. Daher erkundigt sie sich, ob er seine Situation schon mit dem Arzt besprochen

Aufn1	Klinik Station 07/94	Aufnahme eines Patienten	Stösser Standard

Die ersten Eindrücke von der Atmosphäre der Station haben bekanntlich eine besonders prägende Bedeutung. Fühlt sich der neue „Patient" als Person aufgenommen oder erlebt er sich als 5. Neuaufnahme, die mal wieder eingeschoben werden muß? Interessiert sich überhaupt jemand für ihn und den Grund seiner stationären Aufnahme? Die Schwierigkeiten der Aufnahmesituation sollte den Pflegenden ins Bewußtsein kommen mit dem Ziel, jedem „neuen Patienten" das Gefühl des „Willkommenseins" zu vermitteln.

Anmeldung/Information: *Vorinformation über den Patienten (Name, Einweisungsgrund, vorläufiger Diagnostik- und Therapieplan etc.) werden in der Regel vom Dienstarzt vorher mitgeteilt!*

- Freundliche Begrüßung des Patienten und ggf. seiner Angehörigen
- Begleitung ins Zimmer; Patienten im Zimmer einander vorstellen
- Einführung in die örtlichen Gegebenheiten wie: Zimmer, Bett, Schrank, Dusche oder Waschgelegenheit, Toilette, Klingel, Lampe u.a.m.
- Je nach Bedarf Hilfe beim: Auskleiden, Tasche auspacken, Ins-Bett-Legen u.a.m.
- Anordnungen ausführen (**Dringlichkeit beachten!!**)

Falls das Bett noch belegt ist: Patienten hierfür um Verständnis bitten und ihm zwischenzeitlich eine angemessene Aufenthaltsmöglichkeit anbieten.

Aufnahmeformalitäten:

1. **Kurvenblatt und Pflegestammblatt anlegen, folgende Ausgangswerte erheben und eintragen:**
Kurve: RR, Puls, Temperatur, Körpergröße, Körpergewicht, Allergien, verabreichte Medikamente etc.
Pflegestammblatt/Aufnahmebericht: Angaben zur Person! Wie und woher kam der Patient? Weswegen kommt er? Welche Beschwerden äußert er, oder welche Auffälligkeiten wurden beobachtet bzw. in welchem Zustand befindet er sich (z.B. Dekubitus, Behinderung, Schmerzen, Bewußtlosigkeit)?

2. **Essenswünsche und spezielle Kostform bzw. Diät erfragen, Essen bestellen:**
Patienten über Speiseplan und Bestellsystem informieren, Lieblingsspeisen/Getränke oder Abneigungen sowie spezielle Eßgewohnheiten erfragen, ggf. auf Stammblatt und Essenskarte vermerken, nach Verdauungsproblemen und Maßnahmen fragen, ggf. auf Stammblatt vermerken, Kostform bzw. Diät auf der Essenskarte und Kurve eintragen.

3. **Namensschilder anbringen:** auf der Plantafel (Stationszimmer) und dem Patientenbett

4. **Bettenbelegungsplan und Statistik aktualisieren**

5. **Routineuntersuchungen vorbereiten:** z.B. nach Anordnung, Routine-Labor (s. Standard RLab)

Aufnahmegespräch: s. Standard Aufn2, geeigneten Zeitpunkt erkennen!

Hinweis: Alle anfallenden Tätigkeiten sind möglichst von der zuständigen Bezugspflegenden auszuführen!

Abb. 5.6. Standard für die Aufnahme eines Patienten

Aufn2	Klinik Station 07/94	Aufnahmegespräch/Pflegegespräch	Stösser Standard

Das Aufnahmegespräch ist Voraussetzung für die – frühestmögliche – individuelle Einschätzung der Situation von Patient und ggf. Angehörigen. Zudem ist dieses Gespräch für die Vertrauensbildung zwischen Pflegeperson und Patient von entscheidender Bedeutung und hat somit meist bleibende Auswirkungen auf dessen Kooperationsbereitschaft. Die unten aufgeführten Gesprächsziele und die Gesprächsmethode sollten die Basis eines jeden Pflegegespräches darstellen.

Gesprächsziele:

- Vertrauensbasis und Beziehung herstellen
- besondere Belastungen und Probleme erkennen
- Erwartungshaltung des Patienten erfassen
- der Situation entsprechende Prioritäten erkennen
- geplante Hilfestellung (pflegerische Maßnahmen) erläutern

Gesprächsmethode und Grundhaltung:

1. Offene Fragen stellen

Fragen zu seiner Person, seiner Situation, seinem Empfinden, seiner Einschätzung eines Problems oder zu seinen Erwartungen an die Therapie und Pflege stellen, auf die der Patient jeweils das antworten kann, was er antworten möchte.

Beispiele:
- Was belastet Sie an dieser Situation am meisten?
- Wie fühlen Sie sich jetzt, nachdem ....?
- Was erhoffen Sie sich von diesem Eingriff (Klinikaufenthalt)?
- Was können wir Gutes für Sie tun?
- Was möchten Sie auf jeden Fall selbst tun?
- Was möchten Sie wieder selbst tun können?

2. Aktives Zuhören und Akzeptieren der Person bzw. des Problems

Mit Blickkontakt zum Patienten hinsetzen, nach jeder Frage die Reaktion und Antwort abwarten, aussprechen lassen – nur unterbrechen wenn, der Patient nicht weiter weiß oder sich seine Antworten wiederholen – Zurückhaltung bei der Bewertung von Problemen üben! Störfaktoren möglichst ausschalten.

3. Antworten bzw. Reaktionen paraphrasieren

Die Pflegeperson soll dem Patienten mitteilen, wie sie seine Antworten bzw. Äußerungen verstanden hat, indem sie diese entweder mit eigenen Worten wiederholt oder aus dem Sinngehalt der Antwort eine gezielte Frage entwickelt (evtl. direkte Frage).
(Bedarf einiger Übung, sollte aber zumindest versucht werden, auch wenn man sich noch nicht so sicher fühlt.)

4. Auf Fragen des Patienten einfühlsam und offen antworten

Evtl. auch den Aussagegehalt der Frage paraphrasieren, darauf achten, daß der Gesprächsfaden nicht verloren geht und man dadurch von einem Thema zum anderen springt.

5. Orientierung geben durch gezielte Information

Über das zunächst geplante Vorgehen informieren:
Was? Wann? Wie? Zuständigkeit u. ä. klären.

Hinweis: Die Pflegeperson entscheidet, welche Informationen sie **schriftlich dokumentiert** (Stammblatt/Bericht), welche sie **mündlich berichtet** (Übergabe) und welche sie **vertraulich behandelt**. Das Gespräch sollte erst dann erfolgen, wenn der Patient mit der für ihn neuen Umgebung schon vertraut ist, und die zuständige Pflegeperson mindestens 10 min Zeit (in Ruhe) erübrigen kann. Kann sich der Patient selbst nicht äußern, sollte ein vergleichbares Gespräch mit den Angehörigen oder Vertrauenspersonen des Patienten geführt werden.

Abb. 5.7. Standard für das Aufnahmegespräch

hat. Da dies verneint wird, weiß sie, daß es nun ihre vordringlichste Aufgabe ist, ein Gespräch mit dem Arzt zu vermitteln.

Denn wenn der Patient in dieser Situation noch umgestimmt werden kann, dann nur durch ein Aufklärungsgespräch über Risiken und Alternativen. Dieses Gespräch fällt jedoch in den Kompetenzbereich des Arztes.

Vergleiche hierzu auch die beiden Standards Aufnahme (Abb. 5.6) und Aufnahmegespräch/Pflegegespräch (Abb. 5.7).

5.4 Problemstellung und problembezogene Dokumentation

Situationseinschätzung, Problemstellung sowie das Erkennen von Ressourcen laufen als gedankliche Prozesse immer parallel ab. Die Einschätzung, ob eine Situation bzw. ein Zustand normal oder problematisch ist, muß als Ausgangspunkt für die Pflegeplanung schriftlich festgehalten werden.

Dabei interessieren vor allem folgende Fragen:
- Wann wird eine Situation zum Problem?
- Was ist ein Problem im Sinne des Pflegeprozesses?
- Wie und wo werden Pflegeprobleme sinnvoll dokumentiert?

5.4.1 Wann wird eine Situation zum Problem für den Patienten?

Wenn der Patient aus eigener Kraft mit dieser Situation (Realität) nicht fertig werden kann und sich dadurch seine Situation zwangsläufig verschlechtert.

Beispiel:
1. Das blutende Magengeschwür des Herrn Anton ist deshalb ein Problem, weil er die Blutung nicht aus eigener Kraft stillen kann. Dadurch besteht die Gefahr, daß er verblutet oder an den Folgen einer Perforation stirbt.
2. Die psychische Belastung des Herrn Anton ist deshalb ein Problem, weil er selbst keinen Weg sieht (keine Kraft hat), sie abzubauen. Solange diese Belastung jedoch ungemindert besteht, wird sich sein Magengeschwür eher vergrößern und damit auch die Risiken steigen.

5.4.2 Was ist ein Problem im Sinne des Pflegeprozesses?

Eine Situation, mit der der Patient nicht allein (aus eigener Kraft) fertig werden kann und deshalb die Pflegeperson um Hilfe bittet.

Indem der Patient sich z.B. in stationäre Behandlung begibt, bittet er wegen eines Problems um Hilfe. Da es sich hierbei im allgemeinen um körperliche Beschwerden handelt, verspricht er sich in erster Linie Hilfe durch den Arzt.

Beispiel:
1. Die Magenbeschwerden veranlassen Herrn Anton, Hilfe im Krankenhaus zu suchen. Er erwartet, daß die Ärzte ihm seine Beschwerden möglichst schnell nehmen.
   Bezogen auf die Magenbeschwerden, wird demnach der Arzt als kompetenter Helfer benötigt. Die Pflege ist dabei allerdings indirekt mitangesprochen, weil sie die Aufgabe übernimmt, die angeordneten Maßnahmen durchzuführen und den Patienten zu betreuen.
2. Die psychische Belastung ist zwar für Herrn Anton ein Problem, doch sucht er deshalb nicht die Hilfe von Arzt und Pflegeperson. Im Gegenteil: er macht deutlich, daß man ihm momentan hierbei nicht helfen kann und daß er alleine versuchen muß, damit fertig zu werden. Folglich kann die Pflegeperson das Problem zwar zur Kenntnis nehmen, sie ist jedoch nicht aufgefordert, Lösungshilfen anzubieten und sollte sich daher auch mit Ratschlägen oder sonstigen Interventionen zurückhalten. Das einzige, was sie in dieser Situation tun kann, ist, dem Patienten zu signalisieren: „Ich sehe Ihr Problem, und wenn Sie möchten, daß ich Ihnen in irgendeiner Form helfe, werde ich mein Möglichstes versuchen."

Einem Menschen, der noch keine Bereitschaft zeigt oder noch nicht in der Lage ist, sich helfen zu lassen, kann letztendlich auch dann nicht geholfen werden, wenn seine Lage sehr ernst ist. Versucht man es dennoch, so überschreitet man die Persönlichkeitsgrenze und verletzt die Individualität des anderen. Dies kommt bekanntlich in den helfenden Berufen besonders häufig vor (s. Schmidbauer 1977). Wenn man den Patienten wie einen mündigen Menschen behandeln will, dann muß man vor allem die Grenzen, *die er steckt,* akzeptieren und sollte damit aufhören, diesem die eigenen Maßstäbe von einem gesunden, lebenswerten oder möglichst *langen Leben* aufzudrängen. Eine solche Haltung setzt jedoch voraus, daß man sich selbst von der Vorstellung befreit, jedem Menschen aus seinem Elend heraushelfen zu können und zu müssen.

Die Auswirkungen von grenzüberschreitendem Eingreifen in die Persönlichkeit einer anderen Person lassen sich besonders eindringlich im Umgang mit älteren, an multiplen Störungen und Einschränkungen leidenden Menschen beobachten. Ich betone dies deshalb ausdrücklich, weil gerade bei der schriftlichen Pflegeplanung solche Grenzfragen häufig berührt werden und die damit verbundenen Ängste offen zutage treten.

Grenzüberschreitungen im Pflegealltag

Je hilfloser und abhängiger ein erwachsener Mensch/Patient sich fühlt, desto größer ist die Gefahr der Regression. Diese gerade bei älteren Menschen häufig vorhandene Tendenz wird von den „Helfern" (Angehörige, Pflegepersonen, Ärzte u. a.) – meist unbewußt – forciert, indem sie sich zum Vormund berufen fühlen und in dieser Eigenschaft dem schwachen hilfebedürftigen Menschen vorgeben, was gut oder schlecht für ihn ist. Wer keine Kraft hat, gegen diese Bevormundungen anzugehen, muß die eigenen

Ansprüche und Erwartungen ebenfalls auf dieses Niveau absenken. Dies führt häufi
dazu, daß sich der betreffende erwachsene Patient tatsächlich irgendwann so verhält wi
ein Kleinkind.

Doch Kleinkinder können ja mitunter auch sehr unartig sein: sie stehen auf, obwoh
sie eigentlich liegen sollten; sie machen aus Trotz ins Bett, nur um mehr Aufmerksam
keit zu erhalten; sie wollen gefüttert werden oder sich nicht selbst waschen und an
ziehen. Diese ungezogenen „Kinder" versucht man nun mit allen pädagogischen Tricks
mit Lob und Tadel zu mehr Anpassung oder Selbständigkeit zu erziehen. Kleinkinde
können natürlich auch nicht lesen, stricken, kochen oder die vielen anderen Ding
erledigen, die Erwachsene mitunter gerne tun. Sie wollen oder müssen beschäftig
werden, damit sie nicht unzufrieden und gelangweilt herumsitzen oder auf dumm
Gedanken kommen. Also versucht man, mit ihnen zu spielen, zu basteln, fährt si
spazieren, setzt sie vor den Fernseher oder macht sonst etwas, um sie zu zerstreue
und zu eigenen Aktivitäten anzuregen. In der Fachterminologie spricht man in die
sem Zusammenhang auch von „Ergotherapie" oder „aktivierender Pflege". Bei viele
dieser kindgewordenen Erwachsenen wirken sich solche Zerstreuungsversuche je
doch eher verwirrend aus, so daß man sie anschließend wieder beruhigen bzw. sediere
muß.

Wenn man vor diesem Hintergrund die Bemühungen um Patientorientierung i
Form von individueller und geplanter Pflege betrachtet, wird deutlich, daß die:
ein sehr hochgestecktes Pflegeziel ist, das sicherlich nicht im ersten Anlau
erreicht werden kann.

An dieser Stelle möchte ich nochmals auf das Pflegeverständnis von Virgini
Henderson zurückkommen: „Pflegen heißt, alles das für einen Patienten zu tun
was dieser selbst tun würde, hätte er die Kraft, das Wissen und den Wille
dazu." Das, was der Patient will oder nicht will (hätte er den Willen dazu), ist fü
die Pflegeperson maßgebend!

> Mein persönlicher Pflegeleitsatz lautet daher:
> *Dem Menschen/Patienten, der Hilfe bei der Vermeidung oder Bewältigung*
> *seiner Probleme sucht, im Rahmen meiner Möglichkeiten zu helfen.*

5.4.3 Wie und wo werden Pflegeprobleme sinnvoll dokumentiert?

Pflegebericht:

Chronologische Beschreibung des Problems: Ausgangssituation,
Situationsveränderungen (Entwicklungsprozeß).

Grundsätzlich soll jede Situation mit Problemcharakter sowie jede Situations-
änderung zu dem Zeitpunkt, an dem diese festgestellt wird, zunächst in Berichtform dargestellt werden. Ein Problem wird so lange im Bericht verfolgt (Entwicklungsprozeß), bis es entweder behoben ist oder der Patient entlassen bzw.
verlegt wird oder stirbt.

Pflegeplanungsformular:

Umfang: ein oder zwei Wörter, maximal ein Satz

Immer wenn es sich um ein Problem handelt, welches voraussichtlich über einen längeren Zeitraum (mehrere Tage) bestehen wird, sollte es im Pflegeplanungsformular dokumentiert werden. Diese Vorgehensweise hat den Vorteil, daß ein Problem, das über Tage, Wochen oder Monate hinweg zu beachten ist, sowie der Pflegeplan, der sich auf dieses Problem bezieht, nicht täglich neu im Bericht aufgeführt werden müssen, sondern nur dann, wenn sich etwas Neues ergibt.

Beispiel: Pflegedokumentation Herr Anton

In dem Krankenhaus, in dem Herr Anton liegt, besteht die Regelung, daß die individuelle Pflegeplanung frühestens nach dem Aufnahmegespräch vorgenommen wird, da man zunächst über genügend Informationen verfügen möchte, um die Situation möglichst sicher einschätzen zu können. Erst wenn die Pflegeperson genau weiß, welches Problem vorliegt und daß dieses Problem über einen längeren Zeitraum bzw. einige Tage hinweg ständig beachtet werden muß, vermerkt sie dies nicht nur im Bericht, sondern auch auf dem Planungsblatt. Würde sie jede problematische Situation sofort in den Plan eintragen, dann müßten viele der dort aufgeführten Probleme nach einigen Stunden bereits wieder gestrichen werden, weil sie nicht mehr existieren.

Erläuterung:

Die Schmerzen oder die Blutung des Magens können am Vormittag noch sehr bedrohlich gewesen sein und alle in Alarmbereitschaft versetzt haben, während sie am Nachmittag wieder gänzlich verschwunden sind. Da dies bei Herrn Anton offenbar zutraf, beschreibt Sr. Inge, die Herrn Anton im Frühdienst aufgenommen und betreut hat, daher die Aufnahmesituation zunächst lediglich im Pflegebericht. Die allgemeinen persönlichen Daten, wie Alter, Beruf, Familienstand u. a., werden sofort auf dem Stammblatt notiert und erscheinen in diesem Fall nicht nochmals im Aufnahmebericht.

Tabelle 5.1 zeigt, wie Sr. Inge und Sr. Beate die Probleme des Herrn Anton in Berichtform abfassen.

In diesen Berichtssequenzen wird nicht nur die Situation des Patienten beschrieben, sondern auch bereits der komplette Pflegeplan dokumentiert, da alle Maßnahmen, die nicht speziell ärztlich angeordnet wurden, wie im Standard MDulk (s. Abb. 3.5) aufgeführt gehandhabt werden können. Eine weitere Vorausplanung ist in diesem Falle unsinnig, da niemand vorhersehen kann, wie sich die Situation in den kommenden Stunden entwickelt. Während für Herrn Anton das Pflegeplanungsformular regelrecht überflüssig ist, zeigt der Fall der Patientin Frau Meßner (s. S. 166–168) wie hilfreich und sinnvoll eine langfristig angelegte und auf einem speziellen Planungsformular hervorgehobene Pflegeplanung sein kann.

Tabelle 5.1. Pflegebericht des Herrn Anton

14. 1.	FD	10.30 Uhr: Herr Anton wurde mit starken Magenschmerzen als Not

14. 1.   FD   10.30 Uhr: Herr Anton wurde mit starken Magenschmerzen als Not
fall eingewiesen. Bei Gastroskopie wurde blutendes Magengeschwü
festgestellt. Pat. kam mit Magensonde; Infusion mit Schmerzmitte
nach Plan[a]; stündl. RR-Puls-Kontrolle;
Bettruhe und Nahrungskarenz; alles weitere nach Standard MDulk[b]
Sr. Ing
13.00 Uhr: z.Z. keine Schmerzen, bisher keine Blutung festgestellt
Sr. Ing

SD   15.00 Uhr: Gespräch mit Herrn Anton gegführt: gibt an, daß er kein
Zeit für längere Khs-Behandlung hat, weil er einen wichtigen Auf
trag erledigen muß; wenn keine Blutung mehr auftritt, will er an
Abend oder spätestens morgen nach Hause. Ich habe Dr. K. darübe
informiert.   *Sr. Beat*

[a] Je nach dem, wie das Anordungsformular, die Kurve oder das Überwachungsblat
gestaltet und gehandhabt werden, erübrigen sich diese Angaben im Bericht. Wichti;
ist, daß die Pflegepersonen, ohne lange suchen oder fragen zu müssen, wissen, wa
angeordnet und pflegerisch zu beachten ist.
[b] Auch diese Angabe ist nicht zwingend erforderlich, denn sobald das Problem „Magen
geschwür" auftritt, gilt grundsätzlich der hierfür definierte Standardpflegeplan.

Der Vollständigkeit halber sollen jedoch noch einige Beispiele für Pro
blemformulierungen auf dem Pflegeplanungsblatt vorgestellt wereden (Ta
belle 5.2).

Tabelle 5.2. Beispiele für Problemformulierungen im Pflegeplanungsblatt

Datum	Nr.	Problem	Stop
4. 6.	1	Kann sich nicht verbal mitteilen (Tracheostoma)	
4. 6.	2	Dekubitus im Sakrumbereich (s. Bericht)	
8. 6.	3	Zeitweise örtlich und zeitlich desorientiert	
9. 6	4	Kaum orale Nahrungsaufnahme	
12. 6.	5	Zeigt keine Eigenaktivität, liegt teilnahmslos im Bett	

Dokumentation von Problemsituationen, die sich rasch ändern

Der *Pflegebericht* stellt besonders in Intensivpflegebereichen, aber auch au
operativen Stationen oder bei Patienten, die zur Diagnostik aufgenommen
wurden, das hauptsächliche Dokument dar. Denn die Situation eines Patienten
in der präoperativen Phase unterscheidet sich bekanntlich erheblich von der
Situation nach der Operation. Auch der erste postoperative Tag sieht meist wieder anders aus, als der OP-Tag, d. h. nahezu an jedem Tag ändert sich die Situation für den Patienten.

Im folgenden seien die Standards PräOp, Hyab1, Hyab2 als Musterbeispiele vorgestellt.

Standard PräOp (Abb. 5.8)

Bei diesem Standard handelt es sich um einen situationsbezogenen Maßnahmenstandard, der eine ähnliche Funktion hat wie der ERCP-Standard (s. Abb. 5.2).

Standard Hyab1 (Abb. 5.9)

Dieser Standard bezieht sich auf die spezielle Problematik am OP-Tag nach einer abdominellen Hysterektomie, weil die Schwerpunkte dieses Tages hauptsächlich durch die Nachwirkungen der Operation bzw. Narkose geprägt sind und sich deshalb von denen der folgenden Tage in einigen Punkten unterscheiden.

Standard Hyab2 (Abb. 5.10)

Dieser Standardpflegeplan beschreibt die Pflege ab dem 1. postoperativen Tag. Da sich in der Rekonvaleszenz die Situation und Problematik des Patienten täglich ändert, müssen die pflegerischen Schwerpunkte entsprechend angepaßt werden.

Bei diesem Eingriff läßt sich der gesamte postoperative Verlauf in der vorgestellten Form noch einigermaßen übersichtlich darstellen, so daß man mit nur zwei Standards auskommen kann. Für eine fallbezogene Leistungsdarstellung (PPR-Zuordnung) wäre es vielleicht sinnvoller, den Op-Tag mit dem 1. postoperativen Tag in Standard Hyab1 zusammenzufassen. Standard Hyab2 hätte dann vom 2. Tag bis zur Entlassung Gültigkeit.

In anderen Fällen reicht sogar nur ein Standard (z. B. Appendektomie), oder es sind 3–6 Standardbeschreibungen sinnvoll.

Während die Pflegeziele überall gleich oder ähnlich gesetzt werden, differiert erfahrungsgemäß der Maßnahmenplan mehr oder weniger stark, je nach Klinik bzw. Operateur.

Im Grunde lassen sich alle operationsbezogenen Situationen in Form von Standardpflegeplänen darstellen. Diese sind Voraussetzung für eine individuelle Pflegeplanung, denn ein besonderes Kennzeichen von „individueller Pflege" ist es schließlich, das diese vom Standard, d. h. vom allgemein üblichen Pflegeangebot abweicht.

Für die Dokumentation bedeuten diese Standards eine erhebliche Vereinfachung, da lediglich hiervon Abweichendes schriftlich dokumentiert werden muß. Auf diese Weise kann man Art und Umfang der Pflegeleistung vollständig darstellen.

Damit Standardpflegepläne mit möglichst wenig Aufwand in die individuelle Pflegeplanung und -dokumentation eingebracht werden können, ist die situations- oder problemspezifische Portionierung der Inhalte ausschlaggebend. Dies muß bei der Standarderstellung sorgfältig durchdacht werden.

PräOp	Klinik Station 07/94	Präoperative Pflegemaßnahmen	Stösser Standard

Jeder operative Eingriff stellt für den Patienten eine Belastung dar. Zweifel, Ängste und unbeantwortete Fragen treten häufig unmittelbar vor der Operation auf. Nicht jeder Patient spricht sie offen aus. Ziel allen pflegerischen Bemühens ist es daher, den Patienten so zu begleiten und die Maßnahmen so durchzuführen, daß dieser sich mit Ruhe und einer zuversichtlichen Einstellung auf die Operation vorbereiten kann.

1. Maßnahmen am Vortag der Operation:

a) Laborkontrollen nach Standard oder Anordnung veranlassen bzw. Laborbefunde bereitlegen EKG und Thoraxröntgen oder sonstige Untersuchungen nach Anordnung vorbereiten bzw. Befunde bereitlegen.

b) Anästhesie- und Aufklärungsbogen dem Patienten vorab zum Durchlesen bringen, auf das Gespräch mit dem Arzt hinweisen; folgende Unterlagen bereitlegen:
Einverständniserklärung, Kurve, Krankengeschichte, auf Station vorhandene Röntgenbilder (4 große und 4 kleine Aufkleber)

c) Ernährung und Abführmaßnahmen nach Anordnung (abhängig vom geplanten Eingriff):
Nüchternzettel schreiben.

d) Patient informieren: *alle Wertsachen entweder in der Verwaltung abzugeben oder seinen Angehörigen mitzugeben.*

Am Vorabend:

e) Patient informieren: *ab 22.00 Uhr nicht mehr zu essen, trinken, rauchen sowie Sinn und Zweck aller Vorbereitungsmaßnahmen erklären. Bei Zweifeln und Ängsten: Zeit für ein individuelles Gespräch nehmen.*

f) Duschbad oder Bad anbieten, ggf. Nagellackentfernung veranlassen oder vornehmen.

g) Prämedikation nach Anordnung (s. Narkoseprotokoll) in vorgegebener Zeit verabreichen.

2. Maßnahmen am Morgen des OP-Tages:

Erkundigung beim Patienten: nach Befinden und wie er die Nacht verbracht hat

a) Temperaturkontrolle (möglichst vor dem Aufstehen), OP-Hemd, Netzhose, Stützstrümpfe (falls angeordnet) mitnehmen und erklären

b) nach Art der OP: Operationsfeld rasieren (s. Standard Rasur)

c) bei Bedarf Hilfe bei der Morgentoilette, anschließend Netzhose, OP-Hemd und ggf. Stützstrümpfe anziehen bzw. anziehen lassen (Mütze erst vor dem OP-Trakt anziehen).

Nach OP-Abruf:

d) Patienten anweisen: Blase zu entleeren, ggf. Prothesen auszuziehen (vor Verlust sicher aufbewahren!!)

e) Prämedikation nach Anordnung verabreichen (s. Narkoseprotokoll).

f) Die für den Patienten zuständige Pflegeperson bringt ihn in den OP und übergibt ihn, zusammen mit den oben aufgeführten Unterlagen, der/dem zuständigen OP-Schwester/-Pfleger.

PPR-Zuordnung: A1/S1

Abb. 5.8. Standard für präoperative Pflegemaßnahmen

| Hyab1 | Klinik Station 04/94 | Hysterektomie – abdominal Pflege am OP-Tag | Stösser Standard |

Abdominale Gebärmutterentfernung mit oder ohne Plastik (bei Inkontinenz). Bei karzinomatösem Befund werden evtl. gleichzeitig Eileiter, Eierstöcke und regionäre Lymphknoten mitentfernt. Immer stellt diese Operation einen großen bauchchirurgischen Eingriff mit Wunde im Bauch und im Scheidenbereich dar. Neben den allgemeinen Risiken wie: Blutung (Nahtinsuffizienz), Kreislaufstörung und Infektion, dominieren in den ersten postoperativen Tagen die eingriffsbedingten Krankheitsgefühle: Schwäche, Wundschmerzen, Bewegungseinschränkungen durch Schmerzen, Drainagen und Infusionen.

Pflegeziele

Information bei der Übernahme vom Wachraum: bisheriger Verlauf, Besonderheiten, die beachtet werden müssen

Pflegemaßnahmen

1. Beschwernisse des OP-Tages mit Vertrauen und Zuversicht ertragen:

a) **Patientin informieren:** Wo sie sich befindet, wer sie betreut, wann und wie sie sich melden soll, daß sie Wünsche und Fragen offen äußern soll – Sinn und Zweck aller Pflegemaßnahmen erklären – Angehörige einbeziehen,

2. Keine postoperativen Komplikationen:
– Kreislaufstörung,
– Blutung,
– Infektion.

a) **Kontrollen/Beobachtung:** Überwachungblatt führen (24 Stunden):
– in den ersten 6 Stunden stündlich RR-, Puls- und Atmungskontrolle, später nach Zustand bzw. Anordnung,
– Bewußtseinslage und Schmerzäußerungen beobachten, Wundverband und Vorlage kontrollieren
– Temperaturkontrollen, bei erhöhter Temperatur entsprechend öfter
– Bilanzierung je nach Anordnung, Urinausscheidung über transurethraler DK.
b) **Redons** beschriften (1 = subkutaner, 2 = subfaszialer). Sog und Inhalt regelmäßig prüfen.
c) **Infusions- und Schmerztherapie** nach Plan (Infusionen laufen in der Regel 24 Stunden über Braunüle).
d) **Pneumonieprophylaxe** s. PneuPr.
e) **Thromboseprophylaxe** s. ThrPr.
f) **Frühmobilisation:** ca. 4-6 Stunden nach OP erstes Aufstehen, kurz vors Bett stellen – s. FrüMob

3. Entspannende Rückenlage, keine Druckbeschwerden im Fersen- und Gesäßbereich:

a) **Lagewünsche der Patientin jeweils erfragen und individuell ermöglichen.**
b) **Festes Kissen unter beide Unterschenkel** (entspannt die Bauchmuskulatur, dient der Fersenhohllagerung)
• **Gesäß** auf zusammengelegtem Fell **weich lagern** – evtl. 30 Grad Seitenlage.

4. Wohlbefinden durch körperliche Erfrischung:

a) **Mundspülen und Lippenpflege** so oft wie erwünscht ermöglichen, ggf. Zahnprothese anziehen,
b) **Teilkörperpflege im Bett durchführen:** am Abend oder nach Wunsch (zur Erfrischung) s. KpW3.
c) **Genital/Intimpflege** s. GenPf.

Fallbezogene PPR-Zuordnung: A2/S2

Abb. 5.9. Standard für den OP-Tag nach Hysterektomie

| Hyab2 | Klinik Station 04/94 | Hysterektomie – abdominal Pflege ab 1. postoperativen Tag | Stösser Standard |

Auch am 1. postoperativen Tag ist die Patientin durch Schwäche, Wundschmerz und Bewegungseinschränkung sowohl körperlich als auch psychisch stark beeinträchtigt. Erst ab dem 2–3 Tag fühlt sie sich normalerweise zunehmend besser. Ihre psychische Verfassung und damit auch die Rekonvaleszenz hängt jedoch entscheidend von der Indikation bzw. vom Operationsergebnis ab.

Pflegeziele	Pflegemaßnahmen
1. Beschwernisse der Operation mit Zuversicht ertragen:	a) Auf Wünsche, Fragen und Stimmungen angemessen reagieren – auch für „Wehleidigkeiten" Verständnis zeigen, individuell angemessene Anforderungen stellen – ggf. Angehörige einbeziehen
2. keine postoperativen Komplikationen: – Blutung, – Infektion, – Kreislaufstörung.	a) Kontrollen/Beobachtung: *1. Tag:* 2stdl. RR- und Pulskontrolle, 7.00, 13.00, 19.00 Uhr Temperaturkontrolle *2. und 3. Tag:* 2mal täglich RR-, Pulskontrolle, 7.00, 16.00 Uhr Temperaturkontrolle (sofern alle Werte im Normbereich, andernfalls: je nach Situation oder Anordnung) – Bewußtseinslage, Schmerzäußerungen, Wundverband und Vorlage speziell beobachten. b) Redons: *1. Tag:* Sekretmenge kontrollieren (Flasche nur bei fehlendem Sog oder wenn sie zu 2/3 voll ist wechseln, Redonaustrittsstelle neu verbinden. *2. postop. Tag:* Redons werden in der Regel während des ersten VW vom Arzt entfernt, Sekretmenge dokumentieren.
Während des gesamten Krankenhausaufenthalts auf vaginale Blutung achten!!	c) Infusionstherapie: nach Rücksprache mit dem Arzt. Wenn keine Komplikation wie Fieber oder Erbrechen vorliegt, können in der Regel Infusion und Braunüle bis ca. 17.00 Uhr (1. postop. Tag) entfernt werden. d) Blasenkatheter: kann ebenfalls in der Regel nach 24 h (ca.17.00 Uhr) entfernt werden, Restharnbestimmung nur nach Anordnung. d) Pneumonieprophylaxe s. PneuPr. f) Thromboseprophylaxe s. ThrPr.
3. Wohlbefinden und zunehmende Selbständigkeit durch – schmerzfreies Liegen, – gepflegtes Äußeres, – zunehmende Mobilität, – störungsfreie Ausscheidung, – angepaßte Ernährung u.a.m.	a) Lagewünsche der Patientin jeweils erfragen und individuell ermöglichen, festes Kissen unter beide Unterschenkel, Gesäß weich lagern (solange wie von Patientin gewünscht). b) *1. Tag:* Waschen mit Hilfe im Bett, zum Betten mit Hilfe aufstehen, s. FrüMob und KG, *2. Tag:* Waschen mit Hilfe am Waschbecken, zum Betten und zur Toilette mit Hilfe aufstehen, *ab 3. Tag:* Hilfestellung je nach Zustand und Situation der Patientin, Selbständigkeit fördern. c) Genital-/Intimpflege s. GenPfl, bis Patientin sich selbst am Waschbecken waschen kann d) Stuhlausscheidung: bis 2.Tag spontan, falls nicht, Abführen nach Anordnung. e) Essen und Trinken: siehe postoperativer Ernährungsplan.
Entlassung, bei komplikationslosem Verlauf, ab dem 10. postoperativen Tag	

Fallbezogene PPR-Zuordnung: 1. Tag A2/S2   2. Tag A2/S1   ab 3. Tag A1/S1

▲ **5.10** Standard für die weitere postoperative Pflege nach Hysterektomie

Dokumentation eines problembezogenen Pflegeprozesses

Zunächst erhält jedes Problem – in der Reihenfolge seiner Feststellung – eine fortlaufende Nummer. Anhand dieser Nummer läßt sich die Verbindung zwischen Problem, Ziel, Maßnahmen und Bericht mit wenig Aufwand prozeßhaft darstellen.

Beispiel: Dekubitus von Frau Kalle

Pflegebericht Frau Kalle

4. 6.	15⁰⁰: Frau Kalle von Intensiv übernommen: freut sich, daß sie wieder zu uns kommt, wertet dies als Zeichen, daß es nun langsam aufwärts geht, fühle sich noch sehr schlapp, sei gestern abend erstmals mit der Schwester aufgestanden; hat noch 2 Redons sowie DK und Infusion ... Im Sakrumbereich befindet sich eine ca. 6 cm Ø große, offene, oberflächliche Hautwunde (Deku 2. Grad). Die Wunde ist feucht, wirkt sauber und zeigt Heilungstendenz. Hydrokolloidverband angelegt (s. Plan 2). Pat. könne sich nicht alleine zur Seite drehen (Lagerungsprotokoll im Zimmer) *Sr. Gertrud*
...	
7. 6.	VW: Deku deutlich besser: Hautdefekt etwa 4 cm groß, zeigt Heilungstendenz, Behandlung s. Plan. Lagerung nicht mehr erforderlich, da Pat. sich selbständig drehen kann, häufig aufsteht und sich nicht auf Dekustelle legt. *P. Klaus*
...	
10. 6.	VW: Hautdefekt bis auf ca. 2 cm abgeheilt, zeigt Heilungstendenz
...	
13. 6.	VW: Hautdefekt geschlossen, blass rosa, offene Behandlung mit Salbe, Pat. hat Salbe im Zimmer, versorgt Wunde selbst: außer einer täglichen Inspektion sind keine pflegerischen Maßnahmen mehr erforderlich *P. Klaus*
...	
17. 6.	Deku komplett abgeheilt, keine Maßnahmen mehr erforderlich *Sr. Gertrud*

Tabelle 5.3. Pflegeplan Frau Kalle (Auszug)

	Dat.	Nr.	**Pflegeplan**	Stop
Probleme	4. 6.	2	Dekubitus im Sakrumbereich	17. 6
Ziele	4. 6.	2	Abheilung	17. 6
Maßnahme	4. 6.	2	s. Standard Deku 3a	13. 6
	7. 6	2	Lagerung nicht mehr erforderlich	
	13. 6	2	Wundinspektion 1 × tgl.	17. 6

Dieses Beispiel (s. Übersicht oben und Tabelle 5.3) zeigt exemplarisch, wie das Problem „Dekubitus" vom Zeitpunkt der Feststellung bis zur Abheilung dokumentiert werden kann. In diesem Fall ist die Planung auf einem gesonderten Formular sinnvoll, da dadurch der tägliche Schreibaufwand erheblich

DekuPr	Klinik	Dekubitusprophylaxe	Stösser
	Station 02/94		**Standard**

Ein Druckgeschwür (Dekubitus) entsteht, wenn über einen bestimmten Zeitraum ein konstanter Druck auf einen Gewebsabschnitt einwirkt und dadurch die Sauerstoffversorgung dieses Abschnitts blockiert ist. Ist einmal ein solcher Gewebsschaden entstanden, bedeutet dies für den Patienten zusätzliche, unnötige Gefährdung seines Zustandes, verbunden mit Schmerzen und Verlängerung der stationären Behandlung.

> Einer Dekubitusprophylaxe bedürfen alle Patienten, die nicht in der Lage sind, aus eigener
> Kraft ihre druckgefährdeten Stellen durch entsprechende Lageveränderung zu entlasten.

Ziele

1. Minderung und Verteilung des Auflagedrucks = Weichlagerung

2. Druckfreiheit der gefährdeten Bereiche in regelmäßigen Abständen = Umlagerung

3. Hautpflege: Erhaltung des Schutzmantels in den gefährdeten Hautregionen

Maßnahmen

Gefährdung frühzeitig erkennen, den Patienten über Sinn und Zweck der Maßnahmen informieren und individuell einbeziehen.

Weiche Schaumstoffauflage einbetten; bei besonderer Gefährdung Firststep-Matratze® oder Protecto-Plus-Matratze® oder S&M Gelkissen® (im Bericht dokumentieren).

Umlagerung, spätestens nach zwei Stunden: mittels 2er fester Kopfkissen als Lagerungskissen, bei Bedarf Lagerungsringe, -kissen für Kopfbereich und Fersen.

rechte Seite ⎫
linke Seite ⎬ 30-Grad-Lage
Rücken   ⎭
evtl. Bauchlage

Lagerungsprotokoll im Pat.-Zimmer, Lagewechsel jeweils eintragen, Besonderheiten berichten:

Dat.:	Uhrzeit:	Lage:	Besonderheit:	HZ:

(Lagerungsblatt später zusammen mit der Pflegedokumentation abheften)

- *Tägliche Beobachtung und Beurteilung der gefährdeten Hautbezirke!*
- *Genaue Beschreibung jeder Hautveränderung (Dokumentation im Bericht)!*
- *Bei beginnenden Druckzeichen: Bezirk bis zum Abklingen ständig druckfrei lagern!*

- Waschen: Mit körperwarmem Wasser ohne Seife.
- Bei starker Geruchsbildung oder grober Verschmutzung: Seife/Lotion benutzen, s. auch Standard KpHaut.
- Bei trockener Haut: Hautstellen mit W/O Präparaten dünn einreiben.
- Bei Inkontinenz: spezielle Hilfsmittel (s. Standard Inko), Hautpflege wie beschrieben.

Hinweis: Jede Entstehung eines Dekubitus kann als Pflegefehler gewertet werden, es sei denn, die Pflegeperson kann nachweisen, daß sie im Rahmen ihrer Zuständigkeit alles getan hat, um diesen zu vermeiden. Der hier vorliegende Plan ist daher für alle Mitarbeiter bindend. Jede Abweichung vom Plan bzw. in der Durchführung muß schriftlich begründet werden (Pflegebericht).

PPR-Zuordnung: (Bewegen und Lagern)   A1: bei Ziel 1 und 3,   A2: wenn weniger als 4stündlich gelagert wurde,   A3: bei Ziel 2

Abb. 5.11   Standard Dekubitusprophylaxe

Name/Vorname Patient	Lagerungsblatt zur Dekubitusprophylaxe (s. Standard DekuPr)		Klinik: Station: Jahr: ____	
Datum:	Uhrzeit:	Lage:	Besonderheiten/Anmerkung:	HZ:

Abb. 5.12. Lagerungsprotokoll zum Standard Dekubitusprophylaxe

Deku1	Klinik	**Dekubitusbehandlung allgemein**	Stösser **Standard**
	Station 02/94		

Allgemeine und grundsätzliche Pflegemaßnahmen, unabhängig vom Schweregrad und Zustand des Dekubitus

Pflegeziele	Maßnahmen
1. Vollständige Druckentlastung im Wundbereich *Der Patient darf nicht auf seinem Dekubitalulkus liegen!!*	**Therapeutische Lagerung je nach Lokalisation:** • Trochanterdekubitus rechts: Rücken + linke Seite • Trochanterdekubitus links: Rücken + rechte Seite • Sakraler Dekubitus: rechte Seite + linke Seite • Fersendekubitus: freilagern der Ferse mittels Kissen **mindestens 2stündlich Lagewechsel vornehmen,** Lagerungsprotokoll führen (s. DekuPr) **Weichlagerung** s. DekuPr: *Auch eine Spezial-Matratze macht die Umlagerung nicht überflüssig!* [Seitenlage = 30 Grad-Schräglage, mittels Lagerungskissen]

2. Veränderungen am Dekubitus frühzeitig erkennen, dokumentieren und entsprechend handeln
 	
Wundbeschreibung nach folgenden Kriterien:
a) Lokalisation
b) Größe in Ø cm,
c) Tiefe und betroffene Hautschichten
d) Aussehen der Wunde und des Wundrandes
e) evtl. Foto/Skizze anfertigen
	gezielte Beobachtung des Dekubitus – bei jedem Verbandwechsel
	Rötung, Überwärmung, Schmerz, Schwellung sowie Stagnation der Wundheilung deuten auf eine Lokalinfektion hin. Gelblicher, bräunlicher und/oder schmieriger Belag zeigen eine Vereiterung und absterbendes Gewebe an. Arzt benachrichtigen, Behandlungsanweisungen abwarten.
	
	Der Ausgangsbefund sowie jede Wundveränderung müssen schriftlich dokumentiert werden:
	Pflegeplan: Ab Grad II. bzw. sobald eine Blasenbildung oder Hautläsion auftritt, Dekubitus als
	                          Problem eintragen und Pflegeplan erstellen (s. auch Deku2)
	Pflegebericht: mindestens 1mal wöchentl. Wundzustand nach nebenstehenden Kriterien
	                          beschreiben (Problemkenn-Nr. angeben) und evtl. Pflegeplan anpassen

3. Maximal mögliche Mobilisierung des Patienten	Soweit dies patientenseits möglich ist: • Beine und Arme im Zusammenhang mit der Lagerung jeweils 1mal durchbewegen • Aufsetzen: auf die Bettkante, auf den Stuhl, an den Tisch o.ä., so oft wie möglich – *jedoch nie auf den Dekubitus* • Patienten anregen, sich so viel wie möglich zu bewegen, ggf. Angehörige einbeziehen

Hinweis: Alle im Deku1 und Deku2 sowie ggf. in Deku3a/3b angeführten Maßnahmen sind für die Pflegepersonen verbindlich. Sie haben so lange Gültigkeit, bis der behandelnde Arzt eine andere Anordnung trifft.

PPR-Zuordnung: (Bewegen und Lagern) A3 (2- bis 4stündliches Umlagern)

Abb. 5.13. Standard Dekubitusbehandlung, grundsätzliche Pflegemaßnahmen

Deku3a	Klinik Station 02/94	Dekubitusbehandlung (Grad I und II)	Stösser • Standard

Spezifische Pflegemaßnahmen, abhängig vom Schweregrad und Zustand des Dekubitus, die zusätzlich zu den in Deku1 genannten Maßnahmen durchgeführt werden müssen.

Grad Hautzustand/Symptome:

I weißer Auflagefleck, Verhärtung, Rötung, Schwellung, leichte Blaufärbung
Hautoberfläche noch intakt, Zeichen verschwinden auch nach 30 min Druckentlastung noch nicht.

II Epidermis und Dermis sind verletzt. Es hat sich entweder eine Base gebildet, oder es besteht eine offene Wunde. Die Wunde ist nicht sichtbar infiziert. Keine Nekrosenbildung.

• **bei Blasenbildung;**

• **bei offener Wunde:**

Ziel: störungsfreie Abheilung des Dekubitus

Maßnahmen:

vollständige Druckentlastung bis zum völligen Abklingen der Symptome (s. Deku1) (Symptome und Maßnahmen im Bericht dokumentieren)
Achtung: keine lokale Wärme, kein Wärmestau bzw. feuchte Kammer (z. B. Windelhose); keine Massage, kein Verband, keine Einreibungen u. ä. m.

Darauf achten, daß die Blase möglichst geschlossen bleibt, evtl. sterilen Schutzverband locker anlegen. Vorsicht beim Lagern des Patienten!!

Einsatz von hydrokolloiden Verbänden:

Beachte: Das Verbandsystem sollte solange wie möglich auf der Wunde belassen werden. Es entsteht eine Gelbildung, die als Blase sichtbar wird.
Ein Verbandwechsel ist dann angezeigt, wenn sich die Blase dem Rand des Verbandes nähert.
Ist der Verband undicht, muß ein VW durchgeführt werden.

VW:

1. alten Verband vorsichtig abnehmen (unsteriler Handschuh)
2. Reinigung der Wunde mit isotonischer NaCl-Lösung (Wunde ausspülen)
3. Wundinspektion
4. Haut um die Wunde herum sorgfältig trocknen (sterile Kompressen)
5. neuen Verband steril anlegen: Der Verband sollte die Wunde um mind. 1,5 cm überdecken.

Hinweis: Dekubitusbehandlung des III. und IV. Grades s. Standard Deku3b.

PPR-Zuordnung: (Wund- und Hautbehandlung)
S1: bei Grad I und Grad II (bis 10 cm Durchmesser)
S2: bei Grad II (über 10 cm Durchmesser am Tag des VW)

Abb. 5.14. Standard Dekubitusbehandlung, spezifische Pflegemaßnahmen

reduziert wird. Denn würde die Planung in den Bericht integriert, hätte di
zuständige Schwester/Pfleger nach jeder Schicht erneut auf das Problem un
die entsprechenden Maßnahmen hinweisen müssen. Der Verweis auf den anzu
wendenden Standard (Abb. 5.11–5.14) vereinfacht ebenfalls Planung un
Dokumentation.

Ein Pflegeplan muß verbindlich sein!

Da ein schriftlicher Pflegeplan verbindlich ist, muß davon ausgegangen werde
können, daß so wie geplant auch gearbeitet wird. Das heißt, wenn alle Pflege
personen diese Regelung kennen, dann braucht man im Bericht lediglich di
Abweichungen von der Planung zu begründen oder Änderungen in der Situa
tion oder Planung zu beschreiben. Ein Pflegeplan erhält dadurch den Stellen
wert eines verbindlichen Arbeitsplanes, an den sich jede Pflegeperson ebens
zu halten hat wie an den Verordnungsplan des Arztes. Sobald sich jedoch de
Zustand des Patienten ändert oder sonstige Umstände zur Abweichung von
geplanten Vorgehen führen, muß dies schriftlich berichtet werden. Kommt di
veränderte Situation längerfristig zum Tragen, dann sollte auch die Pflege
planung entsprechend angepaßt werden. Handelt es sich hingegen um eine ehe
vorübergehende Situation, ist es ratsam, diese im Bericht darzustellen. Be
dieser Vorgehensweise hat der letzte Eintrag im Bericht Priorität vor den
Pflegeplan (Abb. 5.15).

Pflegebericht: Hauptdokument (letzter Eintrag unter der Problemnummer hat jeweils Priorität vor dem Plan)	Pflegeplan: Bestandteil des Hauptdokumentes (wenn nichts anderes berichtet, ist der Plan maßgebend)

Abb. 5.15. Pflegekokumentation

Die jeweils für den Patienten zuständige/verantwortliche Pflegeperson (s. Bei
spiel Sr. Gertrud) bekundet mit ihrer Unterschrift unter dem Bericht, daß alles
entweder nach Plan oder wie berichtet durchgeführt wurde. Damit sind Zustän
digkeit und Verantwortlichkeit auch unter rechtlichen Gesichtspunkten kla
erkennbar. Zusätzliche Blätter (Handzeichen-Blätter) sind somit überflüssig
Die Pflegestandards, die im Maßnahmenplan aufgeführt wurden, sind ebenfalls
verbindlich.

.5 Einbeziehung der Ressourcen in den Pflegeprozeß

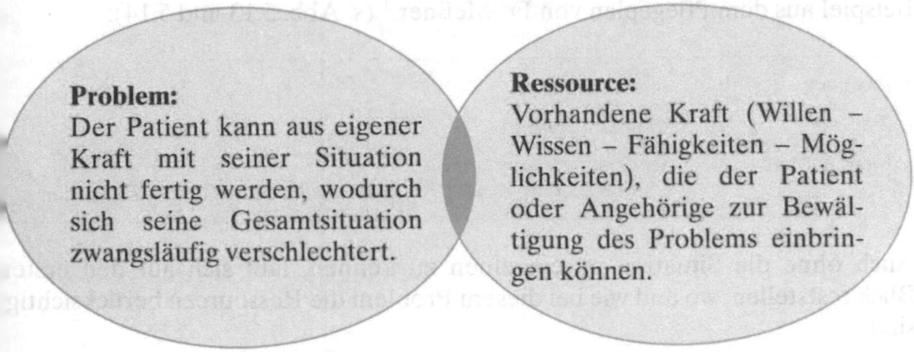

Problem:
Der Patient kann aus eigener Kraft mit seiner Situation nicht fertig werden, wodurch sich seine Gesamtsituation zwangsläufig verschlechtert.

Ressource:
Vorhandene Kraft (Willen – Wissen – Fähigkeiten – Möglichkeiten), die der Patient oder Angehörige zur Bewältigung des Problems einbringen können.

Abb. 5.16. Gegenüberstellung Problem – Ressource

Durch diese Gegenüberstellung von Problem und Ressource wird deutlich, welche Rolle die Ressourcen bei der Lösung von Problemen spielen.

Wie bereits in anderen Zusammenhängen erwähnt, hängt der Erfolg einer Therapie in erster Linie von der Kraft, dem Willen, dem Wissen und den Fähigkeiten und Interessen des Patienten ab. Die Ressourcen sind damit nicht nur das wichtigste Kapital für den Patienten, sondern auch für die Pflege. Wird dieses Kapital bei der Erstellung eines individuellen Pflegeplans nicht genügend berücksichtigt, plant man nicht nur am Patienten vorbei, sondern es wird regelrecht an ihm vorbeigepflegt. So entstehen mitunter umfangreiche Pflegepläne, die oftmals zu hoch gesteckte Zielangaben beinhalten oder Ziele, die sich nicht mit den Vorstellungen des Patienten decken und ihm deshalb keine Hilfe bieten. Schließlich kann man ja auch zuviel des Guten tun, womit dann letztlich genau das Gegenteil erreicht wird.

Im Pflegealltag ist es allgemein unüblich, gezielt nach den noch vorhandenen Kräften, Fähigkeiten und Interessen des Patienten zu suchen oder gar Angehörige als Ressource anzusehen. Die Pflegeplanung bietet endlich die Möglichkeit, den Ressourcen den Stellenwert einzuräumen, der ihnen zukommt.

5.5.1 Berücksichtigung der Ressourcen in der Planung

Es ist wenig sinnvoll, die Ressourcen einfach als weitere Rubrik im Planungsformular aufzuführen, z. B.:

| Probleme: | Ressourcen: | Ziele: | Maßnahmen: | Kontrolle: |

Hilfreicher und wirksamer erscheint es mir, die Ressourcen direkt in den Pflegeplan einzubauen:

Beispiel aus dem Pflegeplan von Fr. Meßner [1] (s. Abb. 5.13 und 5.14):

Problem:	3	Inkontinenz
Ziel:	3	kontinent werden
Maßnahmen:	3	Kontinenztraining nach ApxK,
		Ehemann übernimmt das Training während seiner Anwesenheit

Auch ohne die Situation im einzelnen zu kennen, läßt sich auf den ersten Blick feststellen, wo und wie bei diesem Problem die Ressourcen berücksichtigt sind.

Erläuterung:
Nicht jede Patientin hat einen Ehemann, der sich an der Pflege voll beteiligen möchte, doch Herr Meßner ist dazu bereit. Er will nicht 6 Stunden am Tag nur händchenhaltend neben seiner Frau sitzen, sondern sich lieber an allen Verrichtungen aktiv beteiligen. Aufgrund der Erfahrung mit Patienten, die sich in einem vergleichbar schlechten gesundheitlichen Zustand befanden, glauben die Pflegepersonen kaum, daß sich Fr. Meßners Zustand jemals wieder bessern wird. Herr Meßner hingegen kann nicht akzeptieren, daß seine Frau für den Rest ihres gemeinsamen Lebens teilnahmslos und hilflos im Bett liegen wird. Er möchte nichts unversucht lassen. Gäbe es nicht den unermüdlichen Willen und Einsatz von Herrn Meßner, dann würden die Pflegepersonen in der Situation, in der sich die Patientin befindet, das Ziel „kontinent werden" wohl kaum anstreben. Doch sie spüren, daß eine Besserung des Gesundheitszustandes, wenn überhaupt, dann nur mit Hilfe der Energie (Kraft) des Mannes eintreten wird. Insofern findet die Ressource (Willen und Engagement des Herrn Meßner) nicht erst bei den Maßnahmen Berücksichtigung, sondern bereits im Ziel.

Ressourcen könnte man auch als Maßnahmen oder Wünsche (Ziele) des Patienten bzw. der Angehörigen ansehen. Abb. 5.17 stellt dar, wie die Ressourcen zusammen mit den Zielen und Maßnahmen der Pflegeperson konkret in die Planung einfließen sollten.

Erst wenn die Ressourcen mindestens den hier eingeräumten Stellenwert erhalten, kann man mit Berechtigung von einer patientorientierten Pflege sprechen.

---

[1] Die Fallgeschichte Meßner begleitet mich seit etwa 10 Jahren im Unterricht und in ungezählten Seminaren. Von diesem eindrucksvollen und realen Fall lassen sich nahezu alle Aspekte, die den Pflegealltag kennzeichnen, ableiten. (Nachzulesen ist die Fallbeschreibung bei Schneider 1978.)

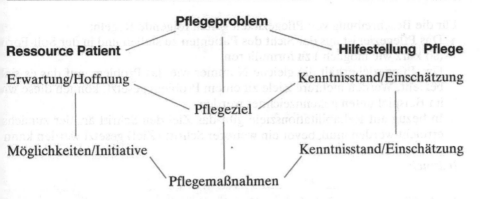

Abb. 5.17. Einbeziehung der Ressourcen in die Pflegeplanung

5.5.2 Das Hervorheben von Ressourcen auf dem Pflegestammblatt

Unter der Rubrik Ressourcen sollen die Bereiche der Persönlichkeit oder des Umfeldes des Patienten hervorgehoben werden, die Einfluß auf die Genesung oder die Situationsbewältigung des Patienten haben.

Auszug aus dem Pflegestammblatt von Frau Meßner

Dat.:	Ressourcen:
	Ehemann möchte, daß seine Frau wieder gesund wird. Will sich an der Pflege und bei der Planung aktiv beteiligen, kommt täglich für ca. 6 Stunden (meist 11^{00} – 19^{00})

5.6 Pflegeziele

Ein Pflegeziel legt die Richtung und die Priorität fest, die im Hinblick auf die Bewältigung eines bestimmten Problems von der Pflege gesetzt wird (gesetzt werden soll).

Pflegeziele stellen somit einen Sinnzusammenhang zwischen Pflegeproblemen und Pflegemaßnahmen her. Auf dieser Grundlage werden die Pflegeschwerpunkte deutlich, das gesamte Pflegekonzept erkennbar und überprüfbar und die Pflegemaßnahmen begründbar.

5.6.1 Definition und Beschreibung von Pflegezielen

Ein Pflegeziel bezieht sich auf ein bestimmtes Pflegeproblem und beschreibt die Situation des Patienten, die durch pflegerisches Handeln erreicht werden soll.

Für die Beschreibung von Pflegezielen gelten folgende Regeln:

● Das Pflegeziel ist aus der Sicht des Patienten zu stellen und in der Soll-Form (so kurz wie möglich) zu formulieren.

● Das Pflegeziel erhält die gleiche Nummer wie das Problem, auf das es sich bezieht. Werden mehrere Ziele zu einem Problem gesetzt, können diese wie im Beispiel unten gekennzeichnet werden.

● In bezug auf Rehabilitationsziele gibt das Ziel den Schritt an, der zunächst erreicht werden muß, bevor ein weiterer Schritt (Ziel) gesetzt werden kann.

Beispiel:

Problem:	2	Bewegungseinschränkung durch Hemi rechts
Ziel:	2.1	Keine zusätzlichen Beeinträchtigungen erleiden
	2.2	Vorhandene Mobilität behalten
	2.3	Mobilitationsgrad II erreichen

Zu Ziel 2.1: Der Patient soll keine zusätzlichen Beeinträchtigungen erleiden (Erhaltungsziel)

Dieses Ziel gibt bekannt, daß die Pflege dafür sorgen will, daß der Patient keine durch die Bewegungseinschränkung bedingten zusätzlichen Beeinträchtigungen erleidet. Anders ausgedrückt: Das Wohlbefinden oder der Gesundheitszustand sollen nicht durch zusätzliche Einbußen beeinträchtigt werden, wie: ungepflegte Haare, unangenehmer Körpergeruch, gespannte oder verschwitzte Haut, trockener Mund, Mundgeruch, unbequemes Liegen, Dekubitus, Infektionen, Thrombose, Mangelernährung, Obstipation, schmutzige Bettwäsche, schlechte Luft, Unordnung im Zimmer und vieles andere mehr.

Zu Ziel 2.2: Vorhandene Mobilität behalten (Erhaltungsziel)

Dieses Ziel gibt bekannt, daß die Pflege sich auf die noch vorhandenen Fähigkeiten konzentriert. Die Mobilität, die der Patient zum Zeitpunkt der Zielsetzung hat, soll ihm erhalten bleiben. Neben der Erhaltung der noch vorhandenen Selbständigkeit sind mit diesem Ziel selbstverständlich auch die Vermeidung von Spasmen oder Kontrakturen angestrebt.

Zu Ziel 2.3: Mobilisationsgrad II erreichen (Rehabilitationsziel)

Mit diesem Ziel gibt die Pflege bekannt, daß sie nicht nur die noch vorhandenen Fähigkeiten erhalten will, sondern eine Verbesserung der Mobilität des Patienten anstrebt. Welche Fähigkeiten der Patient dabei wiedererlernen soll bzw. wie der Mobilisationsgrad II konkret aussieht, kann auch als generelle Vorgabe für alle vergleichbaren Situationen formuliert werden. Auf S. 156 ist der Standard Apoplex: Mobilisationsgrad II als Beispiel dafür abgebildet. Existiert eine solche Beschreibung nicht, müßten entsprechende Ziele in der Planung jeweils schriftlich aufgeführt werden:

Beispiel:

Dat.:	Nr.:	Ziel:	Stop
9. 9.	2.3	im Bett selbständig drehen	
9. 9	2.4	selbständig hochrutschen	
9. 9	2.5	selbständig Becken anheben	
9. 9	2.6	mit gesunder Seite übergreifen können	
9. 9	2.7	selbständiges Essen und Trinken usw.	

Da diese Ziele bzw. Anleitungsschritte in der Regel nicht nacheinander, sondern parallel angestrebt werden, erspart es Zeit und Arbeit, wenn sie wie im Standard Apx2 zusammengefaßt werden. Das übergeordnete Ziel heißt dann: Mobilisationsgrad II. Nun gibt es sicher auch Situationen, in denen es sinnvoller wäre, die einzelnen Schritte nicht gleichzeitig, sondern nacheinander zu gehen. In solchen Fällen sollte der Standard nicht als Arbeitsanweisung, sondern als Orientierungshilfe benutzt werden. Das bedeutet jedoch, daß der jeweils angestrebte Schritt als Ziel in der Planung aufgeführt werden muß.

Je nach Einschätzung der Situation kann die Reihenfolge auch variieren, oder es werden statt nur eines Ziels mehrere parallel angestrebt. Die Gestaltungsmöglichkeiten sind so vielfältig wie die denkbaren Situationen.

5.6.2 Zielrichtungen/Zielgruppen

Das Ziel bestimmt die Richtung, in der gepflegt wird (Abb. 5.18).
   Orientiert an der Situation bzw. am Gesundheitszustand des Patienten, lassen sich drei Zielrichtungen oder Gruppen von Zielen unterscheiden, die im folgenden näher betrachtet werden sollen:

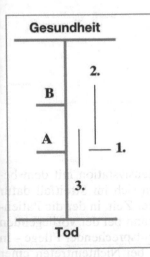

1. **Zustandserhaltung = Erhaltungsziele**
   Ziel: keine Zustandsverschlechterung
   (Betrifft Problembereiche, in denen keine Rehablitation möglich ist; Vermeidung von Rückfällen während der Rehabilitation.)

2. **Zustandsverbesserung = Rehabilitationsziele**
   Ziel: Schritt, der von A nach B führt. Ist Schritt 1 abgeschlossen, kommt Schritt 2 usw., bis Zustand B erreicht ist.

3. **Zustandsverarbeitung = Bewältigungsziele**
   Ziel: psychische Kraft, mit der Realität zu leben bzw. diese zu verbessern oder schrittweise Annahme der unabdingbaren Situation.

Abb. 5.18. Zielrichtungen/Zielgruppen

Zustandserhaltung: Erhaltungsziele (sichere Pflege)

Priorität haben im Zweifelsfall oder auch bei Zeitmangel immer die Erhaltungsziele.

Man kann in diesem Zusammenhang auch den Begriff „sichere Pflege" verwenden. Denn alles, was zur Gewährleistung von sicherer Pflege unternommen wird, dient der Erhaltung des Ist-Zustandes. Aus juristischer Sicht ist die Pflegeperson hierzu verpflichtet.

Beispiel:
Frau Koller kommt zur Aufnahme mit intakter Haut im dekugefährdeten Bereich. Eine Woche später hat sie einen *Dekubitus 2. Grades* (Abb. 5.19).

Die Frage, die sich in einem Streitfall juristisch stellt, lautet: Was wurde vorseiten der Pflege auf der Intensivstation oder bereits im OP unternommen, um diesen Dekubitus zu verhindern? Wenn die Pflegepersonen nicht nachweisen können, daß sie die Gefahr rechtzeitig erkannt und die nach dem heutigen Kenntnisstand erforderliche Prophylaxe durchgeführt haben, haben sie vor Gericht kaum eine Chance. Die Pflegedokumentation ist dabei in der Regel das Beweisstück Nummer eins.

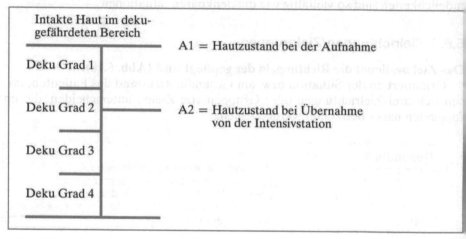

Abb. 5.19. Einschätzung des Hautzustands bei Frau Koller

Die Pflegepersonen, die Frau Koller von der Intensivstation mit dem beschriebenen Dekubitus übernommen haben, müssen sich im Streitfall dafür verantworten, wenn sich der Hautzustand während der Zeit, in der die Patientin auf ihrer Station liegt, verschlechtert. Überdies kann bei der vorliegenden Situation erwartet werden, daß der Dekubitus – bei entsprechender Pflege – in absehbarer Zeit abheilt, so daß die Patientin auch bei Nichteintreten einer Zustandsverbesserung mit Aussicht auf Erfolg klagen könnte.

Zustandsverbesserung: Rehabilitationsziele

Niemand will in einem unerfreulichen Zustand lange verweilen. Daher suchen die meisten Patienten therapeutische oder pflegerische Hilfe in der Hoffnung darauf, daß sich ein sie belastender Zustand wieder bessert. Genauso ist die Vorstellung, nur auf der Erhaltungsebene zu pflegen, sicher nicht der Grund, weshalb jemand den Pflegeberuf ergreift. *Hilfe suchen* (Patient) und *helfen wollen* (Pflegeperson) drückt beiderseits die Vorstellung von einer Verbesserung der vorliegenden Situation aus.

Allerdings läßt sich diese Erwartung vom Patienten rechtlich nicht unbedingt einfordern. Denn eine Sicherheit, daß die Bemühungen von Ärzten und Schwestern tatsächlich eine Besserung bewirken, kann selten garantiert werden. Der Patient hat höchstens dann die Möglichkeit, einen Rechtsanspruch anzumelden, wenn man ihm diese Besserung definitiv versprochen hat oder wenn sich aufgrund der Maßnahmen zusätzliche Beschwerden einstellen und man ihn bezüglich der möglichen Risiken nicht ausreichend informiert hat.

Rehabilitationsziele wurden von der Pflege bislang hauptsächlich in Anlehnung an eine entsprechende Zielsetzung von Ärzten und anderen Fachtherapeuten aufgestellt. Den meisten Pflegepersonen fällt es deshalb noch schwer, eigene *angemessene* Rehabilitationsziele zu setzen. Dabei treten neben fehlender Übung und fehlenden Einschätzungskriterien, wenn keine Standardpflegepläne vorhanden sind, die unterschiedlichen Bewertungen der Rehabilitationschancen als besondere Schwierigkeiten hervor.

Um Abweichungen in der Situationseinschätzung besser vergleichen zu können, hat sich folgende bildliche Darstellung bewährt (Abb. 5.20 a, b). Am

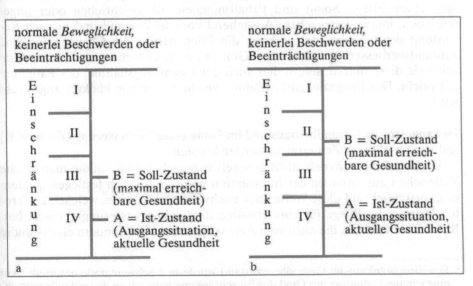

Abb. 5.20. a Einschätzung der Rehabilitationsaussichten von Frau Meßner durch *Sr. Edith.* **b** Einschätzung der Rehabilitationsaussichten von Frau Meßner durch *Sr. Hanna*

Beispiel des Pflegeproblems *Bewegungseinschränkung durch Hemi rechts* be
Frau Meßner kann zudem verdeutlicht werden, wie wichtig die Kommunika
tion der Pflegepersonen für das Erstellen von Rehabilitationszielen ist.

Aussagewert dieses Ergebnisses:
Beide Schwestern schätzen den Zustand A der Patientin in Einschränkungs
grad IV ein[2]. Die Abweichung (s. Abb. 5.20) ist als geringfügig zu bewerten, d
sie lediglich eine unterschiedliche Tendenz beider Pflegepersonen bekannt gib
Dagegen ist die Differenz bei Zustand B gravierender und kann für die Pfleg
bereits Auswirkungen zeigen. Während Sr. Edith aufgrund ihrer Erfahrunge
mit Apoplexpatienten davon ausgeht, daß bei Frau Meßner allenfalls leicht
Fortschritte in der Beweglichkeit zu erreichen sind, räumt Sr. Hanna der Pati
entin bessere Rehabilitationschancen ein. Für die Pflege könnten sich dies
Bewertungsunterschiede folgendermaßen auswirken: Sr. Hanna wird pflegeri
sche Schwerpunkte in Richtung Rehabilitation setzen. Ihr Pflegeplan könnt
etwa so aussehen wie der auf S. 167 abgebildete. Sr. Edith dürfte jedoch Pro
bleme haben, den Plan ihrer Kollegin voll zu akzeptieren, weil sie bezweifelt
daß sich die damit verbundene Mühe tatsächlich lohnt.
  Um eine gemeinsame Linie für die Pflege eines Patienten zu finden, ist e
wichtig, solche Bewertungsunterschiede festzustellen. Wenn Sr. Edith und Sr
Hanna die Hauptbezugspersonen von Frau Meßner sind, müssen sie ihre Ziel
setzung abstimmen, so daß der aufgestellte Pflegeplan von beiden getrage
wird und gegenüber anderen Personen begründet werden kann.

Der jeweils aktuelle Gesundheitszustand des Patienten (Zustand A) bilde
den Ausgangspunkt bei der Planung und, wie bereits erwähnt, die Plattform
für sichere Pflege. Somit sind Erhaltungsziele, ob geschrieben oder unge
schrieben, immer vorgegeben. Ausgehend vom Ist-Zustand und je nach Be
wertung der Gesamtsituation kann die Pflegeperson die Chancen für ein
Zustandsverbesserung kalkulieren. Gibt es aus ihrer Sicht eine Chance, dann
sollte sie diese nutzen, sofern dies auch der Erwartungshaltung des Patiente
entspricht. Das Pflegeziel gibt bekannt, welche Besserung konkret angestreb
wird.

Der angestrebte Gesundheitszustand im Sinne einer Verbesserung (Zustand B)
sollte in absehbarer Zeit erreicht werden können.
  Da Rehabilitationsziele nicht generell vorgegeben sind, müßte man solche
Ziele schon aus Gründen der Information immer schriftlich festlegen. Zudem
ist es erfreulich, auf diese Weise auch nachweisen zu können, welchen konkre
ten Beitrag die Pflege für eine etwaige Zustandsverbesserung geleistet hat
Rehabilitationsziele, die nicht vom Arzt vorgegeben sind, sondern eigenständig

---

[2] Die Einschränkung im Gesundheitszustand wurde in 4 Schweregrade unterteilt. Auf
eine genaue Definition pro Grad der Einschränkung habe ich an dieser Stelle verzichtet. Diese und andere Problemeinteilungen könnten auch klinikspezifisch oder allge-
meinverbindlich festgelegt werden.

von der Pflege gesetzt werden, dokumentieren überdies die Eigenständigkeit der Pflege (s. auch 3.5).

Bewältigungsziele: Bewältigungsarbeit

Mit Bewältigung der jeweiligen Situation ist die psychische Verarbeitung der für den Patienten bestehenden Realität gemeint. Bewältigung ist daher als aktiver und bewußter Prozeß der Auseinandersetzung zu sehen, der letztlich immer vom Patienten geleistet werden muß. Die Pflegeperson kann den Patienten hierbei lediglich unterstützen und begleiten. Bewältigt der Patient ein Problem oder seine Situation nicht, weil er sich nicht auseinandersetzen kann, wirkt sich dies über kurz oder lang negativ auf seinen Gesundheitszustand aus. Pflegerische Hilfeleistungen zur Bewältigung sind daher sowohl für die Erhaltung als auch für die Rehabilitation erforderlich:

- Begleitung des Patienten in Richtung Verbesserung des Gesundheitsheitszustandes,
- Begleitung des Patienten, mit seiner eingeschränkten Situation leben zu lernen oder um eine Verschlechterung seines Gesundheitszustandes zu verhindern,
- Begleitung des Patienten, wenn nicht anders mehr möglich, zu einem würdevollen Sterben.

In einer Studie, die sich mit der Typisierung von psychosozialen Tätigkeiten beschäftigt, verwendet man in vergleichbaren Zusammenhängen den Begriff *Gefühlsarbeit*. Dabei werden 6 Typen von Gefühlsarbeit unterschieden, die den Umfang des angesprochenen Aufgabenbereichs deutlich machen (s. Kampmeyer u. Schulte 1986):

> **Biographische Arbeit,** um zu erfahren, welche Gewohnheiten und Vorstellungen der Patient hat, und die Berücksichtigung dieser Gewohnheiten und Vorstellungen bei den Pflegetätigkeiten.
> **Berichtigungsarbeit,** um falsche Vorstellungen über Personen und Sachen zu korrigieren.
> **Fassungsarbeit,** um den Patienten auf ein für ihn extremes medizinisches Ereignis, das ihn sehr belasten könnte, vorsichtig vorzubereiten.
> **Trostarbeit,** um den Patienten in ihm ausweglos erscheinenden Situationen gefühlsmäßig zu unterstützen.
> **Trauerarbeit,** um dem Patienten zu ermöglichen, einen persönlichen Verlust nach eigenen Vorstellungen und Gefühlen zu verarbeiten.
> **Identitätsarbeit,** um den Patienten an ein neues Orientierungsmuster seines Handelns im täglichen Leben heranzuführen.

Bewältigungs-, Gefühls- oder Trauerarbeit erfordern mitunter großen persönlichen Einsatz, der die Bezeichnung „Arbeit" mindestens ebenso verdient, wie Betten machen, Infusion richten u.ä. Der zeitliche Aufwand und die pflegerische Qualifikation für diese Leistungserbringung müßten entsprechend gleichrangig berücksichtigt werden.

Eine solche Typisierung mag für schulische oder statistische Zwecke interessant sein, eine entsprechende Differenzierung in der Pflegeplanung wäre jedoch wegen der analytischen Betrachtungsweise nicht sinnvoll. Da das übergeordnete te Gesamtziel von jeder Art „Gefühlsarbeit" letztlich die *Situationsbewältigung* ist, wird im folgenden nur von den Begriffen: Bewältigungsziel/ Bewältigungs arbeit gesprochen. Nachfolgend einige Formulierungsbeispiele für Bewälti gungsziele, der Patient soll:

- Belastungen offen aussprechen,
- sich verstanden fühlen,
- über den Beinverlust trauern können,
- seine Situation realistisch einschätzen,
- von allem Liebgewonnenen Abschied nehmen können,
- Ängste ertragen können.

Wie bereits erwähnt, können längst nicht alle Pflegeprobleme bewältigt wer den. Am Fallbeispiel Meßner kann deshalb kein direktes Bewältigungsziel demonstriert werden, weil zu dem beschriebenen Zeitpunkt kein aktiver Bewältigungsprozeß möglich ist. Das Beispiel zeigt jedoch exemplarisch, wo die Grenzen des pflegerisch Machbaren liegen:

Frau Meßner hat zu allen anderen apoplexbedingten Problemen auch noch eine schwere Sprachbehinderung. Deshalb kann sie nicht mitteilen, was sie wünscht und welche Hilfestellung sie gerne hätte. Sie ist folglich in höchstem Maße von der Einschätzung durch die Pflegeperson und ihren Mann abhängig. Diese extreme Form des Ausgeliefertseins ist in einem geistig wachen Zustand wohl kaum zu ertragen, weshalb viele Patienten in vergleichbaren Situationen auch in Apathie, Agonie bzw. Depressionen verfallen und dadurch für Außenstehen de noch schwerer erreichbar sind. In solchen Fällen sind Pflegepersonen oder Angehörige oft mit ihrer Kunst am Ende. Denn mit einem Menschen, der über den üblichen Kommunikationsweg nicht zu erreichen ist, kann man sich schließlich verbal auch nicht auseinandersetzen. Als Mittel der Wahl bleibt dann hauptsächlich die körperliche bzw. mentale Zuwendung.

Bei der Pflegeplanung geht es nicht darum, möglichst viele edle und große Ziele für den Patienten zu setzen, sondern mit Fachkenntnis und Einfühlungsvermö gen herauszufinden, was in der vorliegenden Situation erwartet wird und reali siert werden kann.

5.7 Pflegeplan (Maßnahmenplan)

Der Pflegeplan benennt und beschreibt die Pflegemaßnahmen, von denen die Pflegeperson aufgrund ihrer Kenntnisse und Erfahrung weiß, daß sie geeignet sind, ein angestrebtes Ziel zu erreichen. Im Rahmen der Pflegeplanung ist der Maßnahmenplan der eigentliche Handlungsplan, in dem die geplante Pflegeleistung festgehalten ist.

Ein Pflegeplan, der sowohl Handlungsanweisung als auch Qualitäts- und Leistungsnachweis sein soll, muß folgende Fragen beantworten können:

1. Wie heißt die Maßnahme?	Dekubitusprophylaxe
2. Was beinhaltet die Maßnahme?	1. Inspektion und Einschätzung 2. Weichlagerung mit ... 3. Umlagerung im Wechsel zwischen ... 4. Hautschutz mit
3. Welche Materialien und Arbeitsmittel werden eingesetzt?	zu 1. keine zu 2. weiche Schaumstoffmatratze zu 3. Lagerungskissen zu 4. Lebertransalbe
4. Wann und wie oft werden diese Maßnahmen durchgeführt?	zu 1. morgens und abends zu 2. je nach Situation zu 3. mindestens alle 2 h zu 4. im Zusammenhang mit der Intimpflege oder Körperpflege
5. Wer ist für die korrekte Durchführung der Maßnahme verantwortlich?	– die jeweils für den Patienten zuständige Pflegeperson – siehe Unterschrift im Pflegebericht
6. Wieviel Personen werden benötigt?	1 Person
7. Wie hoch ist der Zeitaufwand pro Tag?	(eine genaue Zeitermittlung liegt nicht vor)
8. Worauf wird besonders geachtet? (Priorität – Vereinbarung – Abgrenzung)	Lagerungsprotokoll erforderlich (juristische Absicherung)

Je nach Maßnahme kann es aus Gründen der Sicherheit auch wichtig sein, daß die Vorgehensweise bei der Durchführung beschrieben wird.

Die schriftliche Erstellung eines Pflegeplans, der alle diese Informationen enthalten soll, ist ohne entsprechende Pflegestandards für die Praxis undenkbar, denn neben der angesprochenen Dekuprophylaxe werden in der Regel eine Reihe von weiteren Maßnahmen in gleicher Weise aufzunehmen sein. Sobald man sich jedoch auf einen vorliegenden Standard (s. Abb. 5.11 und 12) beziehen kann, reduziert sich der Planungsaufwand auf die Bezeichnung der Maßnahme:

Dat.	Nr.	Maßnahme	Stop
4. 3.	2	Dekuprophylaxe nach Standard	

Allerdings lassen sich nicht immer alle im Standard aufgeführten Punkte bei jedem Patienten durchführen, so daß Abweichungen vorgenommen werden müssen. Dabei stellt sich dann die Frage nach der korrekten Dokumentation von Abweichungen.

Beispiel: Der im Standard vorgesehene Schaumstoff ist z. Z. nicht vorrätig, statt dessen wird ein Wasserkissen eingebettet.

Dat.	Bericht	
4. 3.	(2) kein Schaumstoff vorrätig, Wasserkissen eingebettet	*Sr. Gertrud*

Wurde im Standard kein spezielles Lagerungsmaterial aufgeführt, sondern mehrere Möglichkeiten zur Auswahl gestellt (z. B. Schaumstoff, Wasserkissen, Gelkissen u. a. je nach Situation), dann muß das jeweils eingebettete Material im Bericht aufgeführt werden.

Da das Einbetten eines Lagerungsmaterials eher eine einmalige Aktivität erfordert, sollte die Dokumentation dieser Änderung nicht im Plan vorgenommen werden, sondern nur im Bericht. Handelt es sich hingegen um eine abweichende Maßnahme, die täglich oder regelmäßig ausgeführt werden muß, dann ist es besser, dies im Plan zu dokumentieren. Der Grund für die abweichende Vorgehensweise müßte jedoch einmalig im Bericht festgehalten werden.

Dat.	Nr.	Maßnahme	Stop
4. 3.	2	Dekubitusprophylaxe nach Standard	
6. 3.	2	rechte Seite 90° lagern	

Dat.	Bericht	
6. 3.	(2) Patientin möchte lieber richtig auf der rechten Seite liegen, sei daran gewöhnt, melde sich zum Umlagern	*Sr. Gertrud*

Die im Standard vorgesehene Umlagerung nach spätestens 2 Stunden müßte aus rechtlicher Sicht dokumentiert werden. Das würde bedeuten, daß man entweder jeden Lagewechsel im Bericht vermerkt oder daß man hierzu, wie im Standard vorgesehen, ein separates Lagerungsprotokoll führt. Daß tatsächlich innerhalb des 2-Stunden-Zyklus gelagert wurde, in welcher Lage der Patient die meiste Zeit verbracht hat oder auch das Ergebnis der Hautinspektion, kann zusammenhängend auf dem Protokollblatt dokumentiert werden. Das Lagerungsprotokoll ist Bestandteil der Dokumentation, daher sind zusätzliche Eintragungen im Bericht nur dann erforderlich, wenn sich Abweichungen vom ursprünglich Geplanten ergeben.

5.8 Pflegebericht

Der Pflegebericht ist Hauptbestandteil der Pflegedokumentation.

Im Bericht sollte im Zweifelsfall nachgelesen werden können, in welchem Gesundheitszustand sich der Patient während seines Krankenhausaufenthalts befunden hat, welche pflegerischen Hilfen in der jeweiligen Situation angeboten bzw. durchgeführt wurden und wie der Patient auf diese reagiert hat.

Grundsätzlich lassen sich alle Informationen über den Patienten in der schriftlichen Form eines Berichts festhalten. Hierzu genügt es, alle Vorkommnisse chronologisch (Datum/Uhrzeit) aufzuschreiben. Bei vielen Kurzzeitpatienten reicht diese Vorgehensweise auch aus, wie das Beispiel des Pflegeberichts von Herrn Anton (s. Tabelle 5.1) zeigt.

Hingegen könnte man bei Patienten, die ein Problem haben, das voraussichtlich über mehrere Tage oder gar während der gesamten Pflegedauer bestehen wird, den täglichen Berichtaufwand (Schreibaufwand) deutlich reduzieren, indem man eine problembezogene Pflegeplanung auf einem separaten Formular herausstellt (s. Tabelle 5.3).

Der Pflegeplan auf dem Planungsformular hat zudem den großen Vorteil, daß alle wesentlichen Punkte, die ständig beachtet werden müssen, zusammenhängend und übersichtlich dargestellt werden. Die Pflegenden müßten also nicht jeweils den gesamten Bericht lesen, um alle geplanten Maßnahmen herauszufinden oder sich vor jedem Dienstwechsel die komplette Planung neu berichten lassen.

Doch der Nutzeffekt einer aus dem Bericht herausgehobenen Planung stellt sich nur dann ein, wenn die Handhabung vergleichbar ist, wenn also Planung und Berichterstattung in ständiger Korrespondenz miteinander stehen (s. Übersicht S. 146 und Tabelle 5.3). Durch die problembezogene Numerierung kann der Bezug zwischen Plan und Bericht jederzeit mühelos hergestellt werden.

Darüber hinaus ist es wichtig, für jeden nachvollziehbar festzulegen, was schriftlich berichtet werden muß und in welcher Form berichtet werden soll. Da die Vorstellungen bezüglich „wichtiger" und „unwichtiger" Informationen mitunter weit auseinandergehen, bieten fast alle mir bekannten Pflegeberichte, so wie sie bislang geführt werden, immer reichlich Diskussionsstoff. Im Grunde handelt es sich bei diesen Berichten mehr um Lückentexte: Probleme werden zwar mitunter aufgeführt, aber dann nicht weiter verfolgt. Manchmal werden alle durchgeführten Maßnahmen berichtet, ein anderes Mal steht nichts da, so daß ein Außenstehender (z. B. ein Jurist) bei dieser unsystematischen Dokumentation eher den Verdacht hegen wird, daß die Pflegemaßnahmen wohl genau so unzuverlässig durchgeführt worden sind.

Beispiel für einen unstimmigen Bericht		
4. 5.	FD	CT ist gelaufen, für morgen sind weitere Untersuchungen angesetzt, müssen noch vorbereitet werden, sonst nichts besonderes.
	SD	Teilwäsche und alle Prophylaxen durchgeführt, Beine mit neuen Binden gewickelt; VK neu verbunden, Einstichstelle unauffällig, leichte Minusbilanz, Pat. hat kaum etwas gegessen, sonst nichts besonderes.
5. 6.	NW	Patient hatte wieder ziemlichen Durchfall, hat die halbe Nacht auf der Bettschüssel gesessen, nach Anordnung von DA 10 Trpf. Opium gegeben.
	FD	Pat. hat fast den ganzen Vormittag über geschlafen; KG kommt am Nachmittag noch mal wieder; Achtung: Therapieplan geändert! ERCP soll vorläufig nicht laufen, Termin ist abgemeldet.
	SD	Pat. geht es etwas besser, hat eine halbe Tasse Suppe getrunken, Prophylaxen durchgeführt, leichte Rötung im Steißbereich festgestellt, Patientin soll nach Möglichkeit nicht auf dem Rücken liegen, bitte regelmäßig umlagern; Tochter hat am Nachmittag mit dem Arzt gesprochen, sie möchte nicht, daß ihre Mutter die Diagnose erfährt.
6. 6.	NW	Pat. hat gut geschlafen, nichts besonderes.

Wer den Patienten nicht kennt, kann nach diesem Bericht die hier vorliegende Situation und Problematik höchstens erahnen. Ebensowenig gibt dieser Bericht bekannt, welche Pflegemaßnahmen wann, wie, warum und mit welchem Ergebnis durchgeführt wurden.

In Falle eines Rechtsstreites würde ein solcher Bericht eher gegen die Pflegepersonen sprechen, und es würden durch ihn viele Fragen überhaupt erst aufgeworfen werden, für die man dann allerdings nur mündliche Erklärungen abgeben kann. Unklar bleibt z. B.: Wurden die Prophylaxen nur einmal am 4. 5. im Spätdienst ausgeführt? Welche Prophylaxen sind gemeint? Wurde die Patientin von der Nachtwache nun gelagert oder nicht?

Dieser Bericht ist juristisch höchst fragwürdig und als Leistungsnachweis unbrauchbar, er erfüllt allenfalls Übergabefunktion.

Ein Pflegebericht sollte folgende Kriterien erfüllen:

- Beschreibung der jeweiligen Patientensituation/**Verlaufsbericht,**
- **Dokumentation** der Pflegemaßnahme in der jeweiligen Situation,
- **Erfassung** und Darstellung der *Pflegeleistung,*
- **Nachweis** einer bestimmten *Pflegequalität,*
- **Übergabefunktion**/Informationsinstrument.

5.8.1 Situationsbeschreibung/Situationsbericht

Alle Veränderungen im Gesundheitszustand bzw. der Situation sollen, von der Aufnahme bis zur Entlassung oder Verlegung, schriftlich berichtet und in Beziehung zu den getroffenen Maßnahmen gesetzt werden.

Beispiel:

Dat.	Zeit	Pflegebericht
7. 5.	FD	Fr. G. klagt seit 9⁰⁰ Uhr über starke Übelkeit und Brechreiz, hat mehrfach gallig-schleimig erbrochen, hat keine Medikamente eingenommen und nichts gegessen, lediglich eine Tasse Fencheltee getrunken; Dr. B weiß Bescheid.
	SD	Längeres Gespräch mit Patientin geführt: fühlt sich sehr elend und glaubt nicht daran, daß sich ihr Zustand nochmals bessert; sagt, daß sie vor dem Sterben keine Angst habe, aber daß diese Übelkeit unerträglich sei.

5.8.2 Dokumentation (Nachweis)

Unter Dokumentation versteht man das schriftliche Festhalten von Vorkommnissen und Maßnahmen, um diese im Zweifelsfalle als Nachweis für Art und Umfang von Pflegeleistung in der jeweiligen Situation beweisbar zu machen.

Seit dem Bundesgerichtsurteil von 1985 wird in der Regel die Dokumentation als wichtigste Funktion eines Berichts angesehen. Damit stellt man jedoch die rechtliche Sicherheit der Pflegeperson an die erste Stelle auf der Prioritätsskala, was äußerst fragwürdig ist. Eine typische Erscheinung, die sich aus diesem Sicherheitsverständnis erklärt, sind die sog. *Handzeichenblätter:*

Durchführungsnachweis Pflegemaßnahmen:									
Pflegeverrichtung:	Zeit	Hz	Zeit	Hz	Zeit	Hz	Zeit	Hz	Zeit	Hz
Mundpflege	7.30	Ig	12.00	Ig	19.00	Hn				
Dekuprophyl. Lagerung	8.00	Ig	9.45	Ig	11.30	Ig	13.30	Ig	15.15	Hn
Pneuprophl.	10.00	Ig	16.30	Hn	19.30	Hn				
Thromboseprophl.	7.00	Ig	15.00	Hn	23.00	Le				
...										

Solche oder ähnliche „Sicherheitsblätter" werden überflüssig, wenn die Pflegeplanung als verbindlich gesehen wird und die Verantwortlichkeit klar definiert ist.

Verbindlichkeit des Pflegeplans

Alle im Plan aufgeführten Maßnahmen sind so durchzuführen, wie im *Bericht* auf dem *Planungsformular* oder im *Standard* beschrieben.

Wenn eine geplante Maßnahme nicht wie geplant durchgeführt wurde/werden konnte, muß dies von der verantwortlichen Pflegeperson im Pflegebericht unter Angabe des Grundes festgehalten werden. Maßnahmen, die nicht regelmäßig zu festgelegten Zeiten durchzuführen sind oder außerplanmäßig durchgeführt wurden, müssen jeweils im Bericht dokumentiert werden.

Verantwortlichkeit für die Durchführung der Pflegemaßnahmen

Zuständigkeit für den Patienten

Jedem Patienten wird zu Dienstbeginn eine Pflegeperson (examiniert) zugeteilt. Diese ist im Rahmen ihrer Kompetenz für die Durchführung aller ärztlich angeordneten und pflegerisch geplanten Maßnahmen verantwortlich. Die schließt auch die Verantwortung für die korrekte Dokumentation ein.

Verantwortlichkeit im Rahmen der Zusammenarbeit

Die zuständige Pflegeperson kann jedoch Maßnahmen an andere Mitarbeite übertragen. Delegiert sie Maßnahmen an eine weniger qualifizierte Pflegeperson (z. B. Schüler, Praktikant), so trägt sie als höherqualifizierte Pflegeperson weiterhin die Hauptverantwortung.

Dokumentation

Die zuständige Pflegeperson schreibt bei Dienstende (Uhrzeit angeben) einen Pflegebericht, in den sie alle Situationsänderungen (Patient), die von seiten der Pflege beachtet werden müssen, sowie die getroffenen Maßnahmen oder Abweichungen von der Planung in Kurzform schriftlich darstellt.

Mit ihrer Unterschrift bekundet die betreffende Pflegeperson, daß sie die Pflege des Patienten und die Korrektheit der Eintragungen verantwortet.

Überträgt sie das Schreiben des Berichtes z. B. an einen Kollegen oder eine Schülerin, so sollte sie sich von der Korrektheit der Dokumentation überzeugen und dies ebenfalls mit ihrer Unterschrift bekunden.

Anmerkungen

Diese Vorgehensweise setzt eine patientorientierte Stationsorganisation (Zimmerpflege, Bereichspflege, Bezugspflege) voraus und unterstützt diese. Eine Pflegeperson, die ihre Pflege auch verantworten muß, wird sich anders für den (ihren) Patienten einsetzen als Pflegepersonen, die sich nur für die Verrichtung einzelner Maßnahmen an diesem Patienten zuständig fühlen.

Über die Rechtsverbindlichkeit einer solchen hausinternen Regelung sowie über die korrekte Handhabung muß jede Pflegeperson informiert sein.

5.8.3 Leistungserfassung/Leistungsnachweis

Mit Einführung der sog. PPR – zur Leistungserfassung der Pflege – hat sich einiges an der Dokumentationssystematik geändert. Vielerorts sind neue und oftmals sogar zusätzliche Formblätter entwickelt worden, um die PPR-bezogenen Leistungen besser herausheben zu können. Diese zusätzlichen Bemühungen gingen/gehen leider zumeist auf Kosten des chronologischen Verlaufsberichtes. Auch kann hierzulande beobachtet werden, daß sich die Pflegeplanung, sofern sie überhaupt dokumentiert wird, im wesentlichen auf die der PPR zugrundeliegenden Leistungsbereiche beschränkt. Wenn man nicht aufpaßt, kann die Pflege auf diese Weise ganz leicht auf das PPR-Maß herunterreduziert werden, womit wir uns dann noch ein Stück weiter vom „ganzheitlichen Pflegeanspruch" entfernen. Natürlich ist es auch wichtig, Pflegeleistung als solche darzustellen, jedoch darf die Pflegedokumentation nicht in erster Linie diesem Selbstzweck dienen. Diese Gefahr kann vermieden werden, indem die Pflegedokumentation wie hier beschrieben gehandhabt wird, die dann quasi automatisch auch eine Leistungserfassung im Sinne der PPR beinhaltet.

Zur Systematik einer Leistungserfassung im Sinne der PPR

1. Standard-Leistung:
   Pro Pflegestandard wird die Pflegestufe 1–3 zugeordnet, d. h., sobald ein bestimmter Pflegestandard zutrifft, läßt sich automatisch auch die in diesem Standard beinhaltete Leistung quantifizieren (siehe z. B. Standards Hyab, Abb. 5.9 und 5.10 oder Deku1, Abb. 5.13).
2. Individuelle Leistung:
   Werden über das normale Maß, d. h. über das Standardangebot hinaus, Leistungen erforderlich, die PPR-wirksam sind, so müssen diese begründet und gesondert erfaßt werden. Zur Erfassung dieser Pflegeleistung ist die Pflegedokumentation, und hier insbesondere der Pflegebericht, das Mittel der Wahl.

> Formel: Standardleistungen + individuelle Leistungen = Pflegestufe

Beispiel:

Frau E.		Standardleistung +	individuelle Leistung =	Pflegestufe
Datum:	Präop:	Präop A1/S2	nicht anrechenbar	A1/S2
	OP-Tag:	Hyab1 A2/S1	nicht anrechenbar	A2/S1
	1. Tag:	Hyab2 A2/S2	nicht anrechenbar	A2/S2
	2. Tag:	Hyab2 A2/S1	nicht anrechenbar	A2/S1
	3. Tag:	Hyab2 A1/S1	(s.Bericht) A2	A2/S1
	4. Tag:	Hyab2 A1/S1	nicht anrechenbar	A1/S1
	usw.			

In diesem Falle gibt es, außer am 3. postoperativen Tag, keine individuellen Leistungen, die eine höhere Einstufung, als im zugrundeliegenden Standard angegeben, rechtfertigen würden. Der Nachweis für eine A2 am 3. Tag müßte demnach aus dem Pflegebericht ersehen werden können.

Beispiel:

> Pflegebericht Fr. E., 3.Tag:
>
> Fr. E. hat mehrmals gallig erbrochen, fühlt sich sehr elend, wollte lieber im Bett gewaschen werden usw.

Auch bei komplexen Fällen läßt sich auf diese Weise mit relativ wenig Aufwand eine übersichtliche und klare Einstufung der Patienten nachweisen.

Mittels eines entsprechenden EDV-Programms kann eine derartige Leistungserfassung wirksam unterstützt werden. Leider fehlen derzeit noch entsprechende Programmangebote, da die meisten Programmierer wie auch Pflegepersonen von der Annahme ausgehen, daß zur exakten Leistungserfassung und um gleichfalls einen Durchführungsnachweis zu erbringen, jede einzelne Pflegemaßnahme nach deren Erbringung eingegeben werden muß. Ähnlich wie an der Kasse im Kaufhaus können Pflegeleistungen dann z.B. per Barcode-Gerät in den Computer eingelesen und berechnet werden. Da in der Regel weder dokumentationsfähige Pflegestandards noch individuelle Pflegepläne existieren, bieten derartige Tätigkeitsauflistungen zumindest eine Übersicht über Art und Umfang erbrachter Leistungen.

Diese allgemeine Tendenz der Erfassung von Einzelleistungen ist aufgrund der noch vorherrschenden funktionalen Denk- und Arbeitsweise in der Pflege zu erklären. Denn wenn sich die Pflegepersonen nicht für bestimmte Patienten, sondern lediglich für die korrekte Ausführung bestimmter Verrichtungen zuständig fühlen, sind „Durchführungsnachweise" pro Tätigkeit notwendig, um nachvollziehen zu können, wer wann was getan hat. Im umgekehrten Falle, wenn also den Patienten feste Bezugspersonen zugeordnet werden, die sowohl die geplante als auch durchgeführte Pflege verantworten, ist die o.g. Vorgehensweise vollkommen überflüssig.

Sofern verbindliche Pflegestandards bzw. Pflegeplanungen vorhanden sind, müssen lediglich die Abweichungen hiervon dargestellt werden. Alle in der Planung und in den Standards aufgelisteten Maßnahmen nach deren Durchführung jeweils nochmals zu bestätigen, käme etwa einer doppelten Buchführung gleich, und diese wird für die Krankenpflege zum Glück noch von keinem Gesetz gefordert.

5.8.4 Instrument zur Qualitätssicherung

Neben Art und Umfang sollen in Zukunft Krankenhäuser und alle Pflegeeinrichtungen inkl. der ambulanten Pflegedienste zur Qualitätssicherung veroflichtet werden. Somit steht endlich auch einmal die Qualität von Pflege zur Diskussion, auch wenn diese neue Anforderung zur Zeit noch eher Ratlosigkeit hinsichtlich der Umsetzung auslöst.

Fest steht jedoch, daß zunächst die erwartete Qualität definiert werden muß. Dies geschieht sowohl bei der Standardentwicklung als auch bei der individuellen Pflegeplanung. Ob oder inwieweit die angestrebte Qualität erreicht wurde, kann dann in einem Ist-Soll-Vergleich bewertet werden. Zur Dokumentation der tatsächlichen Qualität ist folglich der chronologische Verlaufsbericht das Mittel der Wahl. In diesem sollte die Ausgangssituation (Aufnahmebericht) des Patienten sowie jede Veränderung (Verbesserung/Verschlechterung) seines Gesundheitszustandes möglichst klar und vollständig beschrieben sein. Damit wird nicht nur der Situations- bzw. Verlaufsbericht deutlich aufgewertet, sondern hieraus ergibt sich überdies die Notwendigkeit zur sinnzusammenhängenden Dokumentation (warum wurde was wann von wem unternommen und was hat dies dem Patienten gebracht). Ein Dokumentationssystem, welches hauptsächlich auf den Leistungsnachweis (was wurde wann von wem durchgeführt) ausgerichtet ist, kann diesen Zweck nicht erfüllen.

5.8.5 Übergabefunktion (Information)

Der Pflegebericht ist außerdem ein wichtiges Instrument, um den Arbeitsablauf auf der Station zu sichern. Da alle Veränderungen im Zustand eines Patienten oder bei den für ihn geltenden Maßnahmen festgehalten werden, kann eine Pflegeperson sich im Bericht rückversichern, wenn sie bei der mündlichen Übergabe nicht alle Punkte behalten hat. Eine besondere Hilfe sind die Berichte v. a. für Pflegepersonen, die längere Zeit nicht im Dienst waren oder einen Patienten nur vorübergehend übernehmen müssen.

Ein gut geführter Bericht, der alle für die Pflege wesentlichen Informationen enthält, bietet demnach Sicherheit sowohl für den Patienten als auch für die Pflegeperson.

Heute kommt es leider zu oft vor, daß eine Schwester den Patienten fragen muß, was bei ihm zu tun und zu beachten sei, weil dies aus den Unterlagen nicht genau genug hervorgeht. Auf die Patienten wirkt ein solches Verhalten nicht gerade vertrauenserweckend, wenn etwa jeden zweiten Tag jemand Neues kommt und z. B. fragt: „Dürfen Sie aufstehen?" „Können Sie sich alleine waschen?" „Mit welcher Salbe wurde denn Ihr Bein immer eingerieben?"

5.9 Pflegestammblatt

Ein Pflegestammblatt soll der Pflegeperson einen schnellen Überblick über alle wichtigen Informationen zur persönlichen Situation des Patienten geben.

Im Vergleich zum Pflegebericht und zur Pflegeplanung hat das Stammblatt hauptsächlich Informationscharakter, denn viele der aufgeführten Daten sind im Bericht oder in anderen Unterlagen bereits festgehalten (s. Stammblatt beispiel S. 166).

Ein Stammblatt ist nur dann sinnvoll und hilfreich, wenn es jeweils die aktu elle Situation widerspiegelt. Deshalb können wichtige Informationen auch z jeder Zeit in das Stammblatt eingetragen werden. Hierin liegt der eigentlich Unterschied zu einem sog. Pflegeanamneseblatt, das sich vorwiegend auf di Aufnahmesituation bezieht.

Inhaltliche Schwerpunkte eines Stammblatts

1. Angaben zur **persönlichen Situation** des Patienten, die im Zusammenhan mit der Aufnahme oder dem Klinikaufenthalt stehen:

Als Ausgangspunkt sollten einige Eckdaten zur Person aufgeführt wer den, auch wenn diese bereits in anderen Unterlagen oder auf der Adressett stehen.

6. 8.	Frau Herrmann, 53 J, verheiratet, 2 erwachsene Kinder, Hausfrau, betreut seit 2 Jahren ihren 3jährigen Enkelsohn und führt neben ihrem eigenen auch den Haushalt ihrer berufstätigen Tochter. Sie vermißt besonders ihren kleinen Enkel (Oliver). Frau H. wurde aus der Poliklinik mit der Diagnose Sigmatumor überwiesen, soll sobald wie möglich operiert werden.
10. 8.	Operation, anschließend Intensivstation.
12. 8.	Patientin liegt wieder auf Station (näheres siehe Bericht).

2. Angaben zum **Gesundheitszustand** des Patienten, die im Zusammenhan mit der Aufnahme oder dem Klinikaufenthalt stehen:

In Kurzform (Telegrammstil) sollten die gesundheitlichen Defizite des Pa tienten dargestellt werden, die seine momentane Situation kennzeichnen. Die kann in Form von Symptomangaben oder konkreten Beschreibungen de Beschwerden geschehen, wenn diese aller Voraussicht nach über einen länge ren Zeitraum beachtet werden müssen. Verändert sich der eingangs beschrie bene Zustand im Laufe der stationären Behandlung, muß das Stammblatt mi entsprechendem Datum aktualisiert werden.

6. 8.	Hat seit Monaten unregelmäßige Verdauung (mal Durchfall mal harten Stuhl), hat auch etwa 4 kg Gewicht verloren, sonst keinerlei Beschwerden.
12. 8.	Zustand nach Kolonoperation mit Anlage eines Anus praeter (Näheres siehe Bericht).

3. Angaben zu **Behinderungen und Prothesen** des Patienten, die während de gesamten Klinikaufenthaltes zu berücksichtigen sind:

In dieser Rubrik sollten nur die bleibenden Behinderungen aufgeführt wer den, sofern sie nicht im Zusammenhang mit den unter Gesundheitszustand bereits beschriebenen Krankheitszeichen stehen. Alle äußerlichen Prothesen. also solche, die entfernt werden können, sind aus rechtlicher Sicht generell auf zunehmen.

6. 8.	Ständig auf Brille angewiesen (re. nur noch 25 %, li. 50 %).
9. 8.	Zwei Zahnbrücken, werden von Pat. 1 × tgl. abends herausgenommen und abgebürstet.

4. Angaben zu Belastungen/Krankheitserleben/Erwartungshaltung/Informa-tion des Patienten:

Diese Punkte werden deshalb zusammengefaßt, weil sie sich in der Regel gegenseitig bedingen und beeinflussen und daher ihre getrennte Betrachtung schwerfällt.

Hier ist zu vermerken, inwieweit der Patient über seine Erkrankung Bescheid weiß und wie er selbst seine Situation bewertet bzw. wie er darauf reagiert. Wichtig ist auch aufzuführen, was er an seiner Situation als besonders belastend empfindet und welche Erwartung bzw. Hoffnung er in die Therapie und Pflege setzt.

6. 8.	Pat. weiß, daß sie einen Tumor im Dickdarm hat, hofft, daß er gutartig ist und daß er bei der Operation vollständig entfernt werden kann. Hat jedoch Angst davor, daß man ihr womöglich einen künstlichen Darmausgang legen muß.
14. 8.	Findet dieses Ding auf dem Bauch entsetzlich, kann es ihrem Mann nicht zeigen, hat Angst, mit ihm darüber zu sprechen.

5. Angaben zu besonderen Ressourcen und Interessen des Patienten:

Gemeint sind Bereiche der Persönlichkeit oder des Umfelds des Patienten, die positiven Einfluß auf seinen Gesundheitszustand, die Rehabilitation oder die Situationsbewältigung haben und von daher in die Pflege einbezogen werden sollten.

6. 8.	Fr. H. hat in letzter Zeit verschiedene Bücher über Lebenshilfe gelesen, möchte sich aktiv mit ihrer Krankheit und ihrer Situation auseinande setzen, möchte lernen, weniger von der Meinung anderer abhängig zu sein.

6. Angaben zu Gewohnheiten und Abneigungen des Patienten, die pflegerisch berücksichtigt werden sollten:

Solche Angaben können sich auf Schlaf-, Eß- und Trinkgewohnheiten beziehen oder auf jahrelang festgelegte Tagesabläufe, die gewohnte Körperpflege, spezielle Bekleidungsgepflogenheiten oder Ansprüche an Ordnung und Sauberkeit. Aber auch die regelmäßige Einnahme von bestimmten Medikamenten (z.B. Abführmittel, Schlafmittel, Schmerzmittel) fällt in diesen Bereich.

6. 8.	Pat. ist seit ihrer Kindheit daran gewöhnt, mit Licht zu schlafen; sagt, sie wird sofort wach, wenn kein Licht brennt (hat ihre kleine Nachttischlampe mitgebracht)

5.10 Kurvenblatt

Das sog. Kurvenblatt ist das Hauptdokument und Informationsinstrumen
des Arztes. Da die meisten Daten von Pflegepersonen eingetragen und, sofern
es sich um Kontrollwerte handelt, auch von ihnen erhoben werden, ist die
medizinische Kurve ein wichtiges Dokument hinsichtlich der Durchführung
pflegerischer Maßnahmen. Das Kurvenblatt ist wie die von der Pflege geführ
ten Überwachungsbögen Bestandteil der Pflgedokumentation (Abb. 5.21).

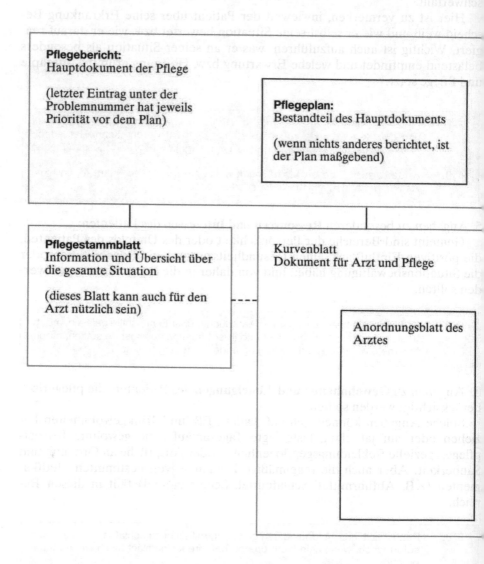

Abb. 5.21. Pflegedokumentationsunterlagen in der Übersicht

Zuständigkeitsbereich der Pflege bei der Dokumentation medizinischer Daten

1. Erhebung von **Beobachtungs- und Kontrollwerten** auf Station:

Temperatur, Puls, Blutdruck, Atmung, Ausscheidung, ZVD u. a. m.

2. Eintragung von therapeutischen Maßnahmen, sofern diese auf Station durchgeführt oder von der Station veranlaßt werden:

Medikation:	Art, Form, Menge und zeitliche Dosierung der ärztlich angeordneten Medikation
Verordnungen:	Einreibungen, Inhalationen, Spülungen, Wickel, Bäder u. a. m.
Sonstige Therapien:	Physikalische Therapie, Ergotherapie, Psychotherapie u. a. m.

3. Eintragung von **diagnostischen Maßnahmen,** die auf Station durchgeführt oder von der Station veranlaßt werden:

Beispiel für eine hausinterne Regelung (Standard): Die Pflege notiert die Bezeichnung der Maßnahme und evtl. Datum und Uhrzeit der Durchführung. Ferner werden die Ausdrucke mit den Laborwerten in die Patientenakte abgeheftet bzw. in die vorgegebene Rubrik eingeklebt. Alle übrigen Untersuchungsbefunde, Röntgentüten u. ä. werden vom ärztlichen Dienst selbst abgeheftet (Hinweis: der Pflegedienst ist nicht zuständig für das Suchen bzw. Besorgen von Befunden oder alten Krankenakten).

Korrekte Handhabung der Dokumentation von medizinischen Daten

Damit Mißverständnisse und Fehlinterpretationen vermieden werden, müssen klare Regeln über die Handhabung des Formularsystems vereinbart werden. Hierzu hat sich bewährt, je ein Formular als Muster auszufüllen sowie eine verbindliche Handhabungsbeschreibung zu erstellen, die jeder Pflegeperson zur Einsichtnahme jederzeit zu Verfügung stehen sollte (z. B. im Stationsordner).

Beispiel für die korrekte Dokumentation von Medikamenten:				
Angeordnete Medikation:	6. 3. 91	7. 3.	8. 3.	9. 3.
Lanitop, Tab.	1-0-0	1-0-0	1-0-0	

Vereinbarte Regelung:

Die angeordnete Medikation (Tagesdosis und Verabreichungszeit) wird jeweils für den kommenden Tag in die Kurve eingetragen, z. B. am 7. 3. für den 8. 3. 94. Die Eintragung sollte von der für den Patienten zuständigen Pflegeperson generell im Zusammenhang mit dem Richten der Medikamente vorgenommen werden.

Wenn der Patient das verordnete Medikament nicht wie auf der Kurve eingetragen eingenommen hat, sollte dies folgendermaßen dokumentiert werden:

Angeordnete Medikation: Lanitop, Tab.	6. 3. 94 1-0-0	7. 3. 1-0-0	8. 3. ∅-0-0	9. 3.
Dat.	Pflegebericht			
8.3 FD	Fr. G. klagt seit 9°° Uhr über starke Übelkeit , mehrmals gallig schlei- mig erbrochen, hat keine Medikamente eingenommen und nichts gegessen, lediglich eine Tasse Fencheltee getrunken; Dr. B. weiß Bescheid. *Sr. Inge*			

Da die Pflegeperson für die korrekte Verabreichung der angeordneten Medizin verantwortlich ist, muß sie berichten, daß der Patient das Medikament nicht genommen hat, und die Begründung hierfür angeben. Ersteres wird wie oben dargestellt gekennzeichnet (Symbol ∅). Die Begründung muß im Bericht fest gehalten werden. Wichtig zur Absicherung ist auch der Vermerk, daß der Arzt informiert wurde, weil nur er entscheiden kann, ob der Patient an diesem Tag auf das Medikament verzichten kann oder ob es in einer anderen Form verabreicht werden muß. Die Schwester, die den Bericht abgefaßt und unter schrieben hat, ist auch die Ansprechpartnerin für Rückfragen oder bei Unstim migkeiten.

Handzeichenrubriken in der Kurve sind somit überflüssig, weil die zeitliche Zuständigkeit und Verantwortlichkeit klar definiert ist und alle Auffälligkeiten oder Abweichungen vom Geplanten im Pflegebericht schriftlich festgehalten werden.

Dokumentationsgehalt einer Eintragung in der Kurve

Am Beispiel **Infusionstherapie** sei der Dokumentationsgehalt, unter Einbezug eines entsprechenden Standards (Abb. 5.21), verdeutlicht. Auf dem Kurven oder Überwachungsformular wird in den hierfür vorgesehenen Rubriken je weils handschriftlich dokumentiert:

Was: Bezeichnung und Menge der Infusionslösung ggf. Zusätze
Wann: Datum und Uhrzeit, ggf. Zeitplan (separater Infusionsplan)

Der Arzt ordnet die Infusionstherapie mit den o. a. Angaben an. Er dokumen tiert seine Anordnung entweder direkt in den dafür vorgesehenen Rubriken auf dem Kurvenblatt oder, wenn mehrere Infusionen mit unterschiedlichen Zusätzen und Zeitplänen laufen sollen, auf dem Therapieplan (Infusionsplan).

Die Anordnung der Infusion hat zur Folge, daß die Pflege die Aufgabe der Durchführung übernimmt und alle im Standard aufgeführten Ziele und Maß nahmen beachtet, ohne dies explizit im Pflegebericht oder Pflegeplan nochmals zu erwähnen.

Diese Regelung gilt übrigens für alle sog. Behandlungspflegestandards. Wenn z. B. ein Blasenkatheter liegt oder eine diagnostische Maßnahme ange ordnet ist, hat die Pflege generell alles, was in dem entsprechenden Standard

Inf	Infusionstherapie	Stösser
Klinik Station 02/94	Vorbereitung, Überwachung und Pflege	**Standard**

Die pflegerischen Aufgaben im Zusammenhang mit der Infusionstherapie sind abhängig von:
1. Indikation, Wirkung und Nebenwirkung der Infusionslösung 2. Dauer der Infusionstherapie 3. Art des venösen Zugangs

Pflegeschwerpunkte

1. Gewährleistung des angeordneten Infusionsplans:
(richtige Infusion in vorgegebener Zeit)
Infusionsplan übersichtlich dokumentieren (Kurve oder Überwachungsblatt);
Tropfgeschwindigkeit einstellen, regelmäßig überprüfen, ggf. korrigieren oder
Tropfenzähler anschließen und kontrollieren (siehe Gerätebeschreibung);
Eingelaufene Infusion dokumentieren: unmittelbar nach dem Umstecken oder Abnehmen der Infusion

Tropfgeschwindigkeit evtl. vorher errechnen
- Infusionsmenge und Dauer sind angeordnet:
$$\frac{\text{Menge in ml}}{\text{Infusionsdauer in Stunden} \cdot 3} = \textit{Tropfen/min}$$
- Infusionsmenge und Tropfenzahl sind angeordnet:
$$\frac{\text{Menge in ml}}{\text{Tropfenzahl/min} \cdot 3} = \textit{Infusionsdauer in Stunden}$$

2. Hygienisch und technisch korrekter Umgang mit Infusionslösung u. System:
Infusion auf Verfalls- bzw. Ausfallzeichen prüfen (Farbveränderung, Ausflockung)
Richten der Infusionen: Tagesbedarf an Infusionsflaschen + Zusatzmedikamente auf
Tabletts im Arbeitsraum bereitstellen, mit Patientennamen beschriften.
Infusionslösung nach Plan (Anordnung) jeweils **unmittelbar vor Gebrauch** zubereiten.
Vorbereiten der Infusion: Übereinstimmung mit Plan kontrollieren, die jeweils
anzuhängende Infusion beschriften: Patient/Zimmer/ggf. Zusatzmedikament/
geplante Laufzeit bzw. Tropfenzahl;
Zubereiten der Infusion: Händedesinfektion, Gummistopfen der Infusionsflasche mit
Desinfektionsmittel besprühen, Einwirkzeit beachten und mit sterilem Tupfer abwischen;
ggf. Zusatzmedikament steril applizieren; Infusionssystem anschließen und
luftfrei füllen (Filter verwenden bei parenteraler Ernährung).

Beachte: Händedesinfektion vor jeder Manipulation!
- Kontamination der Infusionslösung sowie des Systemanschlusses vermeiden
- Wechsel des Infusionssystems: nach 48 Stunden und nach versehentlicher Kontamination nach 24 Std.: wenn Lipidinfusion verabreicht wurde *bei Filter:* nach 3 Tagen inkl. Filter (mit Datum beschriften); patientennahen 3-Wege-Hahn tägl. wechseln
- keine unnötigen Zwischenstücke, keine unnötige Dekonnektion
- Luftblasen im Infusionssystem vermeiden bzw. vorhandene entfernen

3. Venösen Zugang sichern und spezielle Beobachtung:
Kontrolle der Einstichstelle, Fixierung von Zugang und System sowie Verbandwechsel
(s. Standard ZVK3 und VenZ)
bei schlecht laufender Infusion: Zugang und Einstichstelle überprüfen;
bei Schmerzen, Schwellung, Flüssigkeitsaustritt an der Einstichstelle: periphere Kanüle
entfernen und Arzt informieren;
beim ZVK überprüft der Arzt die Durchgängigkeit und entscheidet über Katheterentfernung.

Auf mögliche Nebenwirkungen achten:
allergische Reaktion, Kreislaufreaktion, Kopfschmerzen,
Schwindelgefühl, Ödembildung, Exsikkose, Durchfall,
Erbrechen etc.: **ggf. Infusion abstellen, Arzt informieren,
engmaschige Vitalzeichenkontrolle;** Beobachtungen und
Maßnahmen im Bericht dokumentieren.

Hinweis: Während der Infusionstherapie muß der Patient regelmäßig beobachtet werden. Bei schwerwiegenden Medikamentenwirkungen und bei Parallelinfusionen sind
zusätzliche Sicherheitsvorkehrungen zu treffen. Der Umgang mit Infusionslösungen sowie die Überwachung und pflegerische Betreuung des Patienten bedarf
fundierter Fachkenntnisse und ist daher grundsätzlich examiniertem Pflegepersonal vorbehalten. Auszubildende werden unter fachlicher Anleitung in diese
Tätigkeit einbezogen.

PPR-Zuordnung: (medikamentöse Versorgung)   S1 (einmalige Kurzinfusionen)
S2 (kontinuierliche Infus onstherapie über mehrere Stunden oder/und Kurzzeitinfusionen 3 × tägl.)
S3 (fortlaufendes Beobachten bei schwerwiegender Medikamentenwirkung)

Abb. 5.22. Standard Infusionstherapie

aufgeführt ist, zu beachten. Auf der Kurve und/oder im Bericht werden ledig
lich Datum, evtl. Uhrzeit und Art der Maßnahme vermerkt und ggf. warum we
che Abweichung vom Standard vorgenommen werden muß.

5.11 Pflegestandards als Dokument

In den vorangegangenen Abschnitten wurde die Funktion der Pflegestandard
im Rahmen der Pflegeplanung und Dokumentation dargestellt. Am Beispie
des Standards Infusionstherapie (s. Abb. 5.22) möchte ich nun ihre Rolle noc
einmal zusammenfassen.

Orientierung und Information für die Bewältigung des Pflegealltags
Es sind alle Maßnahmen aufgelistet, die von der Pflegeperson durchgeführt
werden müssen.
Es sind besonders wichtige Punkte hervorgehoben, die bei der Durch-
führung beachtet werden müssen oder an die speziell gedacht werden muß.
Die Maßnahmen sind begründet, indem sie einem bestimmten Ziel bzw.
Zweck zugeordnet sind.
Es ist festgelegt, welche Qualifikation die Pflegeperson haben muß.

Rechtliche Absicherung für die Pflegeperson
Im Streitfall kann der Standard einen vollständigen Überblick über Art und
Umfang aller Pflegemaßnahmen bieten, so daß auch der medizinische Laie
(Anwalt, Richter, Patient, Angehöriger u. a.) das Aufgabenspektrum über-
schauen kann.
Der Standard verdeutlicht, daß zur Bewältigung dieser Pflegeaufgabe klare
Richtlinien vorgegeben sind, die jede Pflegeperson auf der Station beachten
muß. Dieser Umstand trägt wesentlich zur allgemeinen Glaubwürdigkeit des
Pflegepersonals bei.
Die erwartete Pflegeleistung bzw. fehlerhaftes oder fahrlässiges Verhalten
kann anhand konkreter Kriterien überprüft werden (Qualitätssicherung).

Nachweis über Quantität und Qualität von Pflegeleistung
Auch ohne exakte Zeitangabe verdeutlicht der Standard, wie vielfältig, ver-
antwortungsreich und zeitintensiv die Pflege eines Patienten mit Infusionstherapie ist. Dies ist vor allem im Hinblick auf die Tatsache wichtig, daß
Infusionstherapien ganz selbstverständlich zum Stationsalltag gehören. Aufwand und Leistung bei einer kontinuierlichen Infusionstherapie können
heute nach der PPR der Pflegestufe S2 zugeordnet und somit in dieser
Größenordnung berücksichtigt werden.
Der Standard gibt darüber hinaus konkret an, welche Pflegequalität und welches Ergebnis mit diesem Handlungskonzept angestrebt wird. Auf diese
Weise ist ein qualitativer Leistungsvergleich bzw. eine Qualitätssicherung

möglich. Wenn beispielsweise auf Station X im Vergleich zu den anderen Stationen häufiger nosokomiale Infektionen oder sonstige Komplikationen während oder nach Infusionstherapien beobachtet werden, so lassen sich etwaige Unkorrektheiten des Pflegepersonals anhand des Standards recherchieren und ggf. abstellen. Ist hingegen keine bestimmte Qualität vorgegeben, kann diese auch nicht eingefordert werden. Das heißt, jede Pflegeperson kann dann, je nach ihrem persönlichen Sicherheitsverständnis, mehr oder weniger sorgfältig und steril arbeiten.

Systematisierung und Professionalisierung von Pflegearbeit
Der Standard macht deutlich, daß die Pflege eines Patienten mit Infusionstherapie nicht ohne weiteres von jedem Laien ausgeführt werden kann, sondern daß es hierzu einer speziellen Qualifizierung bedarf, die weit über das reine „Umstecken können" einer Infusionsflasche hinausgeht. Dieser Standard unterstreicht somit den professionellen Charakter dieser Pflegearbeit.
Da die Pflegeschwerpunkte deutlich hervorgehoben sind und ihnen die entsprechenden Maßnahmen jeweils zugeordnet wurden, ist es jeder qualifizierten Pflegeperson ohne weiteres möglich, die Sinnzusammenhänge rasch zu erfassen.

Standards sind Bausteine, die komplexe Abläufe mit geringem Aufwand dokumentierbar machen.

5.12 Beispiel: individuelle Pflegeplanung für Frau Meßner

Mit dem Planungsbeispiel Meßner sollen die Ausführungen in diesem Kapitel zu einem konkreten Bild zusammengefaßt werden. Es wird gezeigt, daß die Erstellung eines individuellen Pflegeplanes mit vertretbarem Aufwand möglich ist und selbst bei Patienten in Pflegestufe 3 auf einer Seite (Planungsformular) übersichtlich dargestellt werden kann (Abb. 5.33).

Das gewählte Beispiel einer Apoplexpatientin ist nicht zufällig häufiges Thema von Fortbildungen. Denn die Pflege dieser Patienten stellt nicht nur sehr hohe Anforderungen an die Pflegenden, sondern sie ist zudem ein Bereich relativer Eigenständigkeit. Dies läßt sich vor allem dadurch erklären, daß bei den meisten Apoplektikern durch medizinisches Eingreifen nicht allzuviel ausgerichtet werden kann. Pflegepersonen in Krankenhäusern, Pflegeheimen und in der Gemeinde haben neben Krankengymnasten und Logopäden (sofern vorhanden) bei dieser immer größer werdenden Patientengruppe ein schier unerschöpfliches Aufgabengebiet, in das sich nur selten ein Arzt ernsthaft einmischt (Abb. 5.23a, b).

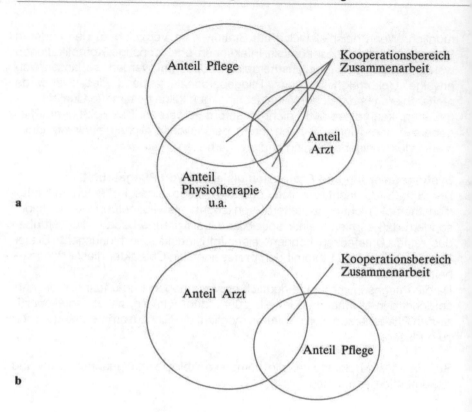

Abb. 5.23.a,b. Durchschnittlich geschätztes Aufgabenverhältnis bei der Betreuung und Rehabilitation von Apoplexpatienten **(a)** und Patienten mit blutendem Ulcus ventriculi **(b)**

Pflegestandards bei Apoplexie

ApxGr: Apoplexie: Pflegerische Grundprinzipien (Abb. 5.24)

Dies ist der Basisbaustein, der einen Überblick über das Gesamtkonzept geben soll. In den Grundbaustein sind 9 Pflegeprinzipien (Schwerpunkte, Ziele) integriert, denen spezifische Maßnahmen oder Verweise auf die entsprechenden Standards zugeordnet sind. Je nach Situation des Patienten müssen die 9 Prinzipien entweder alle oder nur teilweise beachtet werden. Welche Punkte in einer konkreten Situation verwirklicht werden müssen, sollte aus dem Pflegebericht und dem individuellen Pflegeplan zu entnehmen sein (s. Pflegeplan Fr Meßner Abb. 5.33).

Apx 1: Apoplexie – Mobilisationsgrad I (Abb. 5.25)

Je nach Situation des Patienten muß zunächst die Erhaltungsebene gesichert werden, d. h., die noch bestehende Mobilität soll erhalten bleiben. Denn Spastiken und Kontrakturen schränken nicht nur die Beweglichkeit ein, sie können für den Patienten auch ausgesprochen schmerzhaft sein und seine Rehabilitationschancen stark beeinträchtigen.

Apx 2: Apoplexie – Mobilisationsgrad II (Abb. 5.26)

Bei diesem Standard handelt es sich um die Beschreibung einer Mobilitätsverbesserung.

Apx 3: Apoplexie – Mobilisationsgrad III (Abb. 5.27)

Apx 3 baut auf den Mobilisationsgrad II auf. Glücklicherweise haben nicht alle Patienten nach einem Schlaganfall so starke Einschränkungen, daß bei Stufe I oder II begonnen werden muß. Bei einer großen Anzahl von Patienten wird man zu Beginn bereits das Ziel: „Mobilisationsgrad III erreichen" oder zumindest Teile daraus anstreben können.

Apx A: Apoplexie mit Sprechbehinderung (Aphasie/Dysarthrie) (Abb. 5.28)

Dieser Standard gibt allgemeine Regeln vor, die je nach vorliegender Störung bei der Pflege zu beachten sind. Zudem kann die Orientierung an den Vorgaben dieses Standards eine Hilfe bei der Problemstellung bzw. -beschreibung bieten.

Apx S: Apoplexie – Schluckstörung (Eß- und Trinktraining) (Abb. 5.29)

Das hier angestrebte Ziel lautet: komplikationsloses Schlucken (Zustanderhaltung) bzw. wenn es die Situation zuläßt: Wiederherstellung der Schluckfunktion (Zustandsverbesserung).

Apx K: Apoplexie – Kontinenztraining (Abb. 5.30)

Apx K beschreibt ein Rehabilitationsprogramm, das sich in zahlreichen Fällen als erfolgreich erwiesen hat. Leider wird ein solches Training in vielen Krankenhäusern und Pflegeeinrichtungen, entweder aus Unkenntnis oder angeblichem Zeitmangel, nicht in Angriff genommen. Dabei muß die Rehabilitation nicht aufwendiger sein als die täglichen Maßnahmen zur reinen Zustandserhaltung bei inkontinenten Patienten (s. Standard Inkontinenz, Abb. 5.31).

Bei inhaltlichen Überschneidungen von Aussagen eines Apx-Standards mit Anweisungen allgemeiner Standards hat die Aussage eines Apx-Standards Vorrang.

Beispiel:

In den Standards ApxGr und konkret in Apx 1 wird die spezielle Lagerung nach Bobath vorgesehen. Sie setzt die im Standard Dekubitusprophylaxe beschriebene 30°-Lagerung automatisch außer Kraft, d.h., in diesem Punkt ist also eine Abweichung vom Standard DekuPr angezeigt und bereits auch dokumentiert. Alle übrigen Maßnahmen zur Dekubitusprophylaxe sind dagegen wie im Standard vorgegeben zu beachten (vgl. Abb. 5.11).

ApxGr	Klinik Station 07/94	Apoplexie: Pflegerische Grundprinzipien	Stösser Standard

Der Apoplexpatient benötigt wie kaum ein anderer Patient Vertrauen in sich selbst, in seine Angehörigen und in die Pflegeperson. Sein Schicksal ist vor allem von seinen Energien (oder den ihm vorübergehend geliehenen Energien) abhängig. Er muß Dinge, die ihm vorher selbstverständlich waren, sehr mühsam wieder neu erlernen.

Grundprinzipien therapeutisch-aktivierender Pflege

1. Mobilisation: Bettruhe nur bei ärztlicher Indikation!
siehe Standards „Apx1, 2, 3" (Mobilisationsgrade)

2. Aktivierung: Den Patienten unterstützen, so viel wie möglich selbst zu tun
— immer begrenzte, erfüllbare Aufgaben stellen
— auch kleinere Fortschritte zu schätzen helfen
— Selbstvertrauen stärken

3. Dem Patienten die betroffene Körperseite bewußt machen: Alle Hilfeleistungen werden von der betroffenen Seite her ausgeführt.
Nachttisch steht auf der hemiplegischen Seite

4. Spastik hemmen: Klassische Bobath-Lagerung in 2stündlichem Wechsel;
Bettbügel entfernen, um einseitige Muskelanspannungen zu vermeiden

5. Körperpflegezustand erhalten: je nach Bedarf, siehe entsprechende Körperpflegestandards

6. Zusätzliche Schäden vermeiden: je nach Bedarf, siehe Standards „DekuPr, ThrPr, PneuPr, KontPr"

7. Ausreichende Nahrungsaufnahme gewährleisten: siehe Standard „ApxS", Apoplexie mit Schluckstörungen

8. Kontinenz erhalten bzw. wiedererlangen: siehe Standard „ApxK", Kontinenztraining

9. Sich mitteilen können: siehe Standard „ApxA", Apoplexie mit Aphasie

Hinweis: Teamarbeit, d.h. Zusammenwirken aller an der Betreuung Beteiligten, ist Voraussetzung für ein rehabilitatives Therapie-Ergebnis. Interessierte Angehörige sind zur aktiven Unterstützung der Pflege anzuleiten, weil dies psychologisch sehr wichtig ist und hierdurch die Gefahr der Entfremdung vom Patienten vermieden wird.

Fallbezogene PPR-Zuordnung: (je nach erreichtem Mobilisationsgrad)
A3 bei Mobilisationsgrad 1 und 2
A2 bei Mobilisationsgrad 3

Abb. 5.24. Standard Apoplexie: Grundprinzipien

Apx1	Klinik Station 07/94	Apoplexie – Mobilisationsgrad I –	Stösser Standard

Mobilisationsgrad I betrifft alle Apoplexiepatienten während Zeiten, in denen Bettruhe angeordnet ist oder eingehalten wird. Der Patient hat nur geringe Möglichkeiten, sich aktiv zu beteiligen.

Vor jedem Lagewechsel:

1. Passive Bewegungsübungen — mit plegischem Arm/Hand
— mit plegischem Bein/Fuß

Spasmushemmende Lagerung in 2stündlichem Wechsel:

2. Rückenlage — plegische Schulter/Arm/Hand — mit geeignetem Kissen so lagern, daß der Arm leicht erhöht liegt (über Schulterhöhe) und die Handfläche nach oben zeigt (Außenrotation)

plegische Hüfte/Bein/Fuß — mit geeignetem Kissen so lagern, daß das Bein und die Hüfte etwas höher liegen als die gesunde Seite; Ferse hohl lagern

3. Plegische Seite: — Lage des plegischen Armes: Handfläche zeigt nach außen

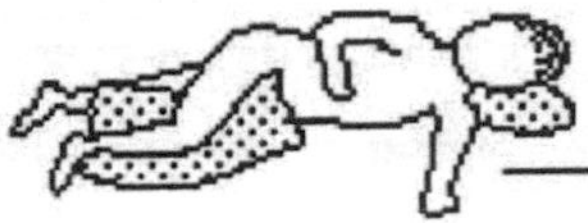

4. Gesunde Seite: — Lage des plegischen Armes: Handfläche zeigt nach unten

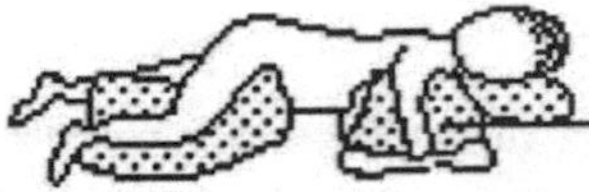

Hinweis: Die jeweilige Pflegekraft muß entsprechend qualifiziert sein. Schüler oder Praktikanten dürfen nur nach ausreichender Anleitung mit der Durchführung dieser Maßnahme betraut werden.
Lagewechsel und Bewegungsübungen sind gleichzeitig dekubitus- und kontrakturprophylaktische Maßnahmen.

Abb. 5.25. Standard Apoplexie: Mobilisationsgrad I

Apx2	Klinik ᠄ Station 07/94	Apoplexie – Mobilisationsgrad II –	Stösser Standard

Mobilisationsgrad II betrifft alle Apoplexiepatienten, die in der Lage sind, mitzuarbeiten. Zusätzlich zu den Bewegungsübungen und Lagerungen, wie in I beschrieben, soll sich der Patient hier an allen Maßnahmen aktiv beteiligten.

Pflegerische Maßnahmen zur Mobilisierung und Aktivierung:

1. Anleitung zum selbständigen **Drehen** im Bett · · · · · · · · · · ·   vor jedem Lagewechsel

2. Anleitung zum selbständigen **Hochrutschen** im Bett · · · · · · · · ·   immer, wenn dies erforderlich ist

3. Anleitung zum selbständigen **Anheben des Beckens** · · · · · · · · · ·   immer, wenn dies erforderlich ist

4. Anleitung, **mit der gesunden Seite über die kranke Seite zu greifen,** um sich einen Gegenstand vom Nachttisch zu holen · · · · · ·   immer, wenn der Patient etwas vom Nachttisch angereicht haben möchte

5. Anleitung zum selbständigen **Essen und Trinken** · · · · · · · · · · ·   grundsätzlich bei allen Mahlzeiten

6. Anleitung zur **Körperpflege** im Bett. · · · · · · · · · · · · · · · ·   Gesicht, Oberkörper vorne und Intimbereich selbst waschen, Mund- und Zahnpflege, Haare kämmen, ggf. rasieren

7. Sicheres **Sitzen** auf der Bettkante · · · · · · · · · · · · · · · · · ·   mindestens 2mal täglich üben

8. Sicheres **Sitzen** im Lehnstuhl, Rollstuhl oder Toilettenstuhl · · · · ·   zunächst zu allen Mahlzeiten, zum Betten und auf dem Toilettenstuhl; den Aufenthalt außerhalb des Bettes **bis auf 5 Std. täglich langsam steigern**

Hinweis: Die Anleitungen erfolgen grundsätzlich nach dem Bobath-Konzept und unter Anwendung kinästhetischer Techniken. Pflegepersonen müssen über eine entsprechende Qualifikation verfügen. Alle hier angeführten Maßnahmen verstehen sich als notwendige Ergänzung zur KG bzw. zur Ergotherapie und bedürfen einer entsprechenden Absprache und Zusammenarbeit. Eine individuelle Pflegeplanung und kontinuierliche Berichterstattung sind hier von besonderer Bedeutung.

Abb. 5.26. Standard Apoplexie: Mobilisationsgrad II

Apx3	Klinik Station 07/94	Apoplexie – Mobilisationsgrad III –	Stösser Standard

Mobilisationsgrad III betrifft alle Apoplexiepatienten, die Mobilisationsstufe II erreicht haben. Mit Hilfe dieser speziellen Anleitung soll der Patient zunehmend Sicherheit bei: **Stehen, Gehen, Setzen, An- und Auskleiden, Körperpflege** und sonstigen täglichen Verrichtungen erlangen.

Pflegerische Maßnahmen zur Mobilisierung und Aktivierung:

1. Anleitung zum sicheren **Stehen**, zunächst mit, später ohne Unterstützung . . . . so oft wie möglich

2. Anleitung zum **Gehen** mit leichter Unterstützung der plegischen Seite . . . . beim Gang zum Tisch, zur Toilette etc., die Wegstrecke kontinuierlich verlängern

3. Anleitung zum selbständigen **Absetzen auf den Stuhl**, das Bett u. a. m. . . . . so oft sich die Gelegenheit bietet

4. Anleitung zum **Waschen am Waschbecken** . . . . außer Rücken, Gesäß und Füße soll der Patient möglichst alles selbst waschen (1mal pro Woche Baden und Haare waschen)

5. Anleitung zum **An- und Auskleiden** von: . . . . Bademantel, Nachthemd oder Schlafanzug, leichte Tagesbekleidung oder je nach Wunsch und Gewohnheit des Patienten

6. Anleitung zum selbständigen **Essen und Trinken** inkl. Brot schmieren . . . . bei allen Mahlzeiten, ggf. spezielles Eßbesteck benutzen

Den Aufenthalt außerhalb des Bettes bis auf **10 Stunden täglich steigern**; angemessene Unterhaltung anbieten.

Hinweis: Auch der Erfolg dieser Anleitung hängt sehr stark von der geeigneten Technik ab. Um den Patienten nicht unnötig zu verwirren, sollten nur hierin qualifizierte Personen (Bezugspersonen) diese Mobilisation vornehmen. Die individuelle Pflegeplanung und kontinuierliche Berichterstattung sollte in Zusammenarbeit mit der zuständigen KG bzw. Ergotherapeut(in) erfolgen. Einmal wöchentlich sollte eine gemeinsame Ergebnissicherung in Form einer Pflegevisite erfolgen.

Abb. 5.27. Standard Apoplexie: Mobilisationsgrad III

ApxA	Klinik Station 07/94	Apoplexie: Sprach- und Sprechbehinderung	Stösser Standard

Je nach Art und Ausmaß der hirnorganischen Schädigung können folgende Störungen in mehr oder weniger ausgeprägter Form auftreten:

1. **Störung des Sprachverständnisses:** der Sinn der Wörter wird nicht mehr verstanden (*sensorische Aphasie/Wernicke-Aphasie*)
2. **Wortfindungsstörungen:** Patient bleibt häufig stecken, Wörter fallen ihm nicht ein, er sucht nach Umschreibungen, verliert den Faden (*motorische Aphasie/Broca-Aphasie*)
3. **Störung der Sprechmotorik:** Lautbildungs-, Artikulationsstörungen, verwaschene Sprache (*Dysarthrie*)
4. **Mischformen aus 1, 2. + 3.:** Eine klare Diagnosestellung ist meist nicht möglich, eine Rehabilitation ist extrem schwierig. Patienten mit Wortfindungsstörungen und Dysarthrie leiden in besonderem Maße, weil sie mitunter bei jedem Wort, das sie zu sprechen versuchen, ihr Defizit selbst erleben.

Pflegerische und therapeutische Grundregeln

A. Bei allen Störungsformen:
Der erwachsene Patient soll sich als Erwachsener behandelt fühlen.

Erfassung der Problematik durch gezielte Beobachtung und Fragen (Artikulation, Wortfindung, Wortbedeutung):
So offen wie möglich mit dem Patienten und ggf. Angehörigen darüber sprechen. *Einfache und kurze Sätze bilden, langsam und betont sprechen.* Dem Patienten erklären, warum man so spricht. Er darf sich nicht wie ein Kleinkind behandelt fühlen.
Geduld aufbringen und den Patienten nicht durch abwartenden Blickkontakt unter Druck setzen.

B. Bei Störungen des Sprachverständnisses:
Der Patient soll den Sinn der Wörter/des Satzes wieder verstehen lernen.

Dinge oder Begriffe, die der Patient nicht mehr entsprechend ihrer Bedeutung zuordnen kann, *so bildhaft wie möglich erklären:* Gestik, Mimik und Bildmaterial einsetzen. Alle Dinge, mit denen der Patient konfrontiert ist, wie:
Bett – liegen – aufstehen, Stuhl – sitzen, Lampe – Licht – hell – dunkel, Wasser – naß – trinken – waschen u.v.a.m. jeweils bewußt benennen (zeigen – benennen (lassen), tun lassen – benennen lassen). Ggf. *Angehörige anregen und anleiten,* Familienfotos oder Bilder aus früheren Interessensbereichen anzusehen und mit dem Patienten zu kommentieren.
Besonders zu empfehlen sind *Kombinationen von Bild – Text – verbaler Kommentar:* z. B. Fernsehen statt Radio, Bildband (Illustrierte) statt Buch, Bildtafeln, auf spez. Tonbild-Material hinweisen.

C. Bei Wortfindungsstörungen:
Der Patient soll in kurzen, ganzen Sätzen sprechen lernen.

Hilfestellung durch *Simultan-Übungen anbieten:* z. B. Satz vorsagen und zusammen mit dem Patienten (simultan) nachsprechen oder Reihenfolgen von Wochentagen und Monaten simultan sprechen. Übungen können auch mit Hilfe von Toncassetten durchgeführt werden.
Besonders zu empfehlen ist *lautes Lesen oder Vorlesen* (Texte mit möglichst kurzen Sätzen). Radiohören ist besser als Fernsehen. Es gelten alle unter A aufgeführten Punkte in besonderem Maße.

D. Bei Dysarthrie und Mischformen: Der Patient soll sich verstanden fühlen.

Bei dieser Störung bedarf es eines gezielten Lautbildungs- u. Artikulationstrainings durch den Logopäden. Während des Krankenhausaufenthaltes soll mit Einfühlungsvermögen und viel Geduld versucht werden, die Wünsche und Bedürfnisse des Patienten zu verstehen oder zu erahnen.

Abb. 5.28. Apoplexie: Sprach- und Sprechbehinderung

ApxS	Klinik Station 07/94	Apoplexie: Schluckstörung (Eß- und Trinktraining)	Stösser Standard

Schluckstörungen beinhalten die Gefahr des Verschluckens und führen manchmal zu dramatischen, für den Patienten sehr belastenden Hustenanfällen, oder es besteht die Gefahr einer Aspiration. Aufgrund dieser Beschwerden ist es oft nicht möglich, eine ausreichende orale Nahrungsaufnahme zu gewährleisten. Durch gezieltes Vorgehen kann der Patient jedoch lernen, seine Schluckstörungen weitgehend zu beherrschen.

Pflegerische Hilfestellung bei der Nahrungsaufnahme

1. Richtige Körperhaltung:
- Oberkörper in Sitzstellung
- Schulter und Kopf bei der Nahrungsaufnahme leicht nach vorn beugen
- In der Anfangsphase soll der Patient den Kopf zur gesunden Seite neigen

2. Kieferkontrollgriff:
(kann in der Anfangsphase hilfreich sein, nur anzuwenden, wenn dies als Hilfe empfunden wird)

Daumen
plegische Gesichtshälfte
Zeigefinger
Mittelfinger

Im Bett/Im Lehnstuhl
plegischen Arm auf Nachttisch oder Tisch auflegen
Mit der gesunden Hand Löffel oder Becher führen

Unterstützung des Mundbodenbereichs auf der betroffenen Seite, so daß der Pat. das Schlucken besser wahrnehmen kann

3. Auswahl der Nahrung und der Hilfsmittel:
- **Zunächst breiige bis feste Nahrung** (Quarkspeisen, pürierte Kost, Brot u.a.m.) mit **Eßlöffel** (mittelgroß, abgerundet)
- **Flüssigkeit mit Trinkhalm anbieten** (Saugübung, bessere Dosierung der Flüssigkeitsmenge, stärkerer Schluckreflex = weniger Verschlucken)
- **später Training mit speziellem Besteck für Hemiplegiker** (Auf jeder inneren Station sollten einige Bestecke für rechte und linke Seite vorrätig sein. Nicht in die Zentralspüle geben!!)

4. Essensreste im Mund kontrollieren, Selbstkontrolle mit kleinem Spiegel anregen

Hinweis: Hierbei handelt es sich um eine Spezifikation und Erweiterung des Standards Ern2 (Hilfe bei der Ernährung). d.h. es sind zudem o.g. alle in Ern2 angeführten Punkte zu beachten. Neben den technischen Hilfen ist Geduld (Zeit) und Einfühlungsvermögen entscheidend für einen Erfolg. Ein Delegieren dieser anspruchsvollen Pflegetätigkeit an nicht speziell angeleitetes Pflegepersonal oder an Angehörige ist in Anbetracht der Gefahren nicht zulässig.

PPR-Zuordnung: (Ernährung) A3

Abb. 5.29. Standard Apoplexie: Schluckstörung

ApxK	Klinik Station 07/94	Apoplexie: Kontinenztraining (Blase und Darm)	Stösser Standard

Das **Selbstwertgefühl** des Patienten leidet mit jedem Erlebnis, eingenäßt oder eingekotet zu haben. Hieraus erklärt sich die extreme **Gefahr der Regression**, deren Verhaltensmuster bereits nach wenigen Tagen beobachtet werden können (= typisches Bild „**Pflegefall**"). Daher sollte vom ersten Tage an alles daran gesetzt werden, eine Inkontinenz zu vermeiden bzw. einer bestehenden **entgegenzuwirken.**

Therapeutisch/pflegerische Grundprinzipien

1. **Keinen Blasenkatheter** legen, bzw. wenn bereits ein solcher gelegt ist, diesen so bald wie möglich entfernen.
Statt dessen: Einmalunterlage + Moltex-Vorlage oder bei sehr unruhigen, verwirrten Patienten: Windelhose

2. **Genaue Beobachtung und Dokumentation:**

Datum	Uhrzeit	Nahrungs- und Flüssigkeitsaufnahme (Art und Menge)	Urinausscheidung	Verdauung

a) **2stündliche Kontrolle der Vorlage** (immer im Zusammenhang mit anderen Pflegemaßnahmen, z. B. lagern)
b) **wenn Vorlage trocken:** dem Patienten (nach Absprache) auf Toilette, Toilettenstuhl oder Steckbecken helfen, evtl. durch leichtes Beklopfen des Unterbauches (Blasenbereich) das Wasserlassen unterstützen.
c) **nach einer Woche: Beobachtungsergebnis auswerten**

3. **Individuellen Zeitplan aufstellen:** Uhrzeiten, zu denen Toilettengang, Nachtstuhl oder Steckbecken angeboten werden
(Dokumentation im Pflegeplan)
Zeitplan möglichst **auf die Minute einhalten,** Ergebnis **dokumentieren** und einmal pro Woche **auswerten.**
(Dokumentation im Pflegebericht)

4. **Wahrnehmung für Ausscheidung trainieren,** durch gezielte Fragen oder Aufforderungen:
z.B. „Haben Sie das Gefühl, Wasser lassen zu müssen?" oder „Melden Sie sich bitte, sobald Sie etwas spüren!"

Hinweis: Je nach personeller Besetzung kann die konsequente Durchführung dieses Kontinenztrainings schwierig sein. Da sich ein Erfolg jedoch nur einstellen kann, wenn die Zeiten möglichst genau eingehalten werden (die innere Zeituhr programmiert wird), müssen die Pflegenden mit der Entscheidung für dieses Training auch diesbezügliche Prioritäten setzen. Eine konsequente, aber einfühlsame Vorgehensweise führt in der Regel nach etwa 2 bis 4 Wochen zum Erfolg: Kontinenz und Vermeidung der damit verbundenen körperlichen und psychischen Schäden.

PPR-Zuordnung (Ausscheidung): A3 (während der gesamten Trainingsphase)

Abb. 5.3. Standard Apoplexie: Kontinenztraining

Inko	Klinik Station 07/94	Inkontinenz: spezielle Pflege	Stösser Standard

Inkontinenz ist die teilweise oder völlige Unfähigkeit zur willentlichen Harn- bzw. Stuhlausscheidungskontrolle. Neben der psychischen Belastung einzunässen oder gar einzukoten und der damit verbundenen Gefahr von Regression und Isolation, stellt die Inkontinenz den Betroffenen, aber auch sein Umfeld bzw. seine Betreuer vor eine Reihe von hygienischen und technischen Problemen. Zudem verursacht Inkontinenz häufig auch Dehydration, weil die Betroffenen zumeist oft weniger trinken, um weniger oft ausscheiden zu müssen.

Pflegeziele

1. Erhaltung oder Wiederaufbau des Selbstwertgefühls

Den Patienten vor peinlichen Situationen schützen!!

2. Vermeidung inkontinenzbedingter Probleme: Hautschäden, Infektionen, Geruchsbildung und Flüssigkeitsmangel (Dehydration)

Das Legen eines Dauerkatheters vermeiden!

3. Wiederherstellung der Kontinenz

Pflegemaßnahmen

a) Einfühlsam, aber offen mit dem Patienten und ggf. Angehörigen über die Situation sprechen (Verständnis zeigen, jedoch Bagatellisierung vermeiden).
b) Patienten und ggf. Angehörige in alle Überlegungen zur Bewältigung hygienischer, technischer und sonstiger Probleme einbeziehen, gemeinsam nach Lösungsmöglichkeiten suchen.

Weder Lob *(wenn es einmal gut gegangen ist)* **noch Tadel aussprechen. Statt dessen dem Patienten zeigen, daß man ihn in jedem Falle als Mensch und als Person akzeptiert.**

a) Geeignete Vorlage und Fixierung auswählen – *auf guten Sitz und Paßform achten* Vorlage 2stündlich kontrollieren (s. auch Standard Kontinenztraining), feuchte und beschmutzte Vorlage wechseln: Einmalhandschuhe tragen!
b) Auf sorgfältige Hautpflege achten, s. Standard Intim
c) Genital- und Gesäßbereich jeweils auf beginnende Anzeichen von Hautschäden überprüfen: ggf. vorübergehend Vorlage weglassen bzw. Feuchte-Kammer-Effekt vermeiden, Bereich möglichst an der Luft trocknen lassen, für entsprechenden Bett-Wäscheschutz sorgen
d) Dem Patienten die Bedeutung ausreichender Flüssigkeitszufuhr erklären und ihn je nach Bedarf immer wieder zum trinken ermuntern (s. auch Standard Ern3).

s. Standard Kontinenztraining (InkoKT, oder ApxK) – *sobald der Zustand des Patienten und die allgemeine Pflegesituation dies erlauben!*

Hinweis: Gerade Inkontinenzpatienten brauchen feste Bezugspersonen in der Pflege. Da diese Pflege vom Personal jedoch meist als unattraktive Aufgabe erlebt wird, ist die Bereitschaft zum Wechseln besonders groß. Im Team sollte diese Schwierigkeit (auch aus Patientensicht) vor jedem Wechsel offen angesprochen und eine für alle akzeptable Lösung gefunden werden.

PPR-Zuordnung: (Ausscheidung) A3

Abb. 5.31. Standard Apoplexie: Standard Inkontinenz

Pflegeschwerpunkte

Allgemeine Ziele für die Pflege bei Apoplex	Pflegeschwerpunkte, die sich aufgrund der Situation von Frau Meßner ergeben
Mobilisation	Es besteht keine Indikation zur Bettruhe. Da die Patientin jedoch keinerlei Eigeninitiative zeigt, ist sie in allen Bereichen hochgradig gefährdet. Das heißt, ihr Gesundheitszustand müßte sich zwangsläufig verschlechtern, wenn nicht von außen den Gefahren entgegengewirkt würde. Spasmen, Kontrakturen, Dekubitus, Haut- und Schleimhautschäden, Infektionen, Thrombose, Pneumonie, Unterernährung u. a. m. können und müssen durch pflegerische Hilfe verhindert werden. Hierzu bedarf es zunächst der Erhaltung der noch vorhandenen Mobilität. **Ziele/Maßnahmen: s. Standard Mobilitätsgrad I (Abb. 5.24)** Mit den in Standard Apx 1 beschriebenen Maßnahmen kann allenfalls die Entstehung von Spasmen, Kontrakturen und Dekubitus verhindert werden. Der Ehemann erwartet jedoch, daß seine Frau wieder möglichst selbständig wird. Auch wäre es wünschenswert, wenn sich die Pflegeperson neben dem Aspekt der Sicherheit (sichere Pflege = keine pflegebedingten zusätzlichen Schäden) für eine Mobilitätsverbesserung bei Frau M. einsetzen könnte. Die Pflegeperson sollte/kann in diesem Falle folgende Maßnahmen in Richtung Rehabilitation planen: **Ziele/Maßnahmen: s. Standard Mobilisationsgrad II (Abb. 5.25)**
Aktivierung: **Die betroffene Körperseite bewußt machen:** **Spastik hemmen:**	Bei dieser Patientin sind alle im Standard aufgeführten Punkte ohne Einschränkung pflegerisch zu berücksichtigen.
Körperpflegezustand erhalten:	Solange die Patientin keine Eigenaktivität zeigt, benötigt sie Hilfe bei der Körperpflege. Um den derzeitigen Körperpflegezustand zu erhalten,

Forts. **Pflegeschwerpunkte**

müßte zunächst die Körperpflege komplett von der Pflegeperson übernommen werden.
Hieraus ergeben sich für die Pflege folgende Maßnahmen[a]:

- *1 × täglich Ganzkörperpflege im Bett,*
  s. Standard KpW1.
- *1 × täglich Teilkörperpflege im Bett,*
  s. Standard KpW3.
- *täglich bei Bedarf: spezielle Intimpflege,*
  s. Standard Intim.
- *täglich: Mundpflege,* s. Standard KpM1.
- *spezielle Körperpflegemaßnahmen nach Bedarf:*
  Bei den täglich zu verrichtenden Pflegemaßnahmen orientiert sich die Pflegeperson am jeweiligen Standard. Konnte eine Maßnahme nicht wie im Standard vorgegeben durchgeführt werden, wird dies im Bericht dokumentiert. Alle hier aufgeführten Maßnahmen sind im Standard ApxGr integriert. Sie gehören sozusagen zum Standard-Pflegeprogramm und müssen daher nicht zusätzlich schriftlich geplant werden. Die Notwendigkeit der Durchführung ergibt sich aus der Situation der Patientin. Bei den täglich zu verrichtenden Pflegemaßnahmen orientiert sich die Pflegeperson an dem jeweiligen Standard. Konnte eine Maßnahme nicht wie im Standard vorgegeben durchgeführt werden, wird dies im Bericht dokumentiert.
  Beispiel:
  6. 2. 11^{00} *wegen Zeitmangel lediglich*
  Teilwäsche ermöglicht Sr. Ha
  Dies ist dann wichtig zu vermerken, wenn laut Standard davon ausgegangen werden kann, daß im Frühdienst die Ganzwäsche und im Spätdienst die Teilwäsche vorgenommen wird.
  Im Gegensatz zu den täglich geplanten Pflegemaßnahmen ist bei allen nicht routinemäßig durchzuführenden Maßnahmen die Durchführung jeweils zu berichten.
  Beispiel:
  12. 2. 16^{00} *Haare im Bett gewaschen,*
  Frau M. hat … Sr. Ha

---

[a] Im folgenden werden einige Standards genannt, die nicht Bestandteil dieses Buches sind.

Forts. **Pflegeschwerpunkte**

Zusätzliche Schäden vermeiden:	Aufgrund der Mobilitätsproblematik sind bei dieser Patientin alle üblichen Prophylaxemaßnahmen anzuwenden.

In den Standard ApxGr integriert sind folgende Maßnahmen:

- *Dekubitusprophylaxe* nach Standard DekuPr. Abweichung vom Standard: Lagerung nach Bobath s. Apx1.
- *Thromboseprophylaxe* nach Standard ThrPr.
- *Pneumonieprophylaxe* nach Standard PneuPr.
- *Kontrakturprophylaxe* nach Standard KontPr. Diese Prophylaxe ist durch Standard Apx1 voll abgedeckt.
- *Soor-Parotitisprophylaxe,* Diese Prophylaxe ist in die Körperpflege (5) integriert.

Auch die hier aufgeführten Maßnahmen gehören zum Standard-Pflegeprogramm und müssen daher nicht zusätzlich schriftlich geplant werden. Die Notwendigkeit der Durchführung ergibt sich aus der Situation der Patientin.

Wenn eine Maßnahme nicht wie im Standard vorgegeben durchgeführt werden soll, ist dies im Pflegeplan schriftlich festzuhalten. Wurde eine Maßnahme anders durchgeführt als geplant, wird dies im Bericht dokumentiert.

Beispiel:

5. 2. 10^{00} *keine Antithrombosestrümpfe angezogen, zu schwierig, beide Beine gewickelt.*   Sr. Ha

Planungsbeispiel:

7. 2.   *Thromboseprophylaxe: beide Beine wickeln.*

Ausreichende Nahrungsaufnahme gewährleisten:	Essen und Trinken sind bei Frau M. durch die Schluckstörung stark erschwert. Wahrscheinlich ißt und trinkt sie dadurch auch zu wenig und leidet bereits zusätzlich an einem Ernährungsdefizit. Damit komplikationsloses Schlucken möglich ist, sind alle im Standard ApxS aufgeführten Punkte zu beachten. **Maßnahmen: *s. Standard ApxS (Abb. 5.28)***

Forts. **Pflegeschwerpunkte**

Kontinenz wiedererlangen:	Um das Ziel „ausreichende Nahrungsaufnahme" erreichen zu können, müßten darüber hinaus jedoch noch weitere Maßnahmen ergriffen werden, die nicht im Standard aufgeführt sind. Da eine Inkontinenz vorliegt, könnte ein Kontinenztraining geplant und bei realistischer Planung auch durchgeführt werden. **Maßnahmen: s. Standard ApxK (Abb. 5.29)** Wenn dies aus zeitlichen oder anderen Gründen nicht möglich erscheint, müßten spezielle Maßnahmen zur Vermeidung von inkontinenzbedingten Schäden geplant und ergriffen werden. Hierbei könnte man dann im individuellen Pflegeplan beispielsweise auch den Standard Inko (Abb. 5.27) einplanen.
Sich mitteilen können:	Frau M. kann sich verbal kaum mitteilen. Würde man eine Rangordnung vornehmen, müßte dieses Problem sicherlich an der ersten Stelle stehen, denn diese Kommunikationsstörung überlagert die Gesamtsituation und erschwert dadurch sämtliche Rehabilitationsbemühungen. **Maßnahmen: s. Standard ApxA (Abb. 5.27)** Neben den in diesem Standard aufgeführten allgemeinen Richtlinien, die bei jeder vergleichbaren Situation grundsätzlich beachtet werden sollten, müßten im Falle Meßner zusätzlich einige konkrete Maßnahmen ergriffen werden.

Die aufgrund dieser Überlegungen festgelegte Pflegeplanung zeigt Abb. 5.33.

Pflegestammblatt Frau Meßner

Adresse

Telefon Angehöriger

Hausarzt

Sozialstation etc.

Dat.	Persönliche Situation
1. 9.	Frau Meßner, 67 Jahre, verheiratet, keine Kinder, Englisch- und Deutschlehrerin am Gymnasium, seit 4 Jahren pensioniert, lebt mit Ehemann (pensionierter Elektroingenieur) in eigenem Haus, ist am 28. Juli während eines Spazierganges plötzlich ohnmächtig umgefallen, lag mehrere Tage im Koma, ist seit 2 Wochen wieder ansprechbar

Dat.	Belastungen/Krankheitserleben/Erwartungshaltung
1. 9.	Der Ehemann ist sehr besorgt, hat darum Einweisung in die Reha erwirkt und wünscht, daß alle Rehamöglichkeiten ausgeschöpft werden.
14. 9.	Frau M. wirkt oft sehr mutlos und verzweifelt, vor allem wenn sie sich nicht verstanden fühlt, Ehemann zeigt große Geduld und Beharrlichkeit

	Ressourcen und Interessen
1. 9.	Ehemann möchte, daß seine Frau wieder gesund wird, will sich an der Pflege und bei der Planung aktiv beteiligen, kommt täglich für ca. 6 Stunden (meist 11^{00}–19^{00}).
14. 9.	Interessiert sich hin und wieder für eine Fernsehsendung, hört gerne Musik (klassische Chöre, hat früher selbst in Kammerchor gesungen)
24. 9.	Frau Meßner entwickelt allmählich Eigeninitiative und Ehrgeiz, bestimmte Dinge wieder selbst zu tun

	Gewohnheiten/Abneigungen
2. 9.	lt. Ehemann: Hat immer sehr viel Wert auf Ordnung, Sauberkeit und gepflegtes Aussehen gelegt, ist gewohnt, von 13.00–14.00 Uhr Mittagsruhe zu halten und abends gegen 22.00 Uhr ins Bett zu gehen. Ein geregelter Tagesablauf sei beiden sehr wichtig gewesen. Mag keine Milch und Milchspeisen, trinkt vornehmlich Tee und Mineralwasser, am Abend 1–2 Gläser Sekt oder Wein, ißt gerne Salate

Dat.	Gesundheitszustand
1. 9.	Zustand nach Apoplex: Hemiplegie rechts, kaum verständliche Sprache, antriebsarm, Nahrungsaufnahme erschwert, Schluckstörung, Gewichtsabnahme
2. 9.	Inkontinenz (kein BK)
14. 9.	nimmt mehr Anteil an Umgebung, beteiligt sich an unseren Aktivierungsbemühungen, jedoch starke Stimmungsschwankungen
24. 9.	ist weitgehend kontinent, sofern der Zeitplan eingehalten wird Mobilisationsgrad II teilweise erreicht kann mit der linken Hand weitgehendst selbständig trinken und essen

Dat.	Behinderungen/Prothesen
1. 9.	Zahnprothese OK (steht seit Khs-Einweisung im Becher, mehrfache Anziehversuche auch im Khs. X erfolglos, Würgereiz etc.) Zahnbrücke UK (Problemlos)
15. 9.	benötigt Lesebrille

Abb. 5.32. Pflegestammblatt Frau Meßner

Pflegeplanung Frau Meßner Station: 1A Jahr: 1993

		Stop			Stop			Stop
1 1.9. 2.9.	**Problem:** undeutliche, kaum verständliche Sprache wenig Eigeninitiative		**2** 1.9.	**Problem:** Bewegungseinschränkung durch Hemi. re.		**3** 1.9.	**Problem:** Schluckstörung: Frau M. verschluckt sich häufig, sie ißt und trinkt zu wenig	
1.9.	**Ziele:** sich nonverbal verständigen können und verstanden fühlen		1.9.	**Ziele:** 1. Mobilisationsgrad I behalten 2. Mobilisationsgrad II erreichen		1.9. 3.9.	**Ziele:** komplikationslos schlucken ausreichende Ernährung ca. 1000 ml Trinkmenge/Tag	
1.9. 7.9.	**Maßnahmen:** – Grundregeln A+D aus Standard ApxA beachten – Herr Meßner erprobt Verständigungszeichen und teilt sie uns mit – Ehemann voll in die Pflege einbeziehen – gezielte Maßnahmen in Absprache mit der Logopädin		1.9.	**Maßnahmen:** Standard ApxGr 1–6 beachten: – Mobilisation nach Apx1 (Dekupr. Lagerungsprotokoll im Zimmer) – Mobilisation nach Apx2 – Ganzkörperpflege im Bett – Ehemann zu Mobilisation mit anleiten		1.9. 2.9.	**Maßnahmen:** – Eß-/Trinktraining nach ApxS (1.+3.) Ehemann anleiten – Wunschkost anbieten: Essenswünsche zusammen mit dem Ehemann überlegen – Art und Menge jeweils auf dem Protokollblatt ApxK dokumentieren	
4 2.9.	**Problem:** Inkontinenz		**5**	**Problem:**		**6**	**Problem:**	
2.9.	**Ziele:** kontinent werden			**Ziele:**			**Ziele:**	
2.9. 7.9.	**Maßnahmen:** – Kontinenztraining nach ApxK (1+2) – Ehemann übernimmt das Training während seiner Anwesenheit ApxK3: Zeitplan (5, 9, 13, 17, 21 Uhr) – weiterhin Ernährungs-/Ausscheidungsprotokoll führen			**Maßnahmen:**			**Maßnahmen:**	

Spalte Stop = Datum (d h , alle nicht gestopten Probleme, Ziele oder Maßnahmen, sind zu beachten)

Abb. 5.33. Pflegeplanung Frau Meßner

Zeit	Pflegebericht
1.9.	*19.30 Uhr: Patient wurde um 14.00 Uhr von Krankenhaus X übernommen. Zustand nach Apoplex vor ca. 4 Wochen: Hemi rechts, keine Spastik oder Schmerzäußerung beim Durchbewegen der Gelenke, Blasenkatheter wurde vor der Verlegung entfernt, Moltexvorlage noch trocken, Kontinenzprotokoll angelegt. Patientin reagiert auf Ansprache mit Blickkontakt, kein Sprechversuch, lt. Angabe des Ehemanns würde Frau M. nur unverständliche Laute von sich geben, wenn sie zu sprechen versuche, sie liege die meiste Zeit teilnahmslos im Bett, bewege sich auch nicht mit der gesunden Seite. Essen und Trinken sind erschwert: zeigt kein Interesse am essen, öffnet jedoch den Mund, ißt sehr langsam, verschluckt sich beim Trinken häufig, lehnt Zahnprothese ohne Kommentar ab (Würgereiz, auch schon im Khs X). Gespräch mit Ehemann geführt: Er hofft, daß man sich hier mehr Mühe gibt als in Khs. X, so daß seine Frau wieder auf die Beine kommt, sie sei immer sehr aktiv gewesen; er kann es sich nicht akzeptieren, daß seine Frau nur so daliegt, will sich aktiv an der Reha beteiligen und genau informiert sein, warum was getan wird (Weiteres s. a. Stammblatt und Planung)* **Hanna Gärtner**
2.9.	*5.30 Uhr, Patientin wurde beim Lagern jeweils wach, ist jedoch anschließend problemlos wieder eingeschlafen.* **Maria Häuser**
13.15	*(1) Patientin hat alles mehr oder weniger teilnahmslos über sich ergehen lassen, habe den Eindruck, daß sie oft nicht versteht, was man von ihr will.* *(2) Ganzkörperpflege im Bett durchgeführt, Frau M. zeigt leichte Aktivität beim Drehen vom Rücken zur re. Seite, sonst keine Beteiligung (* Lagerung s. Protokoll).*
19.45	*(3) Findet den Mund mit dem Trinkbecher, kann jedoch nicht alleine trinken, benötigt viel Zeit zum essen, Ehemann zeigt große Geduld und Beharrlichkeit.* *(4) Mehrfach eingenäßt, s. Protokoll, Pat. scheint dies nicht zu bemerken.* **Edith Finger**
	(1) Frau M. hat signalisiert, daß sie mich wiedererkennt, wirkte etwas lebhafter als gestern. *(2) Hat sich wieder aktiv bei der Umlagerung auf die rechte Seite beteiligt, Ehemann achtet sehr auf die genaue Einhaltung des Planes.* *(3) Bisher nur 600 ml Trinkmenge, da Frau M. nur schluckweise und nach Aufforderung trinkt; mit gutem Zureden und viel Geduld, kl. Schüssel Reissalat gegessen.* **Hanna Gärtner**
3.9.	*5.20 Uhr, Pat. hat bis auf die Unterbrechungen beim Lagewechsel geschlafen, hat sich einmal alleine vom Rücken auf die rechte Seite zu legen versucht, wäre dabei beinahe aus dem Bett gefallen.* **Maria Häuser**
12.40	*(1) Frau Meßner wirkte erstaunlich aktiv, zeigte sogar ein leichtes Lächeln, reagierte etwas spontaner nach Aufforderungen.* *(2) Nach Rücksprache mit Dr. A., Pat. gebadet (erstmals seit 4 Wochen), Rosmarinöl-Zusatz, hat ihr offenbar gefallen, Drehen von der rechten Seite zum Rücken geht nach Anweisung fast schon alleine.* *(3) Mit viel Zuspruch gegessen, Ehemann will dafür sorgen, daß seine Frau heute mehr trinkt.* **Edith Finger**
19.20	*(1) Frau M. hat mit ihrem Mann Fotoalben angesehen und konnte einige Personen erkennen (mit dem li. Zeigefinger zeigen), hat auch versucht, den Namen zu sprechen, jedoch nur unverständliche Laute hervorgebracht.*
	(2) Hat ca. 30 min im Lehnstuhl gesessen, muß unterstützt werden, kippt sonst sofort zur rechten Seite oder nach vorne, war danach sehr erschöpft, macht Übungen im Bett bereitwillig mit. *(3) Hat noch Schwierigkeiten, mit dem Löffel den Mund zu finden, hat es immerhin zweimal alleine versucht, hat mit Hilfe von Ehemann ca. 800 ml getrunken.* *(4) Kann Harn- oder Stuhldrang noch nicht gezielt äußern, zeigt jedoch durch Unruhe an, wenn Urin oder Stuhl abgeht.* **Klaus Johann**
4.9.	*5.30 Uhr, Pat. ist seit ca. 3.00 relativ unruhig, versucht sich immer wieder selbst in eine andere Lage zu bringen, mehrfach die Bettdecke auf den Boden geschoben, versuchte zu sprechen, ich konnte sie leider nicht verstehen.* **Iris Berger**
13.40	*(1) Frau M. wirkte unruhig und reagierte anders als an den Vortagen, versuchte immer wieder, etwas zu sagen und ist ganz verzweifelt, weil niemand sie versteht, Ehemann ebenfalls ratlos.* *(2) Konnte sich nicht auf die Übungen konzentrieren, wirkte bei allen Maßnahmen leicht gereizt, fühlt sich vielleicht von allem überfordert.* *(3) Hat bereitwillig Frühstück und Mittagessen angenommen, wollte jedoch nichts selbst tun.* *(4) Leichter Durchfall nach dem Frühstück.* **Edith Finger**
19.50	*(1) Pat. wirkte müde, hat viel geschlafen, zeigte kein Interesse an irgendwelchen Aktivitäten.* *(2) Außer Teilkörperpflege und ApxI keine Mobilisierung möglich.* *(3 u. 4) s. Protokoll (ApxK)* **Klaus Johann** *usw.*

Abb. 5.33. Pflegebericht Frau Meßner Forts.

6 Neuer Standard in der Pflegepersonalbemessung

Seit 1. Januar 1993 ist die Personalbemessung in der Erwachsenen- und Kinderkrankenpflege neu geregelt. Diese neue Pflegepersonalregelung (PPR) fand bereits im Vorfeld nahezu einhellige Zustimmung bei den Pflegedienstleitungen in Krankenhäusern und Kliniken: „Endlich brauchen wir uns nicht mehr mit den überholten Anhaltszahlen von 1969 herumzuschlagen und können nun leistungsgerechte Personalschlüssel geltend machen." Als es dann nach einigem Hin und Her am 21. 12. 1992 amtlich war, kam doch streckenweise Panik auf, ob der richtigen Umsetzung in die Praxis.

Zunächst mußte die korrekte Einstufung der Patienten durch das Pflegepersonal sichergestellt werden. Dazu dachte man sich mehr oder weniger umfangreiche Erhebungsbögen aus, wobei dank der Geschäftstüchtigkeit der Doku-System-Hersteller sofort ein reger Wettbewerb um die besten Formulare für die PPR entbrannte. „Stellen Sie sich einmal vor: pro Monat und Abteilung ein DIN-A4-Ordner voller Formblätter im Dienste der PPR", so die kritische Stimme eines Pflegedienstleiters noch im Dezember 1992. Intern und extern wurden EDV-Programme zur Auswertung und Berechnung der Einstufungsergebnisse entwickelt. Die gesamte Krankenhauslandschaft befand sich regelrecht im „PPR-Fieber".

Nach den anfänglichen Unsicherheiten und Turbulenzen folgte dann die Phase freudiger oder banger Erwartung der ersten Ergebnisse. Inzwischen scheint man alles wieder im Griff zu haben. Viele Häuser haben rein rechnerisch gesehen tatsächlich Anlaß zur Freude, denn vereinzelt wurde sogar ein Mehrbedarf von 60 Stellen (entspricht in den betreffenden Häusern ca. 20%) ermittelt. Was will man mehr? Andere hingegen mußten jedoch um den bestehenden Personalstand fürchten und in Einzelfällen sogar Stellen abbauen. Die anfänglichen Sorgen, ob im Falle einer Prüfung die Pflegeleistungen auch ausreichend dokumentiert sind, verblassen allmählich. Im Grunde geht man fast schon wieder zur gewohnten Tagesordnung über. Die Quantität scheint gesichert, die Qualität der Pflegeleistung stand bei all diesen Bemühungen wiederum kaum zur Diskussion.

6.1 Ganzheitsanspruch der neuen Pflegepersonalregelung

§ 1 Abs. 3: Ziel dieser Regelung ist, eine ausreichende, zweckmäßige und wirtschaf[
liche sowie an einem ganzheitlichen Pflegekonzept orientierte Pflege der station[
und teilstationär zu behandelnden Patienten zu gewährleisten usw.

Diesen Gesetzestext kann wohl jeder unterstreichen. Die Frage ist nur: Was is[
eine ausreichende, zweckmäßige, wirtschaftliche oder gar ganzheitliche Pflege[
Dazu geben auch die weiteren Ausführungen im Gesetzestext nicht den Hauc[
einer Antwort.

Vielmehr spiegelt diese Regelung die einseitige Körperorientierung in[
schreckender Weise wider. Der psychosoziale Aufgabenbereich fällt dabe[
völlig unter den Tisch. Das kann eigentlich nur den Schluß zulassen, daß, wen[
von *Ganzheitlichkeit* gesprochen wird, einzig der „ganze Körper" des Patiente[
gemeint ist.

In meinen Augen ist dies ein ebenso folgenschwerer Fehler wie die Abrech[
nungspraxis der Ärzte; denn sie werden belohnt, wenn sie möglichst viel[
Untersuchungen und Verordnungen durchführen, und bestraft, wenn sie ledig[
lich Gespräche, Gesundheitsberatung bzw. Problemintervention geltend ma[
chen können.

Der Grund für die einseitige Konzentration auf körperbezogene Daten un[
Fakten liegt in der bereits in Kap. 3 beschriebenen Unsicherheit hinsichtlich de[
Erfüllung psychosozialer Aufgaben sowie in der mangelnden Meßbarkei[
solcher Tätigkeiten, solange hierzu keine Qualitätsmerkmale definiert sind[
Während bei den körperbezogenen Aufgaben eine durchgeführte oder nich[
durchgeführte Maßnahme besser nachweisbar ist und oftmals auch am Ergeb[
nis festgestellt werden kann (erworbene Hautdefekte, Kontrakturen etc.), sin[
Gespräche und der Erfolg oder Mißerfolg dieser Gespräche scheinbar schlech[
ter nachzuvollziehen.

Wahrscheinlich wurden Probleminterventionen u. ä auch deshalb nicht al[
Einstufungskriterium, vergleichbar der Körperpflege, Ausscheidung usw., be[
dacht, weil man befürchtet, dadurch eine unabsehbare Fülle zusätzlicher Pfle[
geleistungen generieren zu müssen. Diese Befürchtung ist allerdings auch[
berechtigt, solange nur in Quantitäten (Anzahl und Zeit von Maßnahmen) un[
nicht in Qualitäten (erwartetes und tatsächliches Ergebnis) gedacht wird. An[
dieser Stelle muß nochmals auf die spezielle Bedeutung von Standardpflege[
plänen hingewiesen werden.

Um es ganz klar zu sagen: die zusätzlichen Pflegestellen, die die PPR er[
möglicht, werden keineswegs automatisch zu einer Verbesserung der Pflege[
qualität im Sinne einer ganzheitlichen Pflege beitragen. Denn laut PPR[
definiert sich die Pflege weiterhin einzig als Arztassistenzberuf (s. Bereich =[

Spezielle Pflege) und unterstützt darüber hinaus lediglich die naturwissenschaftlich geprägte Körpersicht des Menschen (s. Bereich = Allgemeine Pflege). Alles andere ist nach wie vor reine Makulatur und Wunschdenken. Der Ganzheitsanspruch (Wunschdenken) steht somit unverändert im Widerspruch zur Wirklichkeit (Körperbezogenheit). Diese Diskrepanz wird Nährboden für weitere Unzufriedenheiten und die Flucht aus dem Pflegeberuf bleiben (vgl. Kap. 2).

Diese Enttäuschung angesichts der neuen Pflegepersonalregelung hilft momentan allerdings nicht unbedingt weiter. Die PPR ist nun einmal vorläufig gesetzlich beschlossen, und man wird sich zunächst damit arrangieren müssen. Das heißt, man sollte das Beste daraus machen. Bei näherer Betrachtung lassen sich dieser Neuregelung, abgesehen von einem besseren Stellenschlüssel, sogar auch sonst noch positive Seiten abgewinnen.

6.2 Nachweis der korrekten Einstufung der Patienten

§ 5 Abs. 3: „Die Arbeitsgemeinschaft kann die Schlüssigkeit der Zuordnung der Patienten zu den Pflegestufen prüfen und einen Vergleich der Krankenhäuser untereinander vornehmen."

Noch ist kein Prüfer in Sicht. Aber die Vorstellung, daß von der hier angekündigten Möglichkeit eines Tages im eigenen Haus Gebrauch gemacht wird, löst wohl eher noch Angstschweiß als Gelassenheit aus. Diese Unsicherheit schlägt sich nicht zuletzt in der doch zum Teil sehr unterschiedlichen Handhabung der Einstufung nieder. Das Spektrum reicht nach meiner Beobachtung über die „Pi-mal-Daumen-Methode", bis hin zum minutiösen Ankreuzen aller in Frage kommenden Maßnahmen anhand umfangreicher Erhebungsbögen.

Nachweismethoden

In der Anfangsphase (Einstufungstraining) waren bestimmte, dazu entwickelte Erhebungsbögen sicherlich vielen Pflegepersonen eine Hilfe. Nach kurzer Übungszeit konnten die meisten jedoch auch ohne diese Bögen relativ genau sagen, ob ein Patient A2/S1 oder A3/S2 usw. ist. Dann wurden die Bögen eher als lästiges Übel empfunden und zum Glück in vielen Häusern inzwischen auch wieder abgeschafft. Andernorts glaubt man, auf solch eine Sicherheit nicht verzichten zu können, und behält diese tägliche Zusatzarbeit vorerst noch bei.

Nachfolgend sollen 3 der üblichen Verfahrensweisen zum Nachweis der korrekten Einstufung in den wesentlichen Punkten miteinander verglichen werden.

Methode 1:

Es wurden ein oder zwei („A" und „S" getrennt) Formblätter erstellt, auf de
nen alle für den definierten Leistungsbereich entsprechenden Maßnahmen
mehr oder weniger differenziert, aufgelistet sind.

- **Handhabung:** Die tatsächlich durchgeführten Maßnahmen pro Patient wer
  den von den Pflegepersonen jeweils bei Schichtende angekreuzt. Die Ein
  stufung wird zum festgelegten Zeitpunkt (zwischen 12.00 und 20.00 Uhr
  anhand dieser Blätter vorgenommen und sowohl auf dem Formblatt als of
  auch in der Kurve und/oder Pendelliste und/oder PPR-Erhebungsbogen ein
  getragen. Ein Formblatt pro Patient reicht meist für 14 Tage und wird danach
  oder wenn der Patient verlegt bzw. entlassen wird, entweder in einem geson
  derten Ordner auf Station oder in die Patientenakte abgelegt.

- **Bewertung:** Diese Methode eignet sich als Gedächtnisstütze für die Pflege
  person, damit nichts übersehen wird, und als Hilfsmittel, um auch im Zwei
  felsfalle eine korrekte Einschätzung zu gewährleisten. Der Aufwand hierfü
  ist verhältnismäßig hoch, da korrekterweise in jeder Schicht alle durchge
  führten Maßnahmen angekreuzt werden müssen. Die Zeit, die vor Dienst
  ende auf das Ausfüllen dieser Formulare verwendet wird, geht für das
  Schreiben von Pflegebericht und Pflegeplan verloren. So habe ich vor allem
  zu Beginn der PPR-Einführung starke Einbußen in der Berichtsqualität
  festgestellt. Pflegeplanungsbemühungen wurden daraufhin oft völlig einge
  stellt.
  Solche Ankreuzbögen sind als Dokumente zum Nachweis von Pflegeleistung
  sehr zweifelhaft, vor allem weil sie unauffällig nachträglich manipuliert
  werden können. Sie dienen deshalb nur als Einstufungshilfe und dokumen
  tieren nicht die tatsächlich erbrachte Pflegeleistung. Zum Glück sind viele
  Häuser mittlerweile wieder davon abgekommen und bedienen sich heute
  einer der nachfolgenden Methoden.

Methode 2:

Es werden ebenfalls spezielle Formulare zur Einstufung der Patienten einge
setzt. Allerdings können diese außerdem als Maßnahmenplan und Durch
führungsnachweis genutzt und somit in das Pflegedokumentationssystem inte
griert werden.

- **Handhabung:** Je nach Formular trägt die Pflegeperson die geplante Maß
  nahme entweder selbst in den betreffenden Leistungsbereich ein oder sie
  aktiviert die bereits vorgegebenen Maßnahmen. Ansonsten wird jede Durch
  führung einer Maßnahme mit Zeit und Handzeichen bestätigt (Einstufung
  und Ergebnisdokumentation wie bei Methode 1).

- **Bewertung:** Bei dieser Vorgehensweise werden zumindest Teilaspekte der
  Pflegeplanung und -dokumentation miterfüllt. Sie dient also nicht nur der
  PPR. Wegen dieser höheren Funktionalität ist jedoch ein entsprechend um-

fangreiches DIN-A3-Formular erforderlich, welches dann für jeden Patienten eingesetzt wird, auch wenn z. B. bei A1/S1-Patienten außer Name und Pflegestufe meist nichts auf diesem großen Formblatt steht. Hierdurch werden unnötige Aktenberge geschaffen.

Die größte Gefahr bei dieser Methode liegt jedoch in dem Trugschluß, damit gleichzeitig Pflegeplanung und -dokumentation gewährleisten zu können. Denn wie insbesondere in Kap. 5 dargestellt, gehört dazu wohl doch noch einiges mehr als eine Maßnahmenauflistung und ein eher fragwürdiger Durchführungsnachweis.

Methode 3: (empfehlenswert!)

Es werden keinerlei spezielle Einstufungsbögen ausgefüllt. Statt dessen wird auf eine ausreichende Dokumentation Wert gelegt, so daß sich die Einstufung jeweils aus der allgemeinen Patientendokumentation nachweisen läßt.

● **Handhabung:** Die Pflegepersonen werden weniger an einem Erhebungsbogen, sondern eher an Fallbeispielen aus der Praxis geschult. Dabei wird gleichzeitig auch die bestehende Dokumentation auf ihre Aussagefähigkeit hin überprüft und Verbesserungen veranlaßt. Pflegepersonen, die sich im Einzelfall bei der Einstufung unsicher fühlen, können sich evtl. einen Erhebungsbogen als Checkliste zur Hilfe nehmen. Ansonsten sollte man sich im Team gegenseitig unterstützen bzw. beraten. Darüber hinaus werden von der Pflegedienstleitung in unregelmäßigen Abständen Stichproben veranlaßt, bei denen die Korrektheit der Einstufung anhand der Patientendokumentation von hierin geschulten Pflegepersonen geprüft wird. Stellen sich dabei Unkorrektheiten heraus, so werden die betreffenden Pflegepersonen (Station) darauf hingewiesen und durch gezielte Übungen und Informationen entsprechend qualifiziert.

● **Bewertung:** Im Gegensatz zu Methode 1 und 2 ist diese geeignet, um eine allgemeine Verbesserung der Pflegedokumentation zu bewirken. Alleine deshalb ist sie schon positiver zu bewerten. Es wird kein unnötiger zusätzlicher Aufwand betrieben, sondern ein Anreiz geschaffen, die ohnehin seit 1985 geforderte Pflegedokumentation und Pflegeplanung auf diese Weise vielleicht doch noch in den Griff zu bekommen.

Die Verwendung von aussagekräftigen Pflegestandards und Standardpflegeplänen unterstützt diese Methode sinnvoll.

In Anlehnung an diese Vorgehensweise wird im folgenden der Einstufungsnachweis in den beiden Bereichen „A und S" näher betrachtet.

Pflegedokumentation und Pflegestandards als Einstufungsnachweis
für den Bereich „Allgemeine Pflege"

Der Einstufung „Allgemeine Pflege" (A1–3) läßt sich bei einer Pflegedokumentation, so wie sie in Kap. 5 beschrieben ist, vollständig ableiten. Es muß also keinerlei zusätzlicher Aufwand hierfür betrieben werden.

Beispiel Pflegedokumentation Fr. Meßner: Aus der Pflegeplanung von Frau Meßner (s. S. 167) kann die Begründung für eine „A3"-Einstufung vollständig abgeleitet werden. Bereits der Standard ApxGr (s. S. 154), wenn er aufgrund des beschriebenen Gesundheitszustandes in zwei der Punkte 1, 4, 5, 7, 8 voll aktiviert ist, rechtfertigt eine „A3"-Einstufung.

Anmerkung: An diesem Standardbeispiel können Sie sehen, welcher Leistungsbereich konkret unter den Tisch fällt (s. Punkt 9: Sich mitteilen können bzw. ApxA).

Beispiel Pflegedokumentation Herr Anton: Bei Herrn Anton ist laut Pflegebericht (s. S. 114) zum gegenwärtigen Zeitpunkt nur eine „A1" gerechtfertigt.

Medizinische Dokumentation als Einstufungsnachweis für den Bereich
„Spezielle Pflege"

Die Einstufung „Spezielle Pflege"(S1–3) müßte sich eigentlich vollständig aus der medizinischen Dokumentation heraus ersehen lassen. Andernfalls liegt hier ohnehin einiges im argen. Wie oft welche Kontrollen und Überwachungsmaßnahmen durchgeführt wurden, ist anhand der Ergebnisprotokolle (Kurve, Ü-Bogen etc.) nachzuweisen. Ebenfalls ist das Vorhandensein irgendwelcher Ableitungs- oder Absaugsysteme, venöser Zugänge, Infusionstherapie, Transfusionen, Zytostatikaverabreichung und vieler anderer diagnostischer und therapeutischer Maßnahmen immer an irgendeiner Stelle der Patientendokumentation festgehalten. Der Leistungsumfang einer Wund- bzw. Hautbehandlung muß aus der genauen Beschreibung des Wund- bzw. Hautzustands, zu der der Arzt übrigens verpflichtet ist, erkennbar werden. Welche Aufgaben die Pflege im Zusammenhang mit den angeordneten diagnostischen und therapeutischen Maßnahmen grundsätzlich übernimmt, könnte man zudem anhand der betreffenden Pflegestandards darstellen.

Da bislang unseres Wissens nach noch keine offizielle Prüfung der vorgenommenen Einstufungen stattgefunden hat, bleibt abzuwarten, welche Methode dabei ggf. bevorzugt wird. Möglicherweise wird sich ein Prüfer auf Anhieb eher mit den ersten beiden Methoden anfreunden, weil er dadurch weniger in den einzelnen Dokumentationsformularen hin und her suchen muß. Allerdings wird eine insgesamt klar strukturierte und vollständige Patientendokumentation einen kritischen Prüfer wohl mehr überzeugen als reine Maßnahmenauflistungen, die in keinen Sinnzusammenhang mit der Patientensituation gebracht werden können.

Eine Dokumentation inklusive Pflegestandards und Pflegeplanung, so wie in Kap. 5 beschrieben, bietet eine Transparenz der Pflegeleistung, die man sich nur wünschen kann. Um dieses jedoch zu gewährleisten, bedarf es gezielter und regelmäßiger Schulungen aller Pflegepersonen. Bei der in Kap. 9, S. 233ff. beschriebenen Vorgehensweise bietet sich gleichsam Gelegenheit, ggf. vorhandene Einstufungsschwierigkeiten zu beheben. An Dokumentationsbeispielen aus der Praxis kann neben der Pflegeplanung, der -berichtsqualität usw. immer wieder auch die korrekte Einstufung der Patienten geprüft werden, so daß auch in puncto PPR-Einstufung ein kontinuierliches Training und gleichzeitig eine regelmäßige Qualitätssicherung gewährleistet ist.

Neben den hauptsächlich quantitativen Veränderungen wird im Gesundheits-Strukturgesetz zumindest der Stellenwert für Qualitätssicherung bei der Gesundheitsversorgung unterstrichen. Insbesondere verpflichtet § 137 SGB V die Krankenhäuser, „sich an Maßnahmen zur Qualitätssicherung zu beteiligen. Die Maßnahmen sind auf die Dauer der Behandlung, der Versorgungsabläufe und der Behandlungsergebnisse zu erstrecken. Sie sind so zu gestalten, daß vergleichende Prüfungen ermöglicht werden".

Qualität kann jedoch erst gesichert und verglichen werden, wenn zuvor definiert ist, welche Qualität überhaupt angestrebt wird. Damit kommen wir wieder zur grundlegenden Bedeutung von Standards, die demzufolge in allen Bereichen des Gesundheitssystems aufgestellt werden müssen. Noch haben die Pflegeberufe die Gelegenheit, Art, Umfang und Qualität ihrer Arbeit wie in Kap. 3 beschrieben in weiten Teilen selbst zu definieren. In einigen Jahren könnte es womöglich schon zu spät sein. Wenn nämlich die medizinischen Berufe ihre Standards neu festlegen, bevor die Pflegenden wissen, was sie eigentlich wollen. Denn dann wird der Pflegedienst die Aufgaben übernehmen müssen, die ihm von den anderen zugedacht werden bzw. die übrigbleiben.

6.3 Fallpauschalen und Sonderentgelte

Wie angekündigt und nun durch den Regierungsentwurf zur *Bundespflegesatzverordnung 1995* bestätigt, sollen ab Januar 1995 Krankenhausleistungen zunehmend nach Fallpauschalen und Sonderentgelten abgerechnet werden. Dazu wurden/werden fallbezogen Leistungen bzw. Kosten nach einem bestimmten Berechnungsverfahren kalkuliert und in einem Punktesystem dargestellt. In diesen Pauschalen ist die Pflegeleistung in PPR-Minutenwerten bereits berücksichtigt. Hierdurch will man mit weniger Aufwand leistungsgerechtere Pflegesätze ermitteln, was schließlich auch erstrebenswert ist. Da der Fallpauschalenkatalog noch längst nicht vollständig ist, werden alle übrigen Leistungen solange nach dem bisherigen Modus berechnet.

Durch diese neuen Vorgaben wird die Dringlichkeit für die Entwicklung von fall- bzw. problembezogenen Pflegestandards zusätzlich unterstrichen, selbst wenn diese Standardleistungen in den derzeit gültigen Fallpauschalen nicht mehr gezielt berücksichtigt werden können. Da die Pauschalen jedoch neuen Erfordernissen angepaßt werden sollen, besteht grundsätzlich die Möglichkeit, Erfahrungswerte aufgrund von Standardpflegeplänen und somit auch bestimmte Qualitätsansprüche zur gegebenen Zeit einzubringen.

Am Beispiel der Hysterektomie und Apoplexie (s. Abb. 117/118 und 154
wird die Möglichkeit einer fallbezogenen Leistungsdarstellung u.a. in PPR
Werten ausgedrückt. Auf diese Weise läßt sich Art, Umfang und Qualität vor
Pflege pro Problem bzw. pro Fall oder pro Diagnose (je nach favorisierten
Begriff) in Beziehung setzen und somit begründen.

Die bisherigen PPR-Erhebungsbögen werden mit der Einführung von Fallpau
schalen hinfällig, da es dann nur noch auf den Nachweis zusätzlicher, d.h. nich
in der Pauschale berücksichtigter Leistungen ankommt. Weil man jedoch nich
weiß, welche PPR Leistungen pro „Fall" berücksichtigt sind, da hierbei die
Durchschnitts-PPR-Werte und nicht Pflegestandards zugrunde gelegt wurden
dürfte eine genaue Differenzierung von fallbezogenen und zusätzlichen Lei
stungen kaum möglich sein. Allerdings kann man sicher sein, daß der Markt
wiederum rechtzeitig eine Fülle von Formularen und EDV-Lösungen hierzu
bereithalten wird. Denn jedes Problem läßt sich schließlich irgendwie kompen
sieren.

Dagegen bietet das in Kap. 5 vorgestellte Planungs- und Dokumentations
konzept auch hinsichtlich der Leistungserhebung nach dem Fallpauschalsystem
die besten Voraussetzungen. Kürzer, klarer und vollständiger kann Pflege
leistung derzeit nicht dargestellt werden, deshalb wird dieses Konzept auch
noch weitere Strukturveränderungen unangefochten überdauern können.

7 Pflegestandards als Qualitätsmaßstäbe für die Ausbildung in Theorie und Praxis

Das Niveau der vorhandenen Pflegestandards und die Erfahrungen, wie diese in die Praxis umgesetzt werden, prägen die Ausbildungsqualität mehr als alles andere. Oft gelingt es zwar, den größten Teil der Schüler während der Ausbildungszeit auf dem Anspruchsniveau der Schule zu halten, doch hat sich bereits ein Jahr nach dem Examen die Mehrzahl – mehr oder weniger frustriert – den Gegebenheiten des Pflegealltags untergeordnet.

Will man diesen Teufelskreis unterbrechen, müssen zunächst Qualitätsmaßstäbe festgelegt und dabei Praxis und Theorie so weit wie möglich aufeinander abgestimmt werden. Auf diese Weise erfährt der Lehrer schwarz auf weiß, was die Praxis leisten will, und kann sich und die Schüler besser darauf vorbereiten. Für den Unterricht müssen mithin Pflegestandards ebenso maßgebend sein wie für die Praxis – auch dann, wenn ein Standard nicht in allen Punkten den Vorstellungen des Lehrers entspricht. In diesem Falle sollten zwar Alternativen und Verbesserungen im Unterricht diskutiert werden, ohne daß aber die Verbindlichkeit des Standards in Frage gestellt wird.

In diesem Kapitel soll u.a. anhand eines Unterrichtsbeispiels dargestellt werden, wie erfahrungs- bzw. praxisbezogener Unterricht aussehen kann, in dem Standards eine wesentliche Rolle spielen. Ferner wird ein Ausbildungsprogramm für die Praxis vorgestellt, in dem die auf Station eingeführten Pflegestandards als Lernzielkatalog und Leistungskriterien fungieren.

7.1 Der Theorie-Praxis-Konflikt

Die Merkmale des Theorie-Praxis-Konflikts, wie sie sich in der heutigen Krankenpflegeausbildung zeigen, sind in Tabelle 7.1 zusammengestellt.

Tabelle 7.1. Charakteristika der Ausbildungssituation in der Krankenpflege

Theoretische Krankenpflegeausbildung:	Praktische Krankenpflegeausbildung:
Die theoretische Ausbildung orientiert sich an den Soll-Normen: **Krankenpflegegesetz, Ausbildungs- und Prüfungsordnung** geben den zeitlichen, inhaltlichen und formalen Rahmen vor.	Die Ausbildung in der Praxis (sofern hier überhaupt von Ausbildung gesprochen werden kann) orientiert sich am jeweiligen Pflegealltag: **Arbeitsbelastung, Arbeitsorganisation** und **Personalbesetzung** geben den Rahmen vor.
Lehrbücher, Fachliteratur, die persönliche und berufliche Qualifikation der Ausbilder sowie deren Pflegeverständnis bestimmen die Inhalte.	Die Qualifikation der praktischen Ausbilder sowie deren Pflegeverständnis bestimmen die Inhalte.
In der Theorie wird der Schüler häufig mit einem „Idealbild" von Krankenpflege konfrontiert. Da dieses Bild meist seinen eigenen Wunschvorstellungen vom Beruf entspricht, kann er sich mit ihm ohne Schwierigkeiten identifizieren. Er würde gerne so pflegen, wie er es in der Schule lernt.	Der Ausbilder in der Praxis steht in einem ständigen Konflikt zwischen dem Anspruch, den Pflegealltag sicher bewältigen zu müssen und andererseits Schüler, neue Mitarbeiter u. a. m. gezielt anzuleiten. Letzteres wird deshalb erschwert, weil zur Bewältigung der meisten Pflegesituationen in der Praxis keine allgemein akzeptierten Richtlinien vorhanden sind.
Die Ausbilder an der Schule erkennen zwar oft den Konflikt, in den sie ihre Schüler mit diesem beruflichen Anspruchsdenken bringen, sind aber häufig nicht in der Lage, Soll und Wirklichkeit auf einen gemeinsamen Nenner zu bringen. Wenn sie den Konflikt mit der Praxis vermeiden wollten, müßten sie das Idealbild relativieren, indem sie Qualitätsabstriche legitimieren. Hierdurch würde jedoch allenfalls an den Symptomen korrigiert.	So erlebt der Schüler u.a. widersprüchliche Erklärungen, undurchsichtige Handlungen, deren Sinn und Zweck er nicht versteht, die er aber trotzdem mitmachen muß. Er steht vor dem Konflikt: „Soll ich jetzt so arbeiten, wie die Schule es vorschreibt oder soll ich mich voll und ganz der Praxis anpassen?". Zunehmend tauchen Zweifel auf, ob das, was die Schule erwartet, überhaupt realisierbar ist.
Die „Theoretiker" können sich nicht an die Praxis anpassen, weil die Praxis ihnen bislang keine oder kaum nachvollziehbare und akzeptierbare Richtlinien vorgeben kann. Mit ihren theoretischen Konzepten stehen sie der praktischen Wirklichkeit hilflos, machtlos und manchmal verständnislos gegenüber, worunter zwangsläufig ihre Motivation und auch die Überzeugungskraft, mit der sie ihre Ausbildungsinhalte vertreten, leiden muß.	Eine objektive Beurteilung der während des Praxiseinsatzes erbrachten Leistungen ist mangels eindeutiger Kriterien nicht möglich, d.h., der Schüler erhält viel zu selten konstruktive Kritik für eine konkrete Pflegeleistung. Er muß selbst spüren, ob sein Verhalten und seine Handlungen gut oder schlecht, richtig oder falsch waren. Das Ausbildungsergebnis, sprich die Pflegequalifikation, hängt daher hauptsächlich von den autodidaktischen Fähigkeiten des Schülers ab.

Die positive Bedeutung von Pflegestandards, die sowohl von der praktischen als auch von der theoretischen Ausbildungsseite als Richtlinien akzeptiert werden, ist bei allen Pflegemaßnahmen zu beobachten, für die ein gemeinsames Konzept bereits heute existiert.

Daß es sich hierbei um ganz spezielle Maßnahmen aus den Bereichen Behandlungs- und Grundpflege handelt, liegt wohl auch daran, daß seit nunmehr 20 Jahren ein gemeinsames Lehrbuch (*Krankenpflege* von Liliane Juchli) in diesen Bereichen allseits akzeptierte Normen gesetzt hat. So gibt es beispielsweise kaum Differenzen bei Pflegetätigkeiten wie: Blutdruck-, Puls-, Temperatur-, ZVD-Messung, i.m.-, s.c.-Injektionstechnik, Richten von Spritzen und Infusionen, Umgang mit Drainagen und Redonflaschen u.a.m. Aber auch die Einhaltung einer bestimmten Reihenfolge beim Waschen, verschiedene Hebe- und Tragetechniken sowie das Vorgehen beim Betten und Lagern von Patienten sind bundesweit nahezu vereinheitlicht.

Daneben sind Tätigkeiten wie Vorbereitung, Assistenz und Nachsorge bei speziellen Untersuchungen und medizinischen Eingriffen sowie Maßnahmen zur Desinfektion und Sterilisation meist hausintern standardisiert.

Es ist demnach festzustellen, daß für eine Reihe von Tätigkeiten in der Praxis bereits Richtlinien existieren, die auch mehr oder weniger verbindlich beachtet werden.

Auffallend ist, daß alles das, was der Schüler theoretisch und praktisch nach dem gleichen Konzept erlernt und erfahren hat, von ihm auch über die Ausbildung hinaus sicher gehandhabt wird. Sicherheit bei der Ausführung bedeutet auch Sicherheit bei der Anleitung und bei der Bewertung. Auf diese Weise Gelerntes erleidet kaum Qualitätseinbußen, weil es zuverlässig und an klaren Richtlinien orientiert weitervermittelt werden kann.

Heute bereits weitgehend standardisiert sind vorwiegend Tätigkeiten, die *medizinisch-technische Maßnahmen* betreffen. In diesem Bereich besteht offensichtlich das größte *Bedürfnis nach Absicherung*. Außerdem liegen diesen Maßnahmen medizinisch wissenschaftliche Erkenntnisse zugrunde, die von seiten der Pflege akzeptiert werden müssen. So wird wohl kaum eine Pflegeperson die festgelegte Vorgehensweise bei der Messung des zentralen Venendruckes eigenmächtig verändern. Ebenso wird sie physikalische Gesetzmäßigkeiten beim Umgang mit Sonden, Drainagen und Saugsystemen akzeptieren und allenfalls aus Unkenntnis oder Fahrlässigkeit anders als vorgegeben handeln.

> Bei allen Tätigkeiten, für die es allgemeingültige Normen gibt, kann festgestellt werden, ob diese korrekt oder fehlerhaft ausgeführt wurden. Die damit verbundene Sicherheit bei der Durchführung, Anleitung und Überprüfung hat dazu geführt, daß sowohl in der Ausbildung als auch in der Praxis den medizinisch-technischen Maßnahmen die größte Aufmerksamkeit entgegengebracht wird. Diesem Aufgabenbereich fühlt sich die Pflege am stärksten verpflichtet; hier bemüht sich jede Pflegeperson um maximale Korrektheit. Fortbildungen, Fachliteratur, Standards oder fachliche Auseinandersetzungen zu speziellen medizinischen Themen werden dankbar aufgenommen.

Wie sieht es jedoch mit den übrigen Tätigkeitsbereichen in der Krankenpflege aus?

Betrachten wir zunächst die sogenannte **Grundpflege.** Dank einheitlicher Lehr bücher werden heute die meisten grundpflegerischen Maßnahmen, auch übe bundesdeutsche Grenzen hinaus, an gemeinsamen Orientierungsmustern aus gerichtet. Das heißt, theoretisch ist fast jeder Pflegeperson, die in den letzten 1. Jahren Examen gemacht hat, bekannt, in welcher Reihenfolge beispielsweise bei der Ganzwaschung vorgegangen werden soll, wann und warum das Wasse zu wechseln ist, wie Intimsphäre und Selbstachtung des Patienten zu wahren sind, daß der Patient die größtmögliche Selbständigkeit behalten oder wieder erlangen soll usw. Dennoch zeigt die Praxis, daß diese Richtlinien nur von weni gen Pflegekräften in vollem Umfang beachtet werden und die übrigen Pflege kräfte den Patienten so waschen, wie es ihnen am schnellsten und geschickte sten von der Hand geht, selbst wenn dabei alle hygienischen und ethischen Regeln verletzt werden.

So gibt es im Bereich der Grundpflege zwar allgemeingültige Normen. Diese werden jedoch im Vergleich zu den angeführten Behandlungspflegemaßnah men von der Praxis überwiegend als unverbindliche „Soll"- und „Kann"-Vor gaben verstanden.

Bislang werden examinierte Pflegekräfte nicht danach beurteilt, ob sie die Regeln der Grundpflege einhalten oder nicht. Dagegen werden diese Regeln bei der Schülerausbildung, insbesondere bei praktischen Prüfungen, zu allge meingültigen Bewertungsmaßstäben erklärt. Hierdurch muß beim Schüler der Eindruck entstehen, daß die Beachtung der Grundpflegeregeln lediglich bei praktischen Prüfungen wichtig ist, während er in der Praxis in erster Linie nach dem Kriterium Zeit/Schnelligkeit beurteilt wird.

> Grundpflegemaßnahmen und Behandlungspflegemaßnahmen gehören zu den pflegetechnischen Tätigkeiten und sind daher wie bereits erwähnt re lativ *leicht abzugrenzen.*

Daher stellen Leistungsbeschreibungen und Bewertungen in diesen Bereichen kein allzu großes Problem dar.

> Schwer abzugrenzen sind hingegen alle Pflegearbeiten, die auf den psy chosozialen Bereich abzielen, da es hierbei um die Betreuung des Patien ten als „ganzen" Menschen unter Berücksichtigung der gesamten Pflege situation geht.

Nach welchen Kriterien läßt sich beispielsweise die Pflege eines Patienten mit Karzinom bewerten? Läßt sich psychische Betreuung überhaupt bewerten? Diese und viele andere Fragen tauchen zwangsläufig auf, wenn es darum geht, Leistungsmaßstäbe für die Betreuung eines Patienten in einer bestimmten Situation zu erstellen. Folglich existieren für diesen Bereich kaum allgemein gültige, festgeschriebene Richtlinien, an denen sich Praxis und Theorie orienieren können, obwohl es sich hierbei um das größte und umfangreichste Tätigkeitsfeld der Krankenpflege handelt.

Wenn vorwiegend Detailwissen angeboten wird, kann nicht gleichzeitig ganzheitliches Denken (Pflegen) gefordert werden.

Auf der einen Seite wird beklagt, daß die Pflege zu einseitig medizinisch-technisch ausgerichtet sei, auf der anderen Seite beziehen sich die theoretischen Ausbildungsinhalte zu zwei Dritteln auf diesen Tätigkeitsbereich. Hinzu kommt, daß das Erkennen von Zusammenhängen viel zu wenig gefördert wird und statt dessen die Lerninhalte in fach- und themenbezogenen Einheiten abgehandelt werden. (Was einzig den Vorteil hat, daß die pro Fach abgeleisteten Unterrichtsstunden fein säuberlich im Klassenbuch addiert werden können.) Auch bietet man die Inhalte vielfach auf eine Art und Weise an, die vorwiegend die linke Gehirnhälfte des Schülers anspricht, was zur Folge hat, daß das Gelernte isoliert in fachbezogenen „Schubladen" gespeichert wird. Aus lernbiologischer, -psychologischer Sicht hat man inzwischen die Ineffizienz dieser Vorgehensweise erkannt. Da die Inhalte in den einzelnen Speichern oftmals nicht wieder gefunden werden, weil sie nicht in einen Gesamtkontext eingebunden sind, müssen sie in regelmäßigen Abständen wiederholt werden. Aus diesem Grunde sind Schüler bestenfalls gegen Ende der Ausbildung in der Lage, einzelne Inhalte zu einem Gebilde zusammenzufügen und dadurch komplexere Situationen zu bewerten.

Ein Schüler, der heute gute Noten in Arbeiten oder Prüfungen erzielt, zeigt vor allem, daß er ein gutes Gedächtnis für die Details hat und deshalb auf Fragen zu einzelnen Inhaltsaspekten passende Antworten geben konnte. Derselbe Schüler wird jedoch in der Praxis versagen, wenn er nicht in der Lage ist, sein Wissen auf die dort erlebte Pflegesituation anzuwenden. Dieses Versagen in der Praxis drückt sich nicht unbedingt in einer schlechten Beurteilung aus, *denn diese sind generell gut*, sondern eher darin, daß sich der Schüler auf Station weniger wohl und sicher fühlt als in der Schule. Wenn bei ihm dieses Gefühl des Unbehagens nach dem Examen noch immer vorherrscht, dann ist sein Ausstieg aus dem Beruf oder sein Umsteigen in die Theorie nur noch eine Frage des Zeitpunkts.

7.2 Praxisbezogene Lernangebote in der Schule

Praxisbezogener Unterricht heißt, den Schüler darauf vorzubereiten, mit Problemen und Situationen, die in der Praxis erfahrungsgemäß vorkommen, sicher und kompetent umzugehen. In einem solchen Unterricht steht immer eine konkrete Situation im Vordergrund. Der Schüler soll befähigt werden, Zusammenhänge klar zu erkennen, um bei ähnlichen Situationen in der Lage zu sein, sichere Entscheidungen zu treffen.

Im folgenden soll die Planung für einen praxisbezogenen Unterricht vorge stellt werden, der sich an einem Pflegestandard orientiert.

Das Thema des Unterrichts lautet: **Die Pflege des Herrn Anton.**

Dieses Thema wurde gewählt, weil die Situation und Problematik diese Falls aus Kap. 5 bereits bekannt ist, so daß es hierzu keiner inhaltlichen Erläu terung mehr bedarf.
Arbeitsunterlagen für die Schüler:
Arbeitsblatt mit den Gespräch Sr. Beate – Herr Anton (s. S. 104), Kopie de Standards MDulk (s. Abb. 3.5). (Ein spezielles Lehrbuch ist für diesen Unter richt nicht erforderlich, weil im Standard alles Wesentliche zusammengefaß ist.)

Der Patient (Herr Anton) ist der zentrale Punkt, um den sich das gesamte Unterrichtsgeschehen dreht. Die Schüler versuchen, sich in die Rolle vor Sr. Beate hineinzufinden, und überlegen – sei es aus persönlichem Interes se oder aus Neugier –, wie sie an ihrer Stelle gehandelt hätten. Ein solcher Unterricht kann mitunter spannender sein als die Wirklichkeit, da der Schüler im Alltag selten die Zeit hat, über jedes Vorkommnis so intensiv nachzu denken. Dadurch, daß er sich im Unterricht mit dieser Situation bereits aus einandersetzen kann, ist er in der Praxis besser vorbereitet, wenn eine ähn liche Problematik auftaucht, und er wird dadurch nicht so leicht überrollt (vgl Kap. 4.2 Ganzheitliches Pflegen).

Darüber hinaus läßt sich in diesen sechs Unterrichtsstunden (Unterrichtspla nung s. Tabelle 7.2) vieles an Fachwissen vermitteln. So sind Inhalte aus folgenden Fachbereichen integriert: Magen-Darm-Erkrankungen, Ernäh rungslehre, Arzneimittellehre, Krankenpflege, Pflegeplanung, Psychosoma tik, Gesetzeskunde, Gesundheitserziehung u. a. m. Die Schüler lernen den Standard MDulk kennen und sollten die dort aufgeführten Ziele und Maß nahmen begründen können. Wenn dieser Standard nicht nur in der Schule als Konzept erarbeitet wird, sondern bereits in der Praxis eingeführt ist, kann man davon ausgehen, daß das im Unterricht Gelernte später auch Anwendung findet.

Es würde den Rahmen dieses Buches sprengen, das „ganzheitliche" Ausbil dungskonzept, mit allen curricularen Konsequenzen darstellen zu wollen. Es existieren aber bereits sehr konkrete Vorstellungen zu einem entsprechenden Lehrplan.

7.3 Standardbezogenes Programm für die praktische Ausbildung

Da in den Pflegestandards festgelegt ist, welche Schwerpunkte jeweils zu beachten sind oder in welcher Reihenfolge eine bestimmte Maßnahme durch-

Tabelle 7.2. Unterrichtsplanung „Herr Anton"

Lehrer: *A. v. Stösser*	Kurs: *10/93*	Block: *4*	Datum: *8. 7. 94*	
U-Einheit: **Erkrankungen im Magen-Darm-Bereich**	U-Thema: **Pflege des Herrn Anton** *(exemplarisches Pflegebeispiel)*		U-Std: *6*	
			F	**Z**
I. Einschätzung der Situation				
Übergabebericht *von Sr. Inge an Sr. Beate:*			D	
Bewertung der Situation, Bewertung der Übergabe als solche,				
Vergleich mit den Erfahrungen in der Praxis				
Aufnahmegespräch: *(austeilen, lesen lassen)*				
Bewertung der Gesprächsführung von Sr. Beate				
Bewertung der Situation *nach dem Gespräch:*			A	
• *Welche gesundheitlichen Risiken bestehen? (Patient).*				
• *Was muß getan werden? Verantwortlichkeit (Schwester – Arzt).*				
• *Was sollte versucht werden? Möglichkeiten, Erfolgsaussichten.*				
• *Eigenverantwortung des Patienten.*				
Problemstellung:			A	
• *Welches ist das vordringlichste Problem in dieser Situation?*				
• *Inwiefern weicht das Problem des Herrn Anton von dem generellen Problem bei Patienten mit Ulkus ab?*				
Pflegestandard MDulk einbringen *(austeilen, lesen lassen).*				2
II. Pflege: Planung, Durchführung und Dokumentation				
Zielsetzung: *Standardziele kontra individuelle Pflegeziele*			A	
• *Was muß und was will man in dieser Situation erreichen?*				
• *Was bedeutet das zweite Pflegeziel für Patient und Pflegeperson?*				
Maßnahmenplan: *Standardmaßnahmen kontra individuelle Pflege*			A	
• *Begründung für die einzelnen Maßnahmen,*				
ggf. Durchführungshinweis oder Demonstration				
(Erklärung: spez.Medikamente, Diät, Früherkennung, Maßnahmen				
bei Komplikationen und normaler Heilungsverlauf);				
• *generelle Maßnahmen (Medizin/Pflege) bei blutendem Ulkus.*				
Pflegedokumentation: *(gleichzeitig Überprüfung des Lernerfolgs)*				
Aufg.: Pflegebericht für Herrn Anton schreiben (FD und SD)			E	
Kriterien: kurz, klar, vollständig				
Auswertung der Einzelarbeit anhand der Kriterien			AG	
(Gestaltungsidee: Schüler-Jury wählt die drei besten Berichte aus)				4

F = Form, **Z** = Zeit, **A** = Alle, **D** = Demonstration, **E** = Einzelarbeit, **G** = Gruppenarbeit

geführt werden soll, können diese Leistungsbeschreibungen gleichzeitig auch als Lernziele für die praktische Ausbildung gelten.

Unter der Voraussetzung, daß eine Station über eine repräsentative Anzahl von schriftlich festgelegten Pflegestandards verfügt, bietet sich eine auf diese Standards bezogene Ausbildung an.

In einem solchen Ausbildungsprogramm (s. Tabelle 7.3) sind in alphabetischer Reihenfolge alle auf der Station eingeführten Pflegestandards aufgelistet. Die Inhalte der einzelnen Standards können jederzeit auf den Karteikarten oder im Ordner nachgelesen werden.

Bevor der Schüler in den praktischen Einsatz geht, muß er sich zunächst mit dem Lernangebot der Einsatzstelle beschäftigen und seinen Kenntnisstand zu jedem Pflegethema nach folgenden Gesichtspunkten selbst einschätzen.

Kenntnisstand Schüler

K = *kennengelernt*
Theorie: Das Thema wurde in der Schule bereits behandelt, der Standard wurde besprochen.
Praxis: Bei einem früheren Einsatz habe ich den Standard bereits kennengelernt (gelesen, besprochen, beobachtet oder praktisch erlebt).

V = *vertieft*
Theorie: Ich habe mich im Unterricht oder im Selbststudium mit dem Thema auseinandergesetzt, fühle mich jedoch an einigen Punkten noch unsicher.
Praxis: Ich fühle mich hinsichtlich der praktischen Durchführung oder im Umgang mit der Situation noch unsicher und könnte diesen Standard nicht selbständig erfüllen.

S = *sicher*
Theorie: Ich fühle mich bei diesem Thema theoretisch sicher.
Praxis: Ich fühle mich bei Umsetzung dieses Standards sicher und kompetent.

Parallel zu einer solchen Einschätzung soll der Schüler sein Interesse für das Thema unter der Rubrik **Ausbildungsziel** bekunden. Je mehr Interesse für einen Bereich besteht, desto erfolgreicher wird auch seine Anleitung sein. Zudem erhält der Schüler dadurch die Gelegenheit, über seine Interessensschwerpunkte nachzudenken und diese zu hinterfragen.

Ausbildungsziele Schüler

K = *kennenlernen*
Ich interessiere mich für dieses Thema/Problem und möchte deshalb den Standard bzw. die Handhabung in der Praxis zumindest kennenlernen.

V = *vertiefen*
Ich möchte mich an der Umsetzung dieses Standards bzw. an der Auseinandersetzung mit dem Problem aktiv beteiligen und voll einbezogen werden.

S = *sicher werden*
Ich möchte den Standard sicher umsetzen und selbständig ausführen können.

Nachdem der Schüler sich auf diese Weise mit dem Ausbildungsangebot seiner neuen Einsatzstelle auseinandergesetzt hat, darf er nun gespannt sein, ob sich seine Vorstellungen erfüllen.

Vorgespräch: Schüler – Mentor

Im Rahmen des Vorgesprächs bzw. Vorstellungsgesprächs, welches vor jedem praktischen Einsatz stattfinden sollte, werden die Interessenschwerpunkte des Schülers im Rahmen der Gegebenheiten der Station besprochen. Dabei klärt der Mentor, welche der angestrebten Ziele in der momentanen stationären Situation erreichbar sind und welche eher nicht. Gleichzeitig werden die Ausbildungsprioritäten gemeinsam festgelegt. Sollte der Mentor dabei auf etwaige unrealistische Zielvorstellungen des Schülers treffen, kann bereits im Vorfeld darüber gesprochen werden.

P1 = *Priorität 1* (mit Rotstift ankreuzen)
Dieses Ziel wird angestrebt, sobald sich die Gelegenheit bietet.

P2 = *Priorität 2*
Dieses Ziel wird angestrebt, sofern die Gelegenheit und genügend Zeit vorhanden sind.

Die konkrete Vorgehensweise bei der Anleitung bleibt weitgehend den Fähigkeiten des Mentors überlassen. Hat dieser einen Mentorenkurs o. ä. absolviert, wird er sich wahrscheinlich an den dort vermittelten Richtlinien orientieren. Ansonsten sollten hausintern sinnvolle Regelungen überlegt werden. Insbesondere können regelmäßige Mentorentreffen mit Erfahrungsaustausch die Kreativität und Sicherheit des Mentors fördern.

Ausbildungsergebnis

Das Ausbildungsprogramm informiert Mentor und Schüler gleichermaßen über den aktuellen Stand der Ausbildung. Sobald ein gestecktes Ziel erreicht ist, wird es in der entsprechenden Rubrik als Ausbildungsergebnis eingetragen. Schüler und Mentor sollten ihre jeweilige Einschätzung des Ergebnisses noch vor dem Beurteilungsgespräch unabhängig voneinander eintragen.

Einschätzung durch den Schüler

K = *kennengelernt*
Ich habe den Standard gelesen und seine praktische Umsetzung mindestens einmal gesehen bzw. miterlebt.

V = *vertieft*

Ich habe den Standard mit Hilfestellung mehrfach umsetzen können, fühle mich jedoch noch nicht in der Lage, ihn in jeder Situation problemlos und selbständig anzuwenden.

S = *sicher*

Ich fühle mich bei der Umsetzung dieses Standards sicher und traue mir zu, diesen auch ohne Aufsicht und Hilfestellung korrekt und zuverlässig zu erfüllen.

Bewertung des Mentors

K = *kennengelernt*

Der Schüler hat die Umsetzung des Standards gesehen bzw. ein- oder mehrmals miterlebt.

Oder: Der Standard wurde mit dem Schüler besprochen, es hat sich jedoch keine Gelegenheit zur Umsetzung ergeben.

V = *vertieft*

Der Schüler hat den Standard mehrfach unter meiner Mithilfe oder Aufsicht umgesetzt. Er wirkt in der Handhabung bzw. im Umgang mit dieser Situation jedoch noch unsicher. Er benötigt m.E. weitere Übung und müßte sich noch intensiver mit diesem Thema auseinandersetzen, bevor er es selbständig bewältigen kann.

S = *sicher*

Der Schüler wirkt sicher und erfüllt die gestellte Aufgabe zuverlässig und korrekt. Er ist in der Lage, die Zusammenhänge zu erkennen und sinnvolle Prioritäten zu setzen. Er hat diesen Standard mehrfach selbständig und zu meiner vollen Zufriedenheit umgesetzt.

Beurteilungsgespräch

Zu jeder gezielten praktischen Anleitung gehören Vorbereitung, Durchführung und Bewertung des Ergebnisses. Im Anschluß an jede Anleitung sollte deshalb ein kurzes Kritikgespräch zwischen Mentor und Schüler stattfinden, weil der Lerneffekt für den Schüler dann am größten ist. (Solche inhaltlichen Bewertungen sollten jedenfalls nicht bis zur Schlußbeurteilung aufgehoben werden.) Darüber hinaus kann es, je nach Situation bzw. Einsatzdauer, sinnvoll sein, während des Einsatzes eine Art Zwischenbilanz zu ziehen. In jedem Fall muß jedoch in der Endphase oder nach dem Einsatz ein Beurteilungsgespräch stattfinden. Ziel dieses Gespräches sollte die kritische Reflexion des gesamten Einsatzes sein, wobei Mentor und Schüler zunächst die gesetzten Ziele und die erreichten Ergebnisse gegenüberstellen und ihre diesbezügliche Einschätzung miteinander vergleichen, um die Gründe für etwaige Abweichungen gemeinsam erörtern zu können. Wichtig ist hier die Anmerkungsspalte A. Durch Eintragung von Symbolen wird signalisiert:

O = Angestrebtes Ziel wurde nicht erreicht.
   Frage: Warum wurde das Ziel nicht erreicht? Hat sich keine Gelegenheit ergeben oder war das Ziel zu hoch gesteckt oder ...?
X = Es konnte mehr erreicht werden als ursprünglich angestrebt.
   Immer gut! Frage: War das Ziel evtl. zu niedrig angesetzt?
! = Achtung: Differenz in der Einschätzung Schüler – Mentor.
   Wie ist diese Differenz zu erklären? Warum schätzt der Schüler seine Fähigkeiten höher oder geringer ein als sein Mentor?

Für die Kontinuität der Ausbildung wäre es sicherlich von großem Vorteil, wenn auch der für den Schüler zuständige Lehrer an den Beurteilungsgesprächen teilnehmen könnte.

> Insgesamt halte ich eine Benotung des praktischen Einsatzes für überflüssig und eher störend. Schließlich sind die Leistungskriterien in den jeweiligen Standards konkret beschrieben und werden bei dieser Vorgehensweise auch eindeutig bewertet.

Von einem solchen Ausbildungsprogramm profitieren sowohl Schüler als auch Mentoren.

Der **Schüler** erhält neben einer Orientierung über Art und Umfang des Lehr- und Lernangebots die Möglichkeit, seinen Kenntnisstand zu reflektieren und eigene Zielvorstellungen einzubringen. Durch diese aktive Beteiligung an seiner praktischen Ausbildung können Interesse und Lernbereitschaft erzeugt und damit wichtige Voraussetzungen für ein gutes Ausbildungsergebnis und für langfristige Freude am Beruf geschaffen werden.

In diesem Programm wird der Schüler wie ein Erwachsener behandelt. Selbst wenn er sich noch nicht wie ein solcher gebärdet, sollte an diesem Prinzip festgehalten werden. Da er bereits in der Ausbildung an Problemlösungsprozessen beteiligt ist und zu konstruktivem Denken und Handeln angeleitet wird, hat er sehr viel größere Chancen, um die Schwierigkeiten im Alltag zu bewältigen.

Der **Mentor** erhält ohne großen Aufwand eine klare Übersicht über den Ausbildungsstand des Schülers. Durch die gemeinsame Ausbildungsplanung erfährt der Mentor nicht nur die Interessenschwerpunkte des Schülers, sondern auch seine Beurteilung der verschiedenen Situationen. Er kann sich auf den Schüler einstellen und wird mögliche Schwierigkeiten vorwegnehmen können. Auch lassen sich Mißverständnisse und überflüssige Fragen oder Erklärungen vermeiden. Neben den Richtlinien, die in Form der schriftlich fixierten Standards vorliegen, bietet das Ausbildungsprogramm zusätzlich die Orientierung über das gesamte Ausbildungsspektrum. *Überdies kann die Leistung, die der Mentor erbringt, erfaßt und dargestellt werden.*

Tabelle 7.3. Ausbildungsprogramm Pflegepraxis, Blatt 1

Ausbildungs-, Einsatzstelle	Name Schuler	Name Mentor

Lernangebot
Was kann der Schuler generell bei uns lernen?
Orientiert an den schriftlich vorhandenen
Pflegestandards (alphabetische Reihenfolge)

Pflegestandards	Kenntnisstand des Schulers Was weiß/kann der Schuer bereits?						Ausbildungsziele Was mochte/soll der Schuler Neues lernen?					Ausbildungsergebnis Was hat der Schuler Neues gelernt?						
	Theorie			Praxis			Schuler			Mentor		Schuler			Mentor			
	K	V	S	K	V	S	K	V	S	P1	P2	K	V	S	K	V	S	A
2 Absg Absaugen durch Mund, Nase, Tracheostoma																		
2 AbsgE Absaugen durch Endotrachealtubus																		
3 Abwehr Abwehrschwache des Korpers																		
3 Alko Alkoholabhangger Patient auf der Station																		
2 ApnSto Anus praeter naturalis Stomaversorgung																		
3 Apx1 Apoplexie – Mobilisationsgrad I																		
3 Apx2 Apoplexie – Mobilisationsgrad II																		
3 Apx3 Apoplexie – Mobilisationsgrad III																		
3 ApxGr Apoplexie Pflegensche Grundprinzipien																		
3 ApxK Apoplexie Kontinenztraining (Blase und Darm)																		
3 ApxS Apoplexie Schluckstorung (Eß- und Trınk-Traınıng)																		
5 Asthma Asthmaanfall Hilfestellung – Sofortmaßnahmen																		
2 Aszpu Aszitespunktıon Vorbereitung, Assistenz, Nachsorge																		
2 ATAS Embrıngen von Augentropfen und Augensalben																		
4 Aufn1 Aufnahme eines Patienten																		
4 Aufn2 Aufnahmegesprach																		
2 AugBew Augenpflege beim bewußtlosen Patıenten																		

Tabelle 7.3. Ausbildungpogramm Pflegepraxis, Blatt 2

Lernangebot
Was kann der Schüler generell bei uns lernen?

Schriftlich vorhandene Pflegestandards (alphabetische Reihenfo ge)	Kenntnisstand des Schülers: Was weiß/kann der Schüler bereits?						Ausbildungsziele: Was möchte/soll der Schüler Neues lernen, sofern sich die Möglichkeit bietet?						Ausbildungsergebnis: Was hat der Schüler Neues gelernt?						
	Theorie:		Praxis:		Schüler:		Mentor:		Schüler:		Mentor:							
	K	V	S	K	V	S	K	V	S	P1	P2	K	V	S	K	V	S	A
3 Aupro Augenprothesen: spezielle Pflege des Patienten																		
1 Bad Baden: Reinigungsbad																		
1 Bett2 Beziehen eines leeren Bettes																		
1 Bett3 Betten eines bettlägerigen Patienten																		
3 Bewu Bewußtloser Patient																		
2 Bilz Bilanz: Flüssigkeitsbilanz																		
3 Blnd Blinder/stark sehbehinderter Patient																		
2 BstrH Bestrahlung: Hautpflege																		
4 BTM Betäubungsmittel: Bestellung/Dokumentation																		
3 CaPat Patient mit Karzinom „Krebs"																		
3 CuMC Colitis ulcerosa, Morbus Crohn																		
2 DBulau Bulau-Drainage: Wechseln von Flasche u. System																		
1 DekuPr Dekubitusprophylaxe + LAGERUNGSBLATT																		
3 DeprSy Depressives Syndrom: Umgang mit dem Patienten																		
3 DesOr Desorientierter/Verwirrter Patient																		
3 Diabm Diabetes mellitus: Pflegerische Grundprinzipien																		
3 DiabmA Diabetes mellitus: Anleitung zur Insulininjektion																		
3 DiabmE Diabetes mellitus: Ernährung/Diät																		
3 DiabmI Diabetes mellitus: Insulinbehandlung																		

Tabelle 7.3. Ausbildungpogramm Pflegepraxis, Blatt 3

Lernangebot Was kann der Schuler generell bei uns lernen? Schriftlich vorhandene Pflegestandards (alphabetische Reihenfolge)	Kenntnisstand des Schulers Was weiß/kann der Schuer bereits?						Ausbildungsziele Was mochte/soll der Schuler Neues lernen, sofern sich die Moglichkeit bietet?					Ausbildungsergebnis Was hat der Schuler Neues gelernt?						
	Theorie			Praxis			Schuler			Mentor		Schuler			Mentor			
	K	V	S	K	V	S	K	V	S	P1	P2	K	V	S	K	V	S	A
3 DiabmK Diabetes mellitus Kontrollen, Belastung, I-Schutz																		
2 Drain1 Drainagen Uberwachungsmaßnahmen																		
2 DrainW Drainagen Wundversorgung																		
2 Enlf Einlauf/Reinigungseinlauf (Hoher Einlauf)																		
4 Entl1 Entlassung																		
2 ERCP Endoskop Retrograde Cholangiopankreaticographie																		
1 EsTrh Essen und Trinken helfen																		
5 Feuer Feuer auf Station – Sofortmaßnahmen																		
3 Fieber Pflege des Pat mit Temperaturen uber 38,6°C																		
1 FussBd Fußbad Reinigung/Heilbad																		
3 Gerinn Blutgerinnungsstorung/Thrombopene																		
3 Glneph Glomerulonephritis																		
2 Gsko Gastro-, Duodeno-, Osophagosskopie																		
1 HaarW1 Haarewaschen im Bett																		
2 HKath1 Herzkatheter I Coronarangiographie (Linkskatheter)																		
2 HKath2 Herzkatheter II Rechtskatheter mit Belastung (venos)																		
2 HKath3 Herzkatheter II EPU = Elektrophysiol Untersuchung																		
2 HKath4 Herzkatheter IV PTCA																		
3 Horbe Horbehinderter/Schwerhoriger Patient																		

Tabelle 7.3. Ausbildungsprogramm Pflegepraxis, Blatt 4

Lernangebot – Was kann der Schüler generell bei uns lernen?	Kenntnisstand des Schülers – Was weiß/kann der Schüler bereits?						Ausbildungsziele – Was möchte/soll der Schüler Neues lernen sofern sich die Möglichkeit bietet?					Ausbildungsergebnis – Was hat der Schüler Neues gelernt?						
	Theorie			Praxis			Schüler			Mentor		Schüler			Mentor			
Schriftlich vorhandene Pflegestandards (alphabetische Reihenfolge)	K	V	S	K	V	S	K	V	S	P1	P2	K	V	S	K	V	S	A
5 Hypergly Hyperglykaemie (Insulinmangel) Sofortmaßn																		
5 Hypogly Hypoglykaemie (Glukosemangel) Sofortmaßn																		
3 HznN Herzinfarkt Pflege auf Normalstation																		
3 HzReha Herzinfarkt Rehabilitations Programm																		
2 Inf Infusionstherapie																		
3 Inko Inkontinenz spezielle Pflege																		
2 Kat1Fr Katheterisieren Frau (Einmalkatheter)																		
2 Kat2Fr Katheterisieren Frau (Blasenverweilkatheter)																		
2 KatPf Katheterpflege																		
2 KatSup Katheter suprapubisch																		
2 Klist Klistier/Practo Clyss/Mikroclist																		
2 KMpu Knochenmarkspunktion/Knochenbiopsie																		
1 Ko1 Körperpflege Ganzkörperpflege im Bett																		
1 Ko2 Körperpflege Teilkörperpflege im Bett																		
1 Ko4 Körperpflege mit Hilfe im Bett																		
1 KontPr Kontrakturprophylaxe																		
2 Lapsko Laparoskopie																		
5 LgÖd Lungenödem, Sofortmaßnahmen																		
2 Lumpu Lumbalpunktion																		

Tabelle 7.3. Ausbildungpogramm Pflegepraxis, Blatt 5

Lernangebot
Was kann der Schüler generell bei uns lernen?

Schriftlich vorhandene Pflegestandards (alphabetische Reihenfolge)	Kenntnisstand des Schülers Was weiß/kann der Schüler bereits?						Ausbildungsziele Was möchte/soll der Schüler Neues lernen, sofern sich die Möglichkeit bietet?					Ausbildungsergebnis Was hat der Schüler Neues gelernt?						
	Theorie			Praxis			Schüler			Mentor		Schüler			Mentor			A
	K	V	S	K	V	S	K	V	S	P1	P2	K	V	S	K	V	S	
3 MDulk Magen- und Duodenalulkus																		
4 Medk Medikamentenverabreichung																		
2 MTBE percut MTBE-Lyse (Auflösung von Gallensteinen)																		
1 Mund1 Mundpflege Hilfestellung																		
1 Mund2 Mundpflege bei bewußtseinsgetrübtem Patienten																		
1 NagPf Nagelpflege spezielle Hand- und Fußpflege																		
3 NinsuA Niereninsuffizienz – akut –/Schockniere																		
2 O2Ver Sauerstoffverabreichung																		
1 ObsPr Obstipationsprophylaxe																		
2 PankA Akute Pankreatitis Pflege im Akutstadium																		
3 PankC Akute Pankreatitis Pflege in der Rekonvaleszenz																		
2 PEG Percutane endoskopisch kontrollierte Gastrostomie																		
2 Pleupu Pleurapunktion																		
1 PneuPr Pneumoneprophylaxe																		
2 Rasur Rasur vor medizinischen Eingriffen																		
2 ReksKo Rektorskopie Vorbereitung, Kontrolle																		
3 Schutt Schüttelfrost Pflegemaßnahmen																		
2 SoErn1 Sondenernährung																		
2 SoErn2 Sondenernährung Sondieren mittels Sondenspritze																		
3 Stb Sterbender Patient (Umgang)																		
3 SucP Suicidaler Patient Umgang mit dem Patienten																		

Tabelle 7.3. Ausbildungpogramm Pflegepraxis, Blatt 6

Lernangebot Was kann der Schüler generell bei uns lernen?	Kenntnisstand des Schülers: Was weiß/kann der Schüler bereits?						Ausbildungsziele: Was möchte/soll der Schüler Neues lernen, sofern sich die Möglichkeit bietet?						Ausbildungsergebnis: Was hat der Schüler Neues gelernt?							
	Theorie:			Praxis:			Schüler:			Mentor:		Schüler:			Mentor:				
Schriftlich vorhandene Pflegestandards (alphabetische Reihenfolge)	K	V	S	K	V	S	K	V	S	P1	P2	K	V	S	K	V	S	A		
3 Thr1 Thrombose: Oberflächliche bzw. Thrombophlebitis																				
3 Thr2 Thrombose: tiefe Bein- und Beckenvenenthrombose																				
1 ThrPr Thromboseprophylaxe																				
2 Transf Transfusion: Vorbereitung/Überwachung																				
2 TStoL Tracheostoma: Langzeitpflege																				
2 TSto1 Tracheostoma: Versorgung ohne Kanülenwechsel																				
2 TSto2 Tracheostoma: Versorgung mit Kanülenwechsel																				
3 TStoS Tracheostoma: Sprechbehinderung, psych. Betreuung																				
2 Ucruva Ulcus cruris varicosum: Ulcusversorgung																				
2 VitKtr Vitalzeichen, Routinekontrolle																				
3 Vst1 Verstorbener Patient: Versorgung des Toten																				
3 VstA Verstorbener Patient: Umgang mit den Angehörigen																				
2 Wadwi Wadenwickel																				
2 ZVD Zentrale Venendruckmessung																				
2 ZVKVW Zentraler Venenkatheter: Verbandwechsel																				
3 Zysti Zystitis																				
3 Zyt1 Zytostatikatherapie: Pflege des Patienten																				
2 Zyt2 Umgang mit Zytostatika																				

Ziffer Spalte 1
1 = **Grundpflegemaßnahmen:** Hierzu zählen die traditionellen Maßnahmen, die der Befriedigung elementarer Körperbedürfnisse dienen. Die Pflege beschreibt in diesen Standards, was sie „entstandig" tut, um körperliche Schäden zu verhindern und das allgemeine Wohlbefinden des Patienten zu fördern
2 = **Behandlungspflegemaßnahmen:** Bei diesen handelt es sich grundsätzlich um angeordnete bzw. anordnungspflichtige Maßnahmen. Ziel dieser Standards ist es, Sicherheit und Korrektheit bei der Vorbereitung, Durchführung und/oder Nachbereitung von angeordneten Maßnahmen zu gewährleisten
3 = **Standardpflegepläne:** Diese Standards repräsentieren die Aufgaben, die die Pflege in bestimmten Problemsituationen generell übernehmen kann/will
4 = **Organisation und Koordination:** Diese Standards beschreiben die pflegerische Aufgaben, die zum Zweck eines geordneten und sicheren Arbeitsablauf auf der Station erbracht werden sollen
5 = **Sofortmaßnahmen im Notfall:** Konkrete Handlungsanweisung, wie in Notfallsituationen jeweils vorgegangen werden muß

8 Pflegestandards als Grundlagen für die Forschung und Qualitätsentwicklung in der Pflege

Pflegestandards legen die jeweilige Pflegeleistung hinsichtlich eines bestimmten Qualitätsniveaus fest. Ob und wie das im Standard festgelegte Leistungsangebot zum angestrebten Ziel führt, kann heute vor allem aus der praktischen Erfahrung heraus begründet werden. Daher muß davon ausgegangen werden, daß man möglicherweise mit einer anderen Vorgehensweise als der in bestimmten Standards beschriebenen schneller, sicherer oder mit geringerem Aufwand ebenfalls zum Ziel kommt.

Damit diese Unsicherheit in Zukunft beseitigt werden kann, bedarf es einer systematischen Erforschung der Effizienz einzelner Pflegeverrichtungen. Es muß mithin genau wie in anderen Bereichen gewerblicher Tätigkeit das Verhältnis zwischen Aufwand und Erfolg ermittelt und der optimalen Vorgehensweise der Vorzug gegeben werden.

Gegenstand der Pflegeforschung ist es, einen möglichst wissenschaftlichen, d. h. objektivierbaren Hintergrund für Pflegeleistungen zu schaffen, indem mit wissenschaftlichen Methoden die Beziehung zwischen der jeweiligen Pflegeleistung und dem Pflegeergebnis dargestellt wird. Somit trägt Pflegeforschung grundsätzlich zur Qualitätsentwicklung in der Pflege bei.

Andererseits darf man die Bedeutung wissenschaftlicher Arbeit jedoch auch nicht überschätzen, wie es momentan bei den führenden Köpfen unserer Berufsgruppe den Anschein hat. Vielmehr sollte bei allem Eifer für mehr Wissenschaftlichkeit in der Pflege folgendes bedacht werden:

So wie wissenschaftliches Arbeiten heute verstanden wird, setzt dieses streng lineares Denken und Handeln voraus. Ziel dabei ist es, Sachverhalte, die bislang nur subjektiv erfahrbar und erklärbar sind, zu objektivieren. Dieses Bemühen um „Wissen" ist ebenso verständlich wie wichtig für den menschlichen Entwicklungsprozeß. Problematisch hingegen ist jedoch die „Wissenschaftsgläubigkeit", so wie sie derzeit vielfach beobachtet werden kann. Denn diese Haltung birgt die Gefahr, daß die subjektiven Erfahrungen (Inhalte des rechten Gehirns), welche den überwiegenden Teil unseres Daseins bestimmen, auf der negativen Schiene oder nur ungenügend in fachliche Diskussionen eingebracht werden. Beispiele für die Auswirkungen von Diskriminierungen nicht wissenschaftlich erklärbarer Erfahrungen gibt es alleine in der Heilkunde schließlich mehr als genug. So wurden/werden viele Naturheilverfahren, wie die Homöopathie, Akupunktur, Geistheilungen u. v. a. m., aus unserem wissenschaftsorientierten Gesundheitssystem ausgeklammert bzw. in die Ecke der Scharlatanerie verbannt; selbst wenn deren Erfolge eindeutig dokumentiert sind. (Stattdessen wird teure und oft nutzlose High-Tech-Medizin finanziert. Dies soll genügen, um auf die unzähligen negativen Auswirkungen, die der wis senschaftliche Zeitgeist *auch* hervorgebracht hat, hinzuweisen. Solange es noch keine holistische Wissenschaft gibt, die in der Lage ist, analoge Zusammenhän ge darzustellen, sollten sich auch Pflegende klar darüber sein, daß wissen schaftliches Denken einseitiges, lineares Denken ist und einzig die wahrnehm bare Wirklichkeit erklären kann. Somit sind auch wissenschaftliche Erkennt nisse nur vorläufige Erkenntnisse, die sich zudem lediglich auf die für uns sicht bare Ebene des Hier und Jetzt beziehen und darüber hinaus keine Erklärung abgeben. Interessante Ansätze für eine in Analogien denkende Wissenschaf sind allerdings bereits in der sog. Chaosforschung zu beobachten.

Eine Überbetonung linearer Denkweisen bringt es mit sich, daß die Intuition bzw. der „gesunde Menschenverstand", mit dem die Pflegenden situativ viele Entscheidungen zugunsten der Patienten treffen, weiterhin abgewertet wird ohne ein entsprechendes Gegengewicht anzubieten. Bezogen auf die Pflegeberufe muß man sich deshalb fragen, wer dann überhaupt noch für der subjektiven Erlebnisbereich der Patienten zuständig sein soll.

Das, was erforscht werden kann, sollte erforscht werden; und je gründlicher ein Sachverhalt ergründet ist, desto sicherer lassen sich diese Inhalte vertreten Gleichzeitig müßte man jedoch mindestens ebensoviel Wert auf einen mög lichst sicheren Umgang mit den subjektiven Elementen in der Pflege legen.

„Gesicherte" Erkenntnisse auf der einen Seite und die Summe der persönli chen Bewertungen aller beteiligten Pflegepersonen auf der anderen Seite soll ten gleichermaßen an diesen Enwicklungsprozessen beteiligt sein. Demzufolge sollte auch die Standardentwicklung grundsätzlich nach diesem Prinzip erfol gen. Wie dies konkret aussehen kann, wird in den Kap. 3 und 9 genauer beschrieben.

So verstanden kann Qualitätsentwicklung nicht nur, sondern auch über den Weg der Forschung stattfinden.

Die Bedeutung von Forschung für die Krankenpflege läßt sich besonders eindrucksvoll am Beispiel der Eis- und Fönbehandlung zur Dekubituspro phylaxe veranschaulichen. Jahrelang wurde in Krankenpflegelehrbüchern, Fachzeitschriften sowie in der Aus- und Fortbildung die Wechselbehandlung mit Eis und Fön als wirkungsvolle Maßnahme zur Förderung der Haut durchblutung proklamiert. Weil sie über die physikalische Gesetzmäßigkeit der Hyperämisation durch Kälte-Wärme-Reize wohlbegründet erschien, gehörte diese Maßnahme für viele Pflegepersonen zum Standard „Dekubitusprophy laxe".

Eine Arbeitsgruppe „Pflegeforschung" an der Uniklinik Göttingen über prüfte 1988/89 im Rahmen eines Forschungsprojektes den tatsächlichen Nutzen von Eis- und Fönbehandlung im Vergleich zur reinen Druckentlastung durch Umlagern des Patienten. Das Ergebnis dieser Studie (Neander 1989) gab den Kritikern dieser Pflegemaßnahme recht. Es konnte mittels spezieller Tempera turmeßverfahren nachgewiesen werden, daß sich der Kältereiz eher nachteilig auf die Hautdurchblutung auswirkt, während die gefährdeten Bereiche nach einer Umlagerung (Druckfreiheit) ihren normalen Durchblutungszustand schneller wieder erreichen.

An diesem Beispiel wird auch deutlich, daß weniger Aufwand durchaus zu gleich guten Ergebnissen führen kann. Solange kein entsprechender Gegenbeweis geführt worden ist, kann demnach nicht ausgeschlossen werden, daß überflüssige, ungünstige oder gar gefährliche Pflegemaßnahmen unwissentlich zum Standardpflegeprogramm erklärt werden.

> Für die Erstellung von Standards bedeutet dies, mit der Unsicherheit leben zu müssen, daß die festgelegten Maßnahmen nicht in jedem Falle der Weisheit letzter Schluß sind. Wichtig jedoch ist es, sich nach bestem Wissen und Gewissen jeweils am neuesten Kenntnisstand zu orientieren.

Verfügt die Praxis bereits über klar definierte und verbindlich festgelegte Pflegestandards, kann deren Effizienz jedoch systematisch überprüft werden. Je nach Forschungsergebnis können dann gezielte Korrekturen an dem bestehenden Konzept vorgenommen werden. Für alle diejenigen Pflegeverrichtungen, die bisher nicht klar definiert sind und für die in der Praxis keine verbindlichen Richtlinen bestehen, muß die Pflegeforschung hingegen zunächst einmal Standards erstellen, bevor deren Effizienz überprüft werden kann (Beispiel: „Pflegekonzept für Patienten mit Apoplex"). Eine Schwierigkeit, die hierbei zusätzlich berücksichtigt werden muß, ergibt sich, wenn der zu überprüfende Standard neu und ungewohnt ist. Denn durch fehlende Erfahrung und Unsicherheit bei der Pflege kann das Forschungsergebnis in erheblichem Maße beeinflußt werden.

In Kap. 3 wurde die Notwendigkeit von Vergleichsstudien bereits angesprochen. Im folgenden soll an einem Beispiel das Vorgehen bei einer solchen Studie gezeigt werden.

Beispiel: Vergleich verschiedener Methoden des Katheterisierens

Thema:
Katheterisieren: Frau (Legen eines transurethralen Verweilkatheters).

Ziel:
Bewertung der Effizienz von *Methode 1* im Vergleich zu *Methode 2*.

Kriterien und Vorgehensweise festlegen:
1. Auswahlkriterien für Patienten oder Probanden (Vergleichbarkeit).
2. Repäsentative Anzahl der Untersuchungen.
3. Methoden des Katheterisierens.
4. Untersuchungsschritte.

Durchführung:

Patienten – *Gruppe 1:* Katheterisieren nach Standard 1 (s. Abb. 8.1),
Katheterpflege nach Standard (s. Abb. 8.3) und Dokumentation.
Patienten – *Gruppe 2:* Katheterisieren nach Standard 2 (s. Abb. 8.2),
Katheterpflege nach Standard (s. Abb. 8.3) und Dokumentation.

1. Unmittelbar nach dem Katheterisieren Urinprobe steril entnehmen und in Hygienelabor untersuchen lassen.
2. In den folgenden Tagen 1 × täglich (Zeit festlegen) Urinprobe steril entnehmen und untersuchen lassen.
3. Katheter jeweils am 10. Tag entfernen bzw. wechseln, dabei Katheterspitze auf 10 cm Länge abschneiden (nicht mit Keimen von außen kontaminieren) in sterilem Behältnis zur Untersuchung ins Hygienelabor geben.

Auswertung:

Untersuchungsergebnisse auswerten und bekanntmachen. Nach Möglichkeit in einer Fachzeitschrift veröffentlichen, damit nicht jedes Krankenhaus die gleiche Überprüfung durchführen muß. Möglicherweise existiert ja auch bereits solch eine Untersuchung, die mir und vielen anderen nur nicht bekannt ist. Es wäre von großem Vorteil, wenn derartige Initiativen auch über unsere Landesgrenzen hinaus mit System organisiert und verbreitet werden könnten.

Organisation von Pflegeforschung und Qualitätsentwicklung

Die derzeit zu beobachtenden Pflegeforschungsaktivitäten sind m. E. zu langwierig und ineffizient, weil die Anzahl der Personen, die sich der Erforschung von Pflegestandards widmen, angesichts der Anzahl der noch unerforschten Themen viel zu gering ist und daher nur ein Tropfen auf den heißen Stein darstellt.

Sinnvoller wäre es, den Aufgabenschwerpunkt einer zentralen Pflegeforschungsgruppe mehr auf den Bereich der Organisation, Koordination, Beratung und Öffentlichkeitsarbeit zu legen als auf die eigentliche Forschungsarbeit, da sich für diese in den meisten Kliniken sicherlich geeignete Pflegepersonen finden ließen.

Das erste abgeschlossene und daher häufig zitierte Forschungsprojekt in Deutschland zur Eis- und Fönbehandlung zeigt, daß sich Eigeninitiative auch auf diesem Gebiet lohnt. Für solche Projekte müßten von Bund, Ländern und den einzelnen Pflegeeinrichtungen grundsätzlich mehr Mittel und Möglichkeiten geschaffen werden. Da noch sehr viele Standards systematisch überprüft werden müssen, spricht eigentlich alles für die Verteilung der Themen auf einen größeren Personenkreis.

| Kath2F | Klinik | Station 02/94 | Katheterisieren: Frau Transurethraler Blasenverweilkatheter | Stösser Standard |

Indikationen zum „Dauerkatheter" (DK) sind: eine permanente, nicht zu behebende Inkontinenz bei gleichzeitig bestehender Dekubitusgefahr (z. B. bei Bewußtlosigkeit), operative Eingriffe im Urogenitalbereich sowie die Notwendigkeit einer exakten Flüssigkeitsbilanz bei nicht kooperationsfähigen Patienten. Wegen des hohen Infektionsrisikos bedarf diese Maßnahme der ärztlichen Anordnung.

Material: Steril (auf Pflegewagen)

Steril
- Ballonkatheter (Charr 12+14 oder nach Anordnung)
- Katheter-Set, Frau (Auffangschale, 6 Tupfer, 1 Pinzette)
- 4 Einmalhandschuhe (davon 1 Ersatzhandschuh)
- Spritze mit 10 ml Aqua dest.
- Katheterbeutel (geschlossenes System)

Unsteril
- Händedesinfektionsmittel
- Einmalunterlage (Bettschutz)
- Schleimhautdesinfektionsmittel: Braunol® (nicht bei Jodallergie)
- evtl. Katheterklemme
- bei Bedarf (sichtbare Verschmutzung) Utensilien für Intimwäsche
- bei Bedarf Mundschutz (bei abwehrgeschwächter Pat., erkälteter Pflegeperson)

Durchführung: Der sterile Katheter muß unter aseptischen Bedingungen in die Harnblase gelangen!!

Patientin über den Zweck informieren und in die Maßnahme einbeziehen, wenn möglich, sollte die Blase noch nicht entleert sein! Intimsphäre beachten: vor den Blicken unbeteiligter Personen abschirmen; Patientin in eine möglichst flache Rückenlage bringen, Beine angewinkelt und gespreizt, evtl. Becken leicht erhöht lagern, für gute Sichverhältnisse sorgen, Bettschutz vorlegen. Bei Bedarf vorher Intimwäsche durchführen!

Person 1
1. Händedesinfektion, sterile Handschuhe anziehen (an der Arbeitshand zwei übereinander)
2. Labien mit Hilfshand spreizen; Desinfektion der Labien und des Harnröhrenbereichs mit Arbeitshand: von außen nach innen, von der Symphyse zum Anus, ein Wisch pro Tupfer
3. Zieht oberen Handschuh der Arbeitshand aus
4. Faßt den sterilen Katheter im unteren Drittel (Arbeitshand) und führt diesen vorsichtig in die Harnblase ein (wenn Urin fließt, Katheter noch ca. 2 cm weiter vorschieben)
5. Blockt den Katheter und zieht ihn so weit zurück, bis der Ballon auf dem Blasengrund anliegt
6. Bringt die Patientin in bequeme Lage und deckt sie zu, erklärt ihr die Besonderheiten im Umgang mit dem Katheter

Person 2
- Händedesinfektion – reicht zweiten Handschuh steril an
- öffnet das Katheterset, stellt es zwischen die Beine der Patientin (Verpackung bleibt als Ablage unter dem Set liegen)
- gießt etwas Desinfektionslösung über die Tupfer

- hilft beim Ausziehen des oberen Handschuhs
- reicht den Katheter steril an (evtl. vorher mit Person 1 kurz absprechen)
- schließt den Katheterbeutel steril an (sobald Urin fließt oder bevor der Katheter eingeführt wird)
- reicht die Spritze mit Aqua dest. an
- befestigt den Beutel am Bett (Bodenberührung vermeiden)
- räumt auf und entsorgt gebrauchte Utensilien
- *Zur Pflege bei Patientin mit DK, siehe Standard KathPf*

Hinweis: Pflegeperson 1 sollte möglichst eine Frau sein; sie muß über spezielle Fachkenntnisse und Erfahrung verfügen. Um bei der Patientin ein aseptisches Vorgehen gewährleisten zu können, sind 2 Pflegepersonen erforderlich. Maßnahme, Katheterart und Charrier-Nr. werden von der verantwortlichen Pflegeperson dokumentiert.

PPR-Zuordnung: (invasive Maßnahmen) S2

Abb. 8.1. Katheterisieren Methode 1

Materialmehraufwand bei Methode 2:

1 Nierenschale (Einmalartikel = Abfall)
1 Lochtuch (Wäsche oder Abfall)
1 steriler Handschuh (Abfall)
1 Mundschutz (Abfall)
1 Haube (Abfall)
1 Schutzkittel (Wäsche oder Abfall)

Da die Intimwäsche generell vorgenommen werden soll, sind zusätzlich erforderlich:
1 Waschschüssel (desinfizieren, reinigen)
1 Waschlappen (Wäsche oder Abfall)
1 Handtuch (Wäsche oder Abfall)
2 Einmalhandschuhe (Abfall)

(Bei Methode 1 wird eine Intimwäsche unmittelbar vorher nur dann durchgeführt, wenn der Intimbereich durch Urin, Kot, Blut oder Ausfluß sichtbar verschmutzt ist.)

| **Kath2F** | Klinik | **Katheterisieren: Frau** | **Stösser** |
| | Station 02/94 | Transurethraler Blasenverweilkatheter | **Standard** |

Indikationen zum „Dauerkatheter" (DK) sind: eine permanente, nicht zu behebende Inkontinenz bei gleichzeitig bestehender Dekubitusgefahr (z.B. bei Bewußtlosigkeit), operative Eingriffe im Urogenitalbereich sowie die Notwendigkeit einer exakten Flüssigkeitsbilanz bei nicht kooperationsfähigen Patienten. Wegen des hohen Infektionsrisikos bedarf diese Maßnahme der ärztlichen Anordnung.

Material: Steril (auf Pflegewagen)

- Ballonkatheter (Charr 12 + 14 oder nach Anordnung)
- Katheter-Set, Frau (2 Nierenschalen, 6 Tupfer, 1 Pinzette, 1 Lochtuch)
- 5 Einmalhandschuhe (davon 1 Ersatzhandschuh)
- Spritze mit 10 ml Aqua dest.
- Katheterbeutel (geschlossenes System)

Unsteril

- Händedesinfektionsmittel
- Einmalunterlage (Bettschutz)
- Schleimhautdesinfektionsmittel: Braunol® (nicht bei Jodallergie)
- evtl. Katheterklemme
- für Intimwäsche: Waschschüssel, -lappen, Handtuch, Einmalhandschuhe
- Schutzkittel, Mundschutz, Haube

Durchführung: Der sterile Katheter muß unter aseptischen Bedingungen in die Harnblase gelangen!!

Patientin über den Zweck informieren und in die Maßnahme einbeziehen, wenn möglich, sollte die Blase noch nicht entleert sein! Intimsphäre beachten: vor den Blicken unbeteiligter Personen abschirmen; Patientin in eine möglichst flache Rückenlage bringen, Beine angewinkelt und gespreizt, evtl. Becken leicht erhöht lagern, für gute Sichtverhältnisse sorgen, Bettschutz vorlegen. Grundsätzlich vorher Intimwäsche durchführen!

Person 1

1. Händedesinfektion, Schutzkittel, Mundschutz, Haube, sterile Handschuhe anziehen (an beiden Händen zwei übereinander).
2. Labien mit Hilfshand spreizen; Desinfektion der Labien und des Harnröhrenbereichs mit Arbeitshand: von außen nach innen, von der Symphyse zum Anus, ein Wisch pro Tupfer
3. Legt das Lochtuch vor, zieht die oberen Handschuhe aus
4. Faßt den sterilen Katheter im unteren Drittel (Arbeitshand, wahlweise mit Pinzette) und führt diesen vorsichtig in die Harnröhre ein (wenn Urin fließt, Kath. noch ca. 2 cm weiter vorschieben)
5. Blockt den Katheter und zieht ihn so weit zurück, bis der Ballon auf dem Blasengrund anliegt
6. Bringt die Patientin in bequeme Lage und deckt sie zu, erklärt ihr die Besonderheiten im Umgang mit dem Katheter

Person 2

- Händedesinfektion – reicht zweiten Handschuh steril an
- öffnet das Katheterset, stellt beide Nierenschalen zwischen die Beine der Patientin (Lochtuch und Pinzette bleiben in der Verpackung liegen)
- gießt etwas Desinfektionslösung über die Tupfer

- hilft beim Ausziehen des oberen Handschuhs
- reicht den Katheter steril an (evtl. vorher mit Person 1 kurz absprechen)
- schließt den Katheterbeutel steril an (sobald Urin fließt oder bevor der Katheter eingeführt wird)

- reicht die Spritze mit Aqua dest. an
- befestigt den Beutel am Bett (Bodenberührung vermeiden)
- räumt auf und entsorgt gebrauchte Utensilien
Zur Pflege bei Patientin mit DK, siehe Standard KathPf

Hinweis: Pflegeperson 1 sollte möglichst eine Frau sein: sie muß über spezielle Fachkenntnisse und Erfahrung verfügen. Um bei der Patientin ein aseptisches Vorgehen gewährleisten zu können, sind 2 Pflegepersonen erforderlich. Maßnahme, Katheterart und Charrier-Nr. werden von der verantwortlichen Pflegeperson dokumentiert.

PPR-Zuordnung: (invasive Maßnahmen) S2

Abb. 8.2. Katheterisieren Methode 2

KathPf	Klinik Station 02/94	Katheterpflege	Stösser Standard

Prophylaxemaßnahmen bei transurethralem Blasenkatheter

Die Harnwegsinfektion stellt die häufigste nosokomiale Infektion im Krankenhaus dar. Etwa 2/3 aller Patienten, die im Krankenhaus eine Harnwegsinfektion erwerben, haben oder hatten einen transurethralen Dauerkatheter. Durch die permanente Dehnung und Inaktivität des Blasenschließmuskels (M. sphincter urethrae) steigt außerdem mit jedem Tag, an dem ein Katheter liegt, das Risiko einer bleibenden Harninkontinenz (Schließmuskelinsuffizienz).

> „Zuviel Arbeit mit dem Patienten" darf keine Indikation für einen Dauerkatheter sein!!

Pflegeziele:

1. Vermeidung von Inkontinenz

2. Vermeidung von Infektionen
- sorgfältige Intimpflege
- maximale Flüssigkeitszufuhr
- keine unnötige Diskonnektion
- Urinrückfluß vermeiden

- Zug am Katheter vermeiden

- lokale Kältzereize vermeiden
- Paraphimose vermeiden

Pflegemaßnahmen:

Die beste Prophylaxe ist die schnellstmögliche Entfernung des Katheters!

- Im Rahmen der Körperpflege und nach jeder Stuhlentleerung im Bett; s. **Standard Intim**.
- Der Patient soll so viel wie möglich und ärztlicherseits erlaubt trinken.
- *Kein „Abstöpseln"! Dekonnektion nur bei Beutelwechsel und ggf. bei Blasenspülung erforderlich!*
- Besteht die Gefahr, daß Urin aus dem Beutel oder Schlauch zurückfließen kann, muß der Katheter mit einer Spezialklemme abgeklemmt werden. *Beachte: Katheterbeutel stets unterhalb des Blasenniveaus halten bzw. fixieren; nicht ins Bett etc. legen, Bodenberührung vermeiden.*
- Katheter, Schlauch und Beutel sind so zu legen, daß sie bei Bewegungen des Patienten sowie bei der Durchführung von Pflegemaßnahmen nicht behindern und keine Druckstellen verursachen; mobile Patienten entsprechend anweisen.

Bei der Frau: trotz Katheter einen Schlüpfer bzw. Netzhose mit Vorlage anziehen (s. ZystPr).

Beim Mann: darauf achten, daß die Vorhaut stets über die Eichel gezogen ist.

Allgemein zu beachten:

Katheterwechsel: bei ungestörter Drainage (Silikon-Latex-Kath.) nach 14 Tagen, bei reinem Silikonkatheter nach 6 Wochen.

Katheterentfernung: Katheter abklemmen, vollständig entblocken und vorsichtig herausziehen (Handschuhe tragen).

Ableitungssystem: alle 14 Tage oder bei grober Verschmutzung erneuern, evtl. zusammen mit dem Katheter; ansonsten Konnektionsstelle am Katheter desinfizieren, bevor das neue System steril angeschlossen wird (fest ineinanderschieben).

Beutelentleerung: morgens und abends oder wenn er zu 3/4 voll ist; am Ablaßventil in ein Steckbecken entleeren (Handschuh tragen).

Laborprobe: Urinentnahme fürs Labor: Katheter ca. 30 min vorher abklemmen, Entnahmestelle desinfizieren, Urin mit steriler Spritze und Kanüle aspirieren.

Dokumentation: Urinmenge in Kurvenblatt oder ggf. Bilanzblatt eintragen; Auffälligkeiten in bezug auf Menge, Geruch und Aussehen des Urins im Bericht notieren und den Arzt informieren; Katheterwechsel und -größe (Charr) dokumentieren.

PPR-Zuordnung: (Ausscheidung)
A1 (sofern lediglich eine 2mal tägliche Beutelentleerung stattfindet?)

Abb. 8.3. Katheterpflege

Die Parallele zu meiner eigenen Vorgehensweise bei der Standardentwicklung liefert hierfür das beste Beispiel. Die inzwischen mehr als 400 Standard
beschreibungen wären in den letzten 8 Jahren nie zustande gekommen, wen
nicht arbeitsteilig vorgegangen worden wäre. Dadurch, daß sich die Erstellun
der Standardentwürfe auf viele Pflegepersonen aus unterschiedlichen Fach
bereichen verteilte, war der Arbeitsaufwand für die einzelne Klinik/Station gu
zu bewältigen. Mit einer ähnlichen Arbeitsteilung könnte man auch in de
Pflegeforschung in kürzerer Zeit wesentlich mehr Themen bearbeiten als be
dem heutigen Vorgehen.

Dabei könnte es von Vorteil sein, wenn die Initiative hierzu von regiona
oder national übergeordneten Gremien ausginge, ähnlich wie dies z. B. in de
Niederlanden durch das CBO-Institut der Fall ist. Um auf nationaler oder in
ternationaler Ebene Pflegestandards und Pflegequalität bewerten zu könner
bedarf es u. a. einer zentralen Datenbank. Die verschiedenen lokalen Standard
könnten dann gespeichert und verglichen werden.

Mittels eines entsprechenden Computerprogramms ließen sich die unter
schiedlichen Qualitätsstufen systematisch erfassen, so daß auch klarere Aussa
gen zu den folgenden Fragen gemacht werden könnten: Welche Pflegequalitä
soll, kann, muß es denn sein? Unter welchen Bedingungen läßt sich dies
sichern? Momentan verursachen diese Fragen hierzulande große Unsicherhei
bei den Pflegenden, weshalb viele nach übergeordneten Richtlinien rufen und
einfach abwarten wollen, bis irgendeine anerkannte Autorität diese Frager
beantwortet. „Was sollen wir uns jetzt abmühen und Pflegestandards ent
wickeln, wenn die Gefahr besteht, daß in einigen Jahren wieder andere Maß
stäbe gelten." „Der eine sagt so, der andere etwas anderes? Wie soll ich micl
da entscheiden, wenn mir keiner genau sagen kann, was jetzt der richtige Wer
ist?"

Angesichts der Meinungsvielfalt zur Qualitätssicherung und Standard
entwicklung bewegen sich derzeit insbesondere viele Pflegedienstleitunger
in einem Konflikt. Auch auf der höchsten Managementebene im Kranken
haus/Pflegeheim etc. bleibt man offenbar in seinem innersten Kern *Kran
kenschwester* (und Krankenpfleger), die immer jemanden hatte und brauchte
der ihr im Zweifelsfall sagte, wo es lang geht, so daß man sich nur den An
ordnungen fügen und keine eigene Entscheidung für einen eigenen Weg treffer
mußte.

Entscheidungsfreudigkeit, Pioniergeist u. ä. Eigenschaften sind in der Grup
pe der Pflegeleitungen dünn gesät. Deshalb werden die meisten zunächs
einmal abwarten, was die wenigen Aktivisten in ihren Reihen unternehmen
Wenn sich dann ein gangbarer Weg klar genug abzeichnet, wird man sicl
diesem Weg anschließen, egal wo er hinführt (Hauptsache, man muß ihn nicht
alleine gehen).

Hinsichtlich der Bestrebungen nach übergeordneten Instanzen, die am beste
alle Standards vorgeben sollten, möchte ich mit dem o. a. nochmals auf die
Negativkreisläufe hinweisen, die ein Allzuviel an Rahmenvorgaben mit sich
bringen kann (siehe hierzu auch Kap. 4).

Sicher wäre einiges leichter, wenn wesentlich mehr Tätigkeitsbereiche der Pflege bereits erforscht wären und zentrale Qualitätsberatungen in Anspruch genommen werden könnten. Jedoch kann dieses Manko auch als Chance im unten dargestellten Sinne gesehen werden (Abb. 8.4).

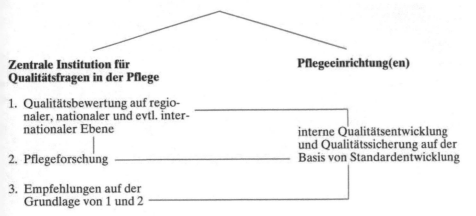

Zentrale Institution für   **Pflegeeinrichtung(en)**
Qualitätsfragen in der Pflege

1. Qualitätsbewertung auf regio-
   naler, nationaler und evtl. inter-
   nationaler Ebene   interne Qualitätsentwicklung
                                          und Qualitätssicherung auf der
2. Pflegeforschung   Basis von Standardentwicklung

3. Empfehlungen auf der
   Grundlage von 1 und 2

Abb. 8.4

9 Entwicklung, Einführung und Qualitätssicherung von Pflegestandards

Nachdem die Bedeutung von neuen Pflegestandards aus den verschiedensten Blickwinkeln betrachtet worden ist, beschäftigt sich das folgende Kapitel mit den Fragen:

- *Wie kommt man mit dem geringsten Aufwand und in kürzester Zeit zu geeigneten Pflegestandards?*
- *Wie läßt sich sicherstellen, daß diese Pflegestandards in der Praxis verbindlich genutzt werden?*

Eine der Hauptursachen für dieses Buch sind die vielen Anfragen nach den von mir entwickelten Pflegestandards. Dabei wird die in Erwägung gezogene Einführung von Pflegestandards häufig gleichgesetzt mit der Einführung eines Dokumentationssystems. Ich hoffe, daß die bisherigen Ausführungen deutlich genug waren, um erkennen zu lassen, daß man Pflegestandards nicht einfach per Katalog bestellen und einführen kann.

Ein weiterer Grund für dieses Buch sind Anfragen wie diese: „Bei einer Fortbildung in ... wurden einige Ihrer Pflegestandards vorgestellt, die mir gut gefallen haben. In unserem Krankenhaus existiert seit etwa einem Jahr eine Arbeitsgruppe, die Pflegestandards entwickeln soll; doch irgendwie kommen wir in letzter Zeit nicht weiter, weil sich in der Gruppe jedesmal an den gleichen Punkten endlose Grundsatzdiskussionen entzünden. Auf diese Weise werden wir die Standarderstellung nie erfolgreich abschließen können. Was haben Sie für Erfahrungen? Was können Sie uns raten? Können Sie uns Ihre Standards als Vorlagen zur Verfügung stellen und unter welchen Bedingungen?"

Warum die Entwicklung und Einführung von Pflegestandards ein dauernder Prozeß sein muß und nicht in einigen Jahren abgeschlossen ist, wurde bereits ausführlich erläutert. In den nachfolgenden Abschnitten geht es darum, wie die Standardentwicklung, Einführung und Qualitätssicherung als kontinuierlicher Prozeß im Management des Pflegedienstes installiert werden kann.

9.1 Qualitätsbereiche und -ziele

Die Qualitätsentwicklung und -sicherung auf der Basis von Pflegestandards umfaßt folgende Bereiche:

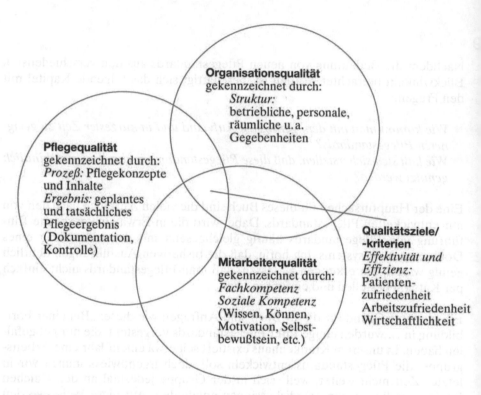

Abb 9.1. Qualitätsbereiche

Da sich diese drei Bereiche gegenseitig bedingen, kann ein einzelner Bereich immer nur so gut sein, wie es die anderen Bereiche zulassen!

Da **Pflege** das eigentliche Produkt ist, muß *zuerst* die gewünschte Pflegequalität definiert werden. In einem zweiten Schritt sind dann die organisatorischen Voraussetzungen und eine zielgerichtete Mitarbeiterqualifikation zu gewährleisten.

Anmerkung: Bislang operieren die einzelnen Bereiche mehr oder weniger isoliert. Dies erklärt z.B. auch die größtenteils frustrierenden Bemühungen der Aus-, Fort- und Weiterbildungsstätten, neuartigen Pflegeinhalten und Konzepte zur praktischen Umsetzung zu verhelfen. Ebenso läßt sich hierdurch erklären, weshalb ein verbesserter Personalschlüssel nicht gleichfalls eine bessere Pflegequalität bewirkt, wenn nicht zuvor definiert ist, was sich im einzelnen hierdurch verbessern soll.

Während es in den Unternehmen der freien Wirtschaft üblich ist, zuerst das Produkt bzw. die Produktqualität zu definieren, bevor gezielt Mittel und Wege der Realisierung festgelegt werden, ist dieser Ansatz in unserem Gesundheitswesen noch ungewohnt. Somit muß auch in Pflege zunächst diese Voraussetzung für Effizienz und Qualitätssicherung geschaffen werden.

9.2 Entwicklungsschritte

Die Qualitätsentwicklung ist als Prozeß zu verstehen, der folgende Schritte umfassen müßte:

1. Problemdarstellung:
Bewertung des alten (bisher praktizierten) Standards und Diskussion des gewünschten Qualitätsanspruchs im Spiegel der Praxiswirklichkeit (SOLL-IST-Vergleich),
Zuständigkeit: Arbeitsgruppe Pflegestandards oder Qualitätszirkel, leitende Pflegepersonen (PDL, Stationsleitungen, Leitung Aus-, und Fortbildung, ggf. Stabstelle für Qualitätssicherung in der Pflege, (QSP).

2. Lösung finden:
Konsens, Einigung suchen und den neuen Standard formulieren. (Hierbei sind v. a. auch die strukturellen Voraussetzungen zu bedenken, die vor der Einführung des Standards geschaffen werden müssen.)
Zuständigkeit: wie Schritt 1.

3. Mitarbeiterqualifikation:
Sicherstellen, der definierten Qualität über gezielte Information, Fortbildung und Gespräche mit den betreffenden Mitarbeitern. (Wenn Pflegestandards nicht nur auf dem Papier stehen sollen, müssen die Pflegenden in der Lage sein bzw. dahingehend unterstützt werden, die geforderte Qualität in die Praxis umzusetzen!)
Zuständigkeit: Stabstelle für QSP und/oder innerbetriebliche Fortbildung.

4. Standardeinführung und -umsetzung in der Praxis:
Erprobung: Die neuen Standards werden für eine bestimmte Zeit praktisch erprobt.
Auswertung: Auswertung des Probelaufs, strittige Punkte und Schwachstellen werden nochmals überarbeitet.
Einführung: Anschließend wird der neue Standard verbindlich eingeführt. (Im Vorfeld sind hierzu Richtlinien zu erstellen, die die Verbindlichkeit von Standards definieren und auch die möglichen Konsequenzen bei Mißachtung festlegen. s. S. 76)
Zuständigkeit: Stabstelle für QSP.

5. Qualitätssicherung – Qualitätsentwicklung:
Qualitätserhebung in der Praxis, regelmäßige Auswertung der Erfahrungen
(IST-SOLL-Vergleich), Anleitung der Mitarbeiter zur Selbstkontrolle; ggf.
Maßnahmen zur IST- SOLL-Anpassung und kontinuierliche Verbesserung
der Standards.
Zuständigkeit: Stabstelle für QSP.

9.3 Planung: Projektkonzeption

Für die Entwicklung und Einführung von Pflegestandards bis hin zur Qualitätssicherung bedarf es nicht nur der Ausdauer, sondern eines präzisen Plans, in
dem die vielen Punkte des Entwicklungsprozesses systematisch erfaßt werden.
Da zudem verschiedene Arbeitsschritte zu organisieren und koordinieren sind,
kann man auch vom Projekt „Standardentwicklung" sprechen.

Planungsphase I:

1. Übersicht über das Gesamtprojekt inkl. Zeitplanung,
2. Aufgabenverteilung: Wer übernimmt welche Teilbereiche?
3. Festlegung des Qualitätsanspruchs und der Richtlinien für die Standarderstellung.
4. Auswahl und Vorbereitung der Stationen,
5. Gründung und Beauftragung einer Arbeitsgruppe auf Station.

Planungsphase II:

1. Ergebnissicherung von I
   * Was konnte bisher erreicht werden, und was steht noch aus?
   * Welche Schwierigkeiten und Probleme sind aufgetreten?
   * Wie soll das weitere Vorgehen aussehen?
2. Festlegung konkreter Vorgehensweise bei der Standardeinführung.

Planungsphase III:

1. Ergebnissicherung von II (s. oben).
2. Langfristige Überlegungen zur Qualitätssicherung.

In das *Planungsteam* gehören das PDL-Team inkl. ggf. Stabstelle für QSP,
Stationsleitungen, Pflegeperson aus der Schule, ggf. Pflegeperson aus der
innerbetrieblichen Fortbildung, ggf. externer Berater und ab Planungsphase
II grundsätzlich alle Mitglieder der Arbeitsgruppe.

Abb. 9.2 stellt eine Möglichkeit vor, wie die verschiedenen Projektschritte bzw.
Themen zeitlich aufeinander abgestimmt werden können.

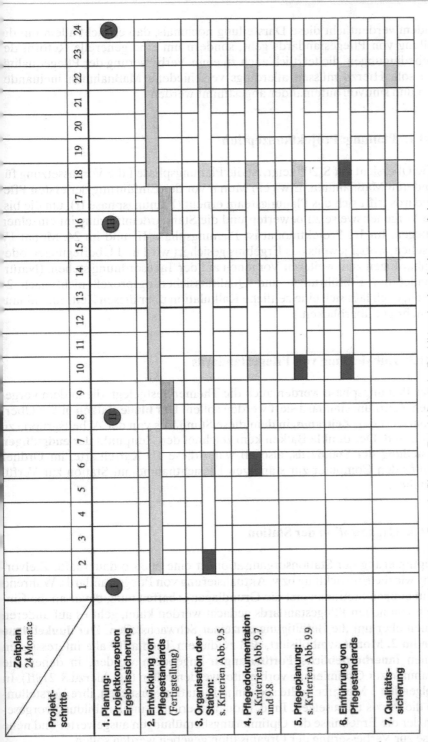

Die jeweiligen Monate eben (quer) eintragen – Daten für Planung, Entwicklung oder Fortbildung konkret festlegen und eintragen

Abb. 9.2. Zeitplan für die Entwicklung und Einführung von Pflegestandards

Zudem verdeutlicht diese Darstellung nochmals, daß es nicht allein um die Erstellung von Pflegestandards geht, sondern um eine generelle Reform der Pflegebedingungen, die letztlich auch zu einer Verbesserung der Pflegequalität führen soll. Hierzu müssen allerdings verschiedene Maßnahmen ineinander greifen und sinnvoll aufeinander abgestimmt werden.

Schritt 1: Planung: Projektkonzeption

Wie die Übersicht auf S. 209 zeigt, ist die Planungsphase I die Voraussetzung für alle anderen Maßnahmen. Etwa ein Monat vor der Einführung der ersten Pflegestandards trifft sich das Planungsteam erneut (Planungsphase II), um die bisherige Vorgehensweise zu bewerten und die Standardeinführung im einzelnen festzulegen. Im 16. Projektmonat ist Planungsphase III und im 24. Monat IV vorgesehen, wobei jeweils das Ergebnis gesichert wird und Überlegungen oder Vereinbarungen zum weiteren Vorgehen auf der Tagesordnung stehen. (Natürlich endet der Einführungs- und Qualitätssicherungsprozeß nicht nach 24 Monaten, doch läßt sich eine zeitliche Kalkulation über diesen Zeitraum hinaus nicht mehr gut überblicken.)

Schritt 2: Entwicklung von Pflegestandards

In jeder Planungsphase werden auch die Themen festgelegt, die in dem vorgegebenen Zeitraum standardisiert werden sollen. Der **blaue Balken** in der Übersicht markiert den **Zeitraum,** in dem diese Standards von der Arbeitsgruppe zu erstellen sind. Der dunkle Balken kennzeichnet den Zeitpunkt der **endgültigen Fertigstellung der Standards,** also ab wann diese als Karteikarte, im Ordner oder über den Computer zur ständigen Einsichtnahme auf Station zur Verfügung stehen.

Schritt 3: Organisation der Station

Die Optimierung der Stationsorganisation ist eine ebenso dauerhafte Zielvorstellung wie die Entwicklung bzw. Aktualisierung von Pflegestandards. Während man auf einigen Stationen erst die Grundlagen schaffen muß, bevor an die Einführung von neuen Pflegestandards gedacht werden kann, geht es auf anderen Stationen eher um die Beseitigung einzelner Schwachstellen. **Der dunkelblaue Balken im 2. Monat** symbolisiert, daß zu diesem Thema für alle interessierten Stationen **innerbetriebliche Fortbildungen** angeboten werden, in denen die Maßnahmen zur Optimierung vorbereitet werden sollen (vgl. hierzu S. 219ff). In den folgenden 3 Monaten sollte sodann jede Station versuchen, ihre Vorstellungen in die Praxis umzusetzen. Im 6. Monat ist erneut eine Fortbildung vorgesehen, in der die Ergebnisse der Optimierungsbemühungen ausgewertet und neue Impulse zur Verbesserung der Organisation gegeben werden sollen.

Da Pflegeorganisation (geplante Pflege pro Patient) und Stationsorganisation (Koordination aller Pflegeaufgaben auf der Station), in ständiger Wechselbeziehung stehen, können diese letztlich auch nicht isoliert betrachtet werden. Die **hellblauen Balken,** die bei **jedem neuen Schritt** wiederkehren, verdeutlichen, daß dem Thema **Stationsorganisation** deshalb bei allen Fortbildungsveranstaltungen stets erneut Aufmerksamkeit geschenkt werden muß.

Schritt 4: Pflegedokumentation

Im 6. Projektmonat wird die Pflegedokumentation zum zentralen Fortbildungsthema erhoben. Auch sie stellt eine Vorbereitung für die Einführung von Pflegestandards dar und ist ebenso wie die Stationsorganisation als ein Thema zu betrachten, das zu keinem Zeitpunkt als erledigt angesehen werden kann (vgl. hierzu S. 225ff.).

Schritt 5: Pflegeplanung

Da in dem von mir entwickelten Konzept Pflegestandards die Grundlage für die individuelle Planung bilden, läßt sich Pflegeplanung sinnvoll auch nur im Zusammenhang mit den entsprechenden **Pflegestandards einführen.** Auch dieses Thema ist demnach nicht in einigen wenigen Fortbildungsveranstaltungen für alle Zeiten abzuhandeln, sondern wird so lange diskutiert und an konkreten Beispielen geübt werden müssen, bis sich alle Beteiligten auf diesem Gebiet sicher fühlen (vgl. hierzu S. 225ff.).

Schritt 6: Einführung von Pflegestandards

Hier ist davon ausgegangen worden, daß im **10. Projektmonat die ersten Pflegestandards eingeführt** werden können. Dabei entspricht es meiner Erfahrung, daß pro Phase im Durchschnitt **20 Standards** eingeführt werden können. Ob es tatsächlich gelingt, im Jahr die geplanten 40 Standards zu etablieren, hängt jedoch davon ab, wie häufig sich die Arbeitsgruppe trifft und ob man die Standards ausschließlich in hausinterner Eigenproduktion erstellt oder auf bereits vorgefertigte Muster zurückgreift.

Schritt 7: Qualitätssicherung

Ob die in den Standards beschriebene Pflegequalität erreicht wird, läßt sich erst ermitteln, wenn sich der Standard nach einer **Erprobungszeit praktisch bewährt hat,** d. h. wenn er zuverlässig gehandhabt wird. Wie aus Abb. 9.2 zu ersehen, läßt sich Qualitätsicherung in der Pflege bereits in den Einführungsprozeß von Pflegestandards integrieren. Denn **jede Reflexion über den Erfolg** oder die

Schwierigkeiten bei der Umsetzung von Pflegestandards dient immer auch der Qualitätssicherung. Darüber hinaus beinhaltet eine regelmäßige Auseineinder setzung mit den bestehenden Standards, fast automatisch auch das Bedürfnis diese ständig zu optimieren. Somit lassen sich auf diese Weise gleichzeitig auch Aktualisierung und Qualitätsentwicklung von Pflegestandards sicherstellen.

9.4 Aufgabenverteilung: Wer übernimmt welche Teilbereiche?

Nachdem die verschiedenen Aufgabenbereiche im Groben beschrieben sind, muß als nächstes nach geeigneten Personen gesucht werden, die bereit sind solche Aufgaben zu übernehmen.

9.4.1 Entwicklung der Pflegestandards

Zu diesem Zeitpunkt sollte folgende grundsätzliche Frage diskutiert werden:
    Wollen wir alle Standards komplett in hausinterner Eigenproduktion erstellen oder greifen wir auf bereits erprobte Mustervorlagen zurück und ändern diese nach unseren Vorstellungen ab? Um diese Frage entscheiden zu können, müßten v. a. folgende Gesichtspunkte Berücksichtigung finden:

Individualität:

Der Standard muß auf die jeweilige Klinik, auf medizinisch-technische, stationsspezifische, personelle, räumliche und andere Besonderheiten oder Erfordernisse individuell zugeschnitten sein.

Aktualität:

Der Standard muß den aktuellen Kenntnissen und Erfahrungen entsprechen, wenn er verbindlich benutzt werden soll. Hierzu ist eine regelmäßige, systematische Überprüfung erforderlich, um entsprechende Modifikationen vornehmen zu können.

Bausteinsystem/Dokumentbausteine:

Damit Standards in vollem Umfang und mit geringem Aufwand für die Pflegedokumentation, Pflegeplanung und Leistungsbewertung verwertbar sind, müssen sie wie Bausteine aufeinander abgestimmt sein. Dabei ist es wichtig, über möglichst viele Standards (solide Bausubstanz) zu verfügen.

Benutzerfreundlichkeit:

- Je kürzer der Text, um so eher wird er gelesen.
- Je klarer die Aussage, um so besser wird sie verstanden.

- Je übersichtlicher die Gestaltung und Zuordnung, um so schneller werden die Zusammenhänge erkannt.
- Je handlicher und bequemer die Handhabung, um so häufiger ist der Zugriff.
- Je professioneller die Aufmachung, um so glaubwürdiger und attraktiver der Standard.

Wird einer dieser Punkte vernachlässigt, hat dies zwangsläufig Inkonsequenzen bei der Standardbenutzung zur Folge. Dies ist wahrscheinlich der Hauptgrund dafür, daß viele der auf den Stationen bereits vorhandenen Standards selten oder gar nicht beachtet werden. Meist stehen sie in einem Ordner im Schrank oder auf dem Regal und entziehen sich allein dadurch schon der ständigen optischen Präsenz. Oft liegt die Mißachtung aber auch darin begründet, daß die Beschreibungen zu umfangreich und gleichzeitig zu unkonkret sind. Wenn die Pflegeperson hinterher immer noch nicht weiß, nach welchem Konzept sie nun vorgehen soll, dann erfährt sie keine Hilfe und wird sich beim nächsten Mal die Mühe des Lesens ersparen.

EDV-Lösungen zur Standardverarbeitung

Allgemein besteht der Trend, Pflegestandards über eine hausinterne EDV-Anlage zu verarbeiten, was in vielerlei Hinsicht auch von Vorteil sein kann. Da derzeit jedoch noch kein Anwenderprogramm auf dem Markt ist, welches eine sinnvolle und multifunktionale Nutzung der Pflegestandards auch im praktischen Anwendungsbereich gestattet, sollte der Einführungsprozeß von Pflegestandards nicht noch durch zusätzliche Hürden erschwert werden. Im Stationsalltag setzt sich kaum jemand deshalb vor den Computer, um einen bestimmten Standard, den er nicht mehr ganz im Kopf hat, aufzurufen und diesen dann entweder auszudrucken oder etwa vor dem Bildschirm nachzulesen. Selbst wenn jeder Pflegeperson ein sog. Laptop zur Verfügung stünde, wäre dies mit einem wesentlich höheren Aufwand verbunden als der Zugriff auf einen bereits ausgedruckten Standard. Hier sollten die Verantwortlichen nicht vor lauter Computerbegeisterung und Fortschrittlichkeit wichtige Entwicklungsschritte überspringen. Die Auswirkungen eines ähnlichen Verhaltens lassen sich allzu eindrucksvoll an den wenig erfolgreichen Bemühungen um die Einführung von Pflegedokumentation und -planung demonstrieren. Denn bislang wurden im wesentlichen Doku-Systeme eingekauft. Eine vernünftige Dokumentation kann jedoch bislang in kaum einem Pflegebereich sicher gestellt werden. Derartige Gefahrenpunkte bestehen bei dem heutigen Angebot an noch nur angedachten EDV-Programmen zur Systematisierung von Pflegestandards, -dokumentation und -planung in besonderer Weise. Wegen der großen Nachfrage der Pflegenden versuchen natürlich alle Firmen oder Institutionen, die im Krankenhaus- und Pflegewesen irgendwie mit Kommunikationssystemen befaßt sind, diesen Markt zu bedienen. Da gesicherte Erfahrungswerte mit Pflegestandards, -dokumentation etc. weitgehend fehlen und keine Einigung hinsichtlich eines sinnvollen Dokumentationsmodus besteht werden sicherlich noch mehrere Jahre vergehen, bis hierzu ein brauchbare EDV-Konzept vorgelegt werden kann. So lange etwa wird es jedoch auch noch brauchen, bis die Pflegenden die erforderliche Qualifikation zur Umsetzung von geplanter Pflege und zur Pflegedokumentation über den konventionellen Weg erreicht haben. Somit besteht kein Grund, die Dinge zu überstürzen.

Sollte Ihnen jedoch genügend Geld zur Verfügung stehen, um die in diesem Falle noch experimentelle Entwicklung auf dem EDV-Sektor mitfinanzieren zu können, dürften sich zumindest die betreffenden System-Anbieter darüber freuen. Für die Pflegenden kann dies allenfalls ein hartes Flexibilitätstraining sein.

Wer häufig mit dem Computer arbeitet, weiß, daß unglaublich viel Zeit mit Fehlersuche etc. verbracht werden kann, wenn die Anwendung nicht stimmt oder das Programm/System Lücken aufweist, die erst bei der täglichen Nutzung sichtbar werden. Je weniger ausgereift ein Programm ist, desto mehr Fehlerquellen sind garantiert. So konnte ich häufig beobachten, daß in Büros von Pflegedienstleitungen sowie auch auf manchen Stationen seit Jahren bereits Computer stehen, diese aber so gut wie keine Funktion haben, weil die Programme oder das System den Bedürfnissen nach Arbeitsentlastung nicht entsprechen. Die herkömmlichen Methoden (Schreibmaschine, Formulare ausfüllen etc.) sind in diesen Fällen immer noch schneller und sicherer.

Inanspruchnahme von externen Angeboten

Neben den vorgenannten Gesichtspunkten spielt der *Zeit- und somit auch Kostenfaktor* eine ausschlaggebende Rolle bei der Überlegung, ob eine rein interne oder teilweise externe Standarderstellung sinnvoller ist. Sollen die Standards ausschließlich in hausinterner Eigenproduktion erstellt werden, ist im Durchschnitt von einem Erarbeitungsaufwand von 11 Stunden pro Standard auszugehen (Tabelle 9.1). Dabei gibt es Themen, die in 3–4 Stunden bewältigt werden können, während bei anderen Themen mitunter 20 und mehr Stunden erforderlich sind. Diese Zeitangaben basieren auf Erfahrungswerten aus meiner eigenen Praxis sowie auf zahlreichen Berichten von Kollegen, die in ihren Kliniken Standardentwicklung versuchen bzw. versucht haben.

Natürlich kann auch ein geringerer Aufwand betrieben werden, indem man bei der inhaltlichen und gestalterischen Ausführung einen niedrigeren Maßstab anlegt. Jedoch werden Sie die Zeit, die Sie auf diese Weise einsparen, spätestens bei der Anwendung in der Praxis als Mehraufwand in Form von Verständnisschwierigkeiten, Unklarheiten, Rückfragen, Unzuverlässigkeiten bis hin zur Nichtbeachtung des Standards berücksichtigen müssen.

Der technische und zeitliche Aufwand für die schriftliche Gestaltung von Pflegestandards stellt allgemein ein großes Hindernis dar. Hinzu kommt, daß nicht jedes Haus über eine fachlich versierte Pflegeperson verfügt, die Lust hat, Monate und Jahre am Computer zu sitzen und Pflegestandards zu schreiben oder zu überarbeiten.

Dieses Problem haben inzwischen einige Pflegepersonen bzw. Firmen erkannt und bieten den Kliniken eine entsprechende Dienstleistung an. Durch Zurückgreifen auf bereits erarbeitete Pflegestandards bzw. Standardpflegepläne können sowohl der Aufwand für die Erarbeitung als auch für die Gestaltung der Standards eingespart werden. Der zeitliche Aufwand läßt sich so auf die Zeit für die Überprüfung und Diskussion des jeweiligen Entwurfs reduzieren (ca. 1,5 Stunden/Standard). Da sich die externen Leistungsangebote nicht nur im Preis, sondern vor allem auch hinsichtlich der Konzeption sowie der inhaltlichen und formalen Qualität z. T. erheblich unterscheiden, sind klare Entscheidungskriterien erforderlich.

Tabelle 9.1. Interne Standardentwicklung

Arbeitsschritte bis zur Fertigstellung eines Standards	
1. Entwurf erstellen	Die derzeitige Handhabung in der Praxis auflisten (präsent machen); je nach Thema Kollegen fragen: wie arbeitet Ihr, was sind Eure Erfahrungen? Vor- und Nachteile der verschiedenen Vorgehensweisen abwägen. Dazu ist es je nach Themengebiet wichtig, die aktuelle Literatur oder einen Spezialisten hinzuzuziehen. Entscheidung für eine Vorgehensweise treffen, schriftliche Fixierung, so daß alle Mitglieder der AG bei der Präsentation in der Großgruppe nachvollziehen können, worum es geht (hand- oder maschinengeschrieben, entweder auf Folie übertragen oder für jeden eine Kopie anfertigen).
	Teilnehmer: **1–3 Personen** mit besonderer Expertise für diesen Themenbereich | *Zeit:* im Durchschnitt **4 Stunden**
2. Überprüfung des Entwurfs	Derjenige, der den Entwurf verfaßt hat, stellt ihn im Plenum der Arbeitsgruppe vor und begründet die inhaltlichen Aspekte. Unstimmigkeiten, Fragen und Meinungsäußerungen müssen anschließend mit der gesamten Gruppe diskutiert werden. Erst wenn die Gruppe sich geeinigt hat, kann der Standard festgelegt werden.
	Teilnehmer: **3–12 Personen,** je nach Größe der Arbeitsgruppe | *Zeit:* im Durchschnitt **1,5 Stunden**
3. Gestaltung und Fertigstellung des Standards	Den Inhalt des Standards in eine ansprechende Form bringen: Prioritäten als solche kennzeichnen. Sinnzusammenhänge übersichtlich zuordnen, kurz und prägnant formulieren, überflüssige Redewendungen streichen. Graphische Schriftbildgestaltung (meist 2–3 Korrekturen erforderlich) *Hinweis:* Textverarbeitung mit Computer gilt als unverzichtbar und wurde bei der Zeitangabe bereits berücksichtigt. Ein- bis zweimaliges Korrekturlesen und ggf. Verbesserungen vornehmen. Des weiteren: Katalogisieren, Kopieren, evtl. Kaschieren, in Ordner oder Kartei einordnen, Inhaltsverzeichnis aktualisieren u. a. m.
	Teilnehmer: **1 Person** mit den entsprechenden Fähigkeiten | *Zeit:* im Durchschnitt **6 Stunden**

Anmerkung:

Ähnlich wie bei der Einführung von Pflegeplanung und -dokumentation wird auch dieses Projekt oft nicht genügend durchdacht, d.h. eine realistische Kalkulation in bezug auf das gesamte Vorhaben fehlt zumeist. Dadurch besteht die Gefahr, daß die Arbeitsmoral stark absinkt, wenn der erste Enthusiasmus verraucht ist. Man hatte es sich einfach nicht so zeitintensiv und schwierig vorgestellt! Obwohl die meisten Gruppenmitglieder zusätzlich noch in ihrer Freizeit an den Standards gearbeitet hatten, konnte nur ein Bruchteil des Gesamtvorhabens bewältigt werden. Die Pflegedienstleitung, die alle Hoffnung auf die Arbeitsgruppe gesetzt hatte, kann ihre Enttäuschung über die schleppenden Fortschritte mitunter kaum verbergen. So ziehen sich einzelne Gruppenmitglieder langsam zurück, haben immer öfter andere wichtige Dinge zu erledigen und stehen kaum noch zur Verfügung. Die übrigen sehen sich vor einem riesigen Arbeitsberg, der immer noch größer wird, je stärker sich die anderen zurückziehen. **Deshalb ist ein klares und gut durchdachtes Konzept so wichtig!**

9.4.2 Standardeinführung

Auch die Einführung von Pflegestandards ist eine Maßnahme zur Qualitätssicherung und sollte zumindest organisatorisch diesem Aufgabenbereich zugeordnet werden. Da die Schritte 3–7 (s. Abb. 9.2) als Einheit gesehen und entsprechend aufeinander abgestimmt sein müssen, ist es wichtig, daß dieser Gesamtbereich zentral von entsprechend versierten Pflegepersonen übernommen wird. Diese Personen müßten folgende Voraussetzungen erfüllen bzw. mitbringen.

● *Wissen und Erfahrung,*
um erkennen zu können, welche Abläufe auf den Stationen verändert werden müßten und wie man diese Veränderungsprozesse bewirken kann.

● *Ein Konzept,*
um in den Fortbildungen darstellen zu können, wie das fertige Produkt, also die geplante und dokumentierte Pflege auf der Basis von Pflegestandards, letztlich aussehen soll.

● *Ein Plan,*
um die einzelnen Projektschritte sinnvoll aufeinander abstimmen und didaktisch wirkungsvoll darbieten zu können.

● *Fortbildungserfahrung und soziale Kompetenz,*
um ein gutes Lern- und Arbeitsklima erzeugen zu können, so daß die Umstellungsprozesse nicht zur unliebsamen Pflichtübung, sondern von den Beteiligten als hilfreich und spannend empfunden werden.

Zu den Punkten „Konzept" und „Plan", finden Sie in diesem Buch einige Anregungen. Ich betone dies deshalb, weil die größte Fortbildungserfahrung und soziale Kompetenz nicht zum Erfolg führen können, wenn man selbst keine klare Vorstellung darüber hat, was man eigentlich an den Mann bringen will. Sehr oft ist zu beobachten, daß hausintern zwar immer mehr Fortbildungen veranstaltet werden, aber daß sich die Initiatoren dieser Veranstaltungen wenig oder gar nicht dafür interessieren, was konkret inhaltlich angeboten wird. Bei der Auswahl von Referenten für einzelne Themen steht meist an erster Stelle die Reputation und inzwischen wieder die Frage nach den Kosten. Auf diese Weise können die Pflegepersonen in einer Klinik z.B. mit mehreren, völlig verschiedenen Modellen und Konzepten zur Einführung von Pflegeplanung konfrontiert werden, weil man in kurzen Zeitabständen 2 oder 3 Referenten zu diesem Thema bestellt hat. Daß dadurch bei den Pflegepersonen statt Motivation und Informationsgewinn in erster Linie Verunsicherung erzeugt wird, scheint den wenigsten Organisatoren bewußt zu sein.

9.5 Qualitätsanspruch und Richtlinien für die Standarderstellung

Man kann nicht einfach eine Arbeitsgruppe mit dem Auftrag ins Blaue schicken: So jetzt erstellt mal Pflegestandards! Jedenfalls muß man dann damit rechnen, daß das Ergebnis die Erwartungen nicht erfüllt. Das Planungs- bzw. Leitungsteam des Pflegedienstes muß deshalb zunächst den allgemeinen Qualitätsanpruch, den die zu erstellenden Standards erfüllen sollen, formulieren. Dabei ist es wichtig, alle grundsätzlichen Kriterien ihrer Priorität nach zu ordnen (vgl. Kap. 3.4). Die Kriterien, an denen meine Standards ausgerichtet sind, werden in Abb. 9.3 nochmals verdeutlicht.

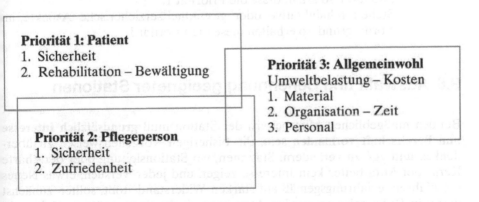

Priorität 1: Patient
1. Sicherheit
2. Rehabilitation – Bewältigung

Priorität 3: Allgemeinwohl
Umweltbelastung – Kosten
1. Material
2. Organisation – Zeit
3. Personal

Priorität 2: Pflegeperson
1. Sicherheit
2. Zufriedenheit

Abb. 9.3. Kriterien für die Erstellung von Pflegestandards

Gedankliche Vorbereitung auf die Erarbeitung eines Standards

Falls nicht auf bereits vorgefertigte Standardmuster zurückgegriffen werden kann, können sich die Arbeitsgruppen an folgenden Fragen orientieren:

Frage 1: **Was soll dieser Standard in der Praxis leisten?**
Weshalb wird er überhaupt benötigt?
Reflexion des Pflegethemas: Welche Schwierigkeiten zeigen sich auf den Stationen im Zusammenhang mit dieser Pflegeaufgabe? (z. B. häufige Fragen, häufige Fehler, unterschiedliche Situationseinschätzungen, unterschiedliche Vorgehensweisen, allgemeine Unsicherheiten)

Frage 2: **Was soll der Aussageschwerpunkt des Standards sein?**
Worauf kommt es bei dem Thema besonders an?
- Auf die Beschreibung der Maßnahme?
  Was ist wann konkret zu tun? (Beispiel: Standard Dekupr, Tabelle 5.4)
- Auf die Darstellung des Handlungsablaufs?
  Wie ist die Maßnahme auszuführen? (Beispiel: Standard Kath 2 Fr, Abb. 7.1.)
- Auf die Darstellung des Aufgabenspektrums?
  Was gehört alles dazu? (Beispiel: Standard Aufn1, Abb. 5.6.)
- Auf die Richtlinien zur Bewältigung der Situation?
  Wo liegen die Prioritäten? (Beispiel: alle abgebildeten Standardpflegepläne.)

Frage 3: **Was hat in der vorliegenden Situation generell Priorität?**
- Dominiert die Gefährdung der Vitalfunktionen die Situation des Patienten, so erhält diese die Priorität 1 (1. Pflegeziel).
- Dominiert die Gefährdung bestimmter organspezifischer Funktionen, so erhalten diese die Priorität 1.
- Dominiert die persönliche Belastung des Patienten die gesamte Situation, so erhält diese die Priorität 1.
- Stehen rehabilitative oder gesundheitserzieherische Aspekte im Vordergrund, so erhalten diese die Priorität 1.

9.6 Auswahl und Benennung geeigneter Stationen

Bei den maßgeblichen Mitarbeitern der Station muß **grundsätzlich Interesse und Bereitschaft vorhanden sein,** die bisherigen Vorgehensweisen zu überdenken und ggf. zu verändern. Stationen, wo Stationsleitung oder der „harte Kern" der Mitarbeiter kein Interesse zeigen und jeder Versuch, etwas Neues einzuführen, erfahrungsgemäß auf starken Widerstand stößt, sollten zunächst besser in Ruhe gelassen werden. Man kann sie zu einem späteren Zeitpunkt integrieren, wenn z. B. die Personalkonstellation günstiger ist.

Begründung:

Der Umstellungsprozeß, den die Entwicklung und Einführung neuer Standards mit sich bringt, ist selbst für motivierte Pflegepersonen nicht immer einfach. Er würde jedoch zusätzlich durch die destruktive (unmotivierte) Haltung einzelner Projektteilnehmer erschwert. Jedenfalls müßte mehr Zeit eingeplant werden, da die weniger motivierten Pflegepersonen, wenn es überhaupt gelingt, sie zu einer Neuerung zu bewegen, dafür mitunter sehr lange brauchen. Dies führt dazu, daß alle, die schon weiter sein könnten, aufgehalten werden.

Besser auf einigen Stationen eine gute Pflegequalität, als auf allen eine mehr oder weniger schlechte!

9.6.1 Stationsorganisation

Pflegepersonen, die schon daran gewöhnt sind, in einer Art Bezugspflegesystem zu arbeiten (Zimmerpflege, Bereichspflege), gehen mit anderen Voraussetzungen an die Entwicklung von Pflegestandards als diejenigen, deren Pflege nach funktionalen Prinzipien organisiert ist. Von daher ergeben sich 2 Möglichkeiten:

- Entweder werden zunächst alle Stationen auf Bezugspflege umgestellt, und erst danach wird mit der Standardentwicklung begonnen,
- oder man betraut die Stationen, die diese organisatorischen Voraussetzungen bereits erfüllen, zunächst allein mit der Standarderstellung.

Ich befürworte inzwischen letzteres, weil dadurch Verzögerungen vermieden werden und sich jede Station – gemäß der jeweiligen Ausgangsposition – weiterentwickeln kann.

Bei den von uns an den Kliniken durchgeführten Projekten wurde als erster Schritt immer die Optimierung der Stationsorganisation angestrebt (Abb. 9.4). Dabei hat sich folgende Vorgehensweise bewährt:

Struktur und Organisation jeder Station erfassen und vergleichen

a) Strukturelle Bedingungen der einzelnen Stationen feststellen, auf einem Erhebungsbogen fixieren und mit den Ergebnissen der anderen Stationen vergleichen.
b) Ausgangsposition anhand einer Liste (Abb. 9.5) durch Ankreuzen aller zutreffenden Punkte feststellen und schriftlich festhalten.

Die Erhebungen werden von den Pflegepersonen der an den Projekten beteiligten Stationen (meist Stationsleitungen) vorgenommen. Jede Stationsleitung

Bezug	Klinik Station 02/94	Pflegeorganisation „Bezugspflege"	Stösser Standard

Die Pflegeorganisation der *Bezugspflege* bildet den Gegensatz zu der noch häufig anzutreffenden *Funktionspflege*. Während Pflegepersonen bei letzterer primär für die ordnungsgemäße Erfüllung einzelner Funktionen zuständig sind, fühlen sie sich bei der Bezugspflege v. a. dem Patienten gegenüber verantwortlich. *Bezugspflege* bedeutet, daß jedem Patienten seine Pflegeperson als primäre Bezugsperson (Bezugspflegende) zugeteilt wird, die ihn möglichst von der Aufnahme bis zur Entlassung oder zu seinem Tod begleitet und alle notwendigen Pflegemaßnahmen veranlaßt. Die Pflege auf unserer Station ist nach diesem Prinzip organisiert. Dabei bemühen wir uns, alle nachfolgend aufgeführten Punkte zu beachten.

Ziele: *Der Patient soll seine Bezugspflegende mit Namen kennen und sich persönlich von ihr informiert und betreut fühlen.*
Die Wünsche und Bedürfnisse des Patienten sollten bei allen pflegerischen Interventionen im Vordergrund stehen.

Prinzipien: Organisation und Zuständigkeit

1. Gewährleistung eines geordneten Stationsablaufs im o. g. Sinne

Die Stations- und Gruppenleitung ist zuständig für eine adäquate Dienstplangestaltung, die Patientenzuordnung und Koordination aller Aufgaben (Konkreteres hierzu s. Dienstp. FD, SD). Die Zuständigkeiten werden auf der Plantafel im Stationszimmer bekanntgegeben. Diese ist bei Dienstbeginn im Beisein aller jeweils zu aktualisieren.

2. Organisatorische Zuordnung von Bezugspersonen

Bei der Aufnahme: Grundsätzlich werden bestimmten Pflegepersonen bestimmten Zimmern zugeordnet. Bei der Aufnahme entscheidet die „Schichtleitung" bzw. das Team, in welches Zimmer ein Patient kommt und somit auch welche Bezugsperson er haben wird.

Bei Verlegung innerhalb der Station oder Zurückverlegung nach OP etc.:
Die betreffende Bezugspflegende bleibt auch dann für den Patienten zuständig, wenn dieser in ein anderes Zimmer verlegt werden muß. Falls dies organisatorisch schwierig ist, sollte der Patient gefragt werden, ob er auch Sr. X oder Pfleger Y als neue Bezugsperson akzeptiert. Doch sollte stets darauf geachtet werden, daß der Patient nach der OP wieder auf sein ursprüngliches Zimmer gelegt werden kann.

Bei Abwesenheit der primär Bezugspflegenden (dienstfrei, Krankheit etc.):
Neben der primär Pflegenden sollten 1–3 stellvertretende Bezugspersonen benannt werden, die in Abwesenheit für die Pflege des Patienten zuständig sind, so daß zu jeder Dienstzeit (Tagdienst) eine Pflegeperson anwesend ist, die die Situation des Patienten kennt und mit seiner Pflege vertraut ist.

Pflegeinhalte und Pflegeverantwortung:

3. Pflegeplanung

Die primär Bezugspflegende ermittelt den Pflegebedarf ihres Patienten und erstellt, sofern erforderlich, möglichst mit dem Patienten und evtl. den stellv. Bezugspersonen zusammen einen individuellen Pflegeplan. Angehörige sind dabei je nach Erfordernis und Situation einzubeziehen (s. Pflegeplanung und Pflegestandards, die jeweils nach den Gesichtspunkten der Bezugspflege konzipiert sind).

4. Qualitätssicherung

Der von der/den Bezugspflegenden aufgestellte Pflegeplan bzw. die anzuwendenden Pflegestandards sind für alle übrigen Pflegepersonen verbindlich. Abweichungen müssen berichtet und begründet werden. Die jeweilige Bezugsperson schreibt bei Dienstende den Pflegebericht und bekundet damit, daß sie in dieser Zeit die verantwortliche Pflegeperson war und die Pflege wie geplant/berichtet verlaufen ist.

5. Zusammenarbeit mit den Ärzten

In allen Belangen des Patienten ist die Bezugspflegende Ansprechpartner für den Arzt. Sie geht mit zur Visite und berät sich in problematischen Situationen mit dem behandelnden Arzt über therapeutisch und pflegerisch hilfreiche Maßnahmen. Dabei vertritt sie grundsätzlich die Interessen des Patienten.

PPR-Zuordnung: allgemeiner Qualitätsstandard

Abb. 9.4. Standard Bezugspflege

Klinik:	Station:	Datum:	Unterschrift:

Liste 1: Bewertung der Stationsorganisation

Ziel I: Optimierung der Stationsorganisation: Sichern eines geordneten Stationsablaufs, bei dem der Patient im Mittelpunkt steht.

1. *Der Stationsablauf ist funktional inkonsequent organisiert:*
   a) Es geht meist hektisch zu.
   b) Besonders im Frühdienst ist es schwer, den Überblick zu behalten.
   c) Es bleibt kaum Zeit, den Patienten in Ruhe zu versorgen.
   d) Viele Patienten werden nachts von der Nachtwache gewaschen, weil sonst morgens die Zeit nicht reichen würde.
   e) Es kommt häufig vor, daß Dinge vergessen werden oder daß doppelte Arbeit durch Fehlinformation entsteht.
   f) Schüler und Praktikanten müssen sich den Gegebenheiten anpassen.
   g) Es ist kaum Zeit für Anleitung.

2. *Der Stationsablauf ist funktional gut organisiert:*
   a) Ein geordneter Ablauf kann größtenteils gewährleistet werden: Überblick ist auch in Engpaßsituationen gegeben.
   b) Medizinische Anordnungen haben Priorität und werden vorschriftsmäßig durchgeführt.
   c) Es ist jedoch selten genug Zeit, die Patienten in Ruhe zu versorgen.
   d) Insbesondere fehlt Zeit für Gespräche, daher kommt die psychische Betreuung oft zu kurz.
   e) Schüler und Praktikanten werden anfangs einer examinierten Pflegekraft zugeteilt.
   f) Anleitung findet eher nebenher statt und nicht gezielt.

3. *Der Stationsablauf ist teilweise funktional und teilweise patientorientiert organisiert:*
   a) Einige Pflegepersonen werden den Patienten (Zimmer) zugeteilt, während andere hauptsächlich für Außentätigkeiten zuständig sind, z. B. Schreibtischarbeit, Aufnahme, Entlassungen, Medikamente richten, Anforderungsscheine ausfüllen, Laborwerte eintragen, kleben oder heften, Aufräumarbeiten o. a. (hoher Zeitaufwand).
   b) Überblick ist in den wesentlichen Punkten gewährleistet, jedoch ist es mit erheblichem Aufwand verbunden, alle Anordnungen und Therapien so zu koordinieren, daß keine gefährlichen Engpässe entstehen.
   c) Die einwandfreie medizinisch-technische und pflegetechnische Versorgung steht im Vordergrund.
   d) Schüler und Praktikanten werden so oft wie möglich gezielt angeleitet.

4. *Der Stationsablauf ist größtenteils patientorientiert organisiert:*
   a) Der Stationsablauf ist grundsätzlich patientorientiert (zimmerorientiert).
   b) Die Zuständigkeiten sind klar geregelt.
   c) Sogenannte Außenarbeiten werden auf alle Mitarbeiter je nach Kompetenz in einer Art und Weise verteilt, daß kein funktioneller Außendienst (Pflegeperson) erforderlich ist.
   d) Überblick und geordneter Stationsablauf sind bei guter personeller Besetzung gewährleistet. Sobald jedoch Engpässe auftreten, wird es hektisch, so daß die Zuständigkeitsgrenzen verwischen.
   e) Es bleibt in der Regel (vor allem nachmittags) genügend Zeit, um auch auf die persönlichen Belange der Patienten eingehen zu können oder für Gespräche mit Patient und Angehörigen.
   f) Schüler und Praktikanten werden in der Regel einer festen Bezugsperson zugeordnet und zum Teil gezielt angeleitet.

5. *Der Stationsablauf ist patientorientiert organisiert:*
   a) Jedem Patienten wird bei seiner Aufnahme eine feste Bezugsperson zugeteilt. Bei Abwesenheit der eigentlichen Bezugsperson wird die Zuständigkeit für den Patienten vor Dienstbeginn jeweils eingeteilt.
   b) Hierbei werden die Belange des Patienten und der Pflegeperson individuell berücksichtigt.
   c) Die jeweils eingeteilte Pflegeperson ist für die Durchführung aller Pflegemaßnahmen am Patienten zuständig.
   d) Hierzu gehören auch die patientbezogenen administrativen und organisatorischen Tätigkeiten, z. B. Dokumentation, Medikamente richten und verabreichen, Untersuchungen anmelden o. a.
   e) Stations- oder Schichtleitung sehen ihren Aufgabenbereich in der Verantwortung für Koordination und geordneten Ablauf sowie für Anleitung und Mitarbeiterführung.
   f) Außenarbeiten werden auf alle Mitarbeiter verteilt und zu jedem Dienstbeginn klar zugewiesen.
   g) Ein geordneter Stationsablauf ist durchschnittlicher Besetzung auch am Wochenende gewährleistet, weil sich jeder Mitarbeiter für einen klar umgrenzten Bereich eigenverantwortlich fühlen kann und weil gemeinsam auf die erforderliche Disziplin geachtet wird.
   h) Die Zusammenarbeit im Team, mit den Ärzten und anderen Bereichen ist größtenteils konstruktiv, wobei das Pflegepersonal darum bemüht ist, bei jeder Auseinandersetzung die Belange des Patienten in den Vordergrund zu stellen.

Abb. 9.5. Einschätzung der Stationsorganisation

stellt mit Hilfe der angekreuzten Punkte ihre Situation in der Projektgruppe vor, so daß die Unterschiede gemeinsam besprochen werden können. Der damit verbundene Erfahrungsaustausch und die gemeinsame Suche nach den möglichen Gründen für unterschiedliche Positionen sind der wichtigste Effekt dieser Vorgehensweise. Darüber hinaus bietet die Kriterienliste jeweils einen Überblick darüber, wo noch Schwachpunkte liegen, die beseitigt werden müssen, oder welche Ziele noch nicht erreicht sind.

Neben der Bestimmung der Ausgangssituation ist ferner eine regelmäßige Ergebnissicherung wichtig. Um den jeweiligen Entwicklungsstand festzustellen, sollte die v. g. Einschätzung in Zeitabständen von zunächst 6–10 Monaten wiederholt werden.

Dabei läßt sich u. a. auch eruieren, warum z. B. Station D mehr Ziele erreichen konnte als Station A, obwohl sie eine viel schlechtere Ausgangsposition hatte (s. Abb. 9.6).

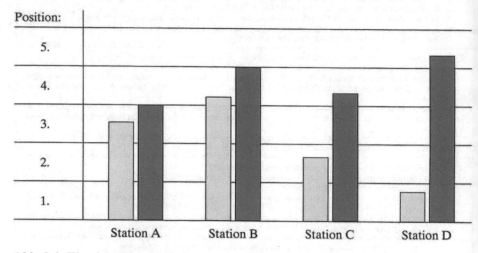

Abb. 9.6. Einschätzung und Verbesserung der Stationsorganisation.
Zur Beschreibung der Position s. Abb. 9.5.
Heller Balken: Einschätzung 1 zu Beginn des Projektes;
dunkler Balken: Einschätzung 2, 8 Monate später

Organisatorische Veränderungen vorbereiten und planen

Bei Stationen, die eine gute Ausgangsposition haben, z. B. bei Position 3 und 4 liegen, gehen die Überlegungen in Richtung der noch ausstehenden Punkte aus 4 und 5.

Einige Ziele aus Position 5 (s. Abb. 9.5) können erst dann erreicht werden, wenn Pflegeplanung und -dokumentation eingeführt sind. Denn ein sicheres und gleichzeitig patientorientiertes Arbeiten in Engpaßsituationen oder an Wochenenden ist nur dann gewährleistet, wenn alle wichtigen Informationen über die Patienten jeder Pflegeperson schriftlich vorliegen, so daß diese ohne lange nachfragen oder suchen zu müssen, weiß, welche Prioritäten zu setzen sind.

Stationen, deren Ausgangsposition zwischen Position 1 und 3 liegt, sind hingegen aufgefordert, von der funktionalen Organisationsform auf Bezugspflege umzustellen. Dieser Umstellungsprozeß wird zunächst im Rahmen einer Fortbildung gedanklich vorbereitet und konkret geplant werden müssen.

Anmerkung:

Die Stationen, deren Leitung und Stellvertretung gemeinsam die Neuorganisation geplant haben, konnten nach meiner Beobachtung diese Umstellung, mit wenigen Ausnahmen, innerhalb von 3 Monaten bzw. nach spätestens einem halben Jahr vollziehen. In 3 Fällen habe ich erlebt, daß gerade die Stationen mit den schlechtesten Startbedingungen zum Ende des Projektes erfolgreicher waren als alle anderen (s. Beispiel Station D in Abb. 9.6). Auf einigen Stationen hat die Umstellung auf Bezugspflege sogar von einem Tag zum anderen geklappt, während sich andere sehr schwer getan haben und sich innerhalb von 2 Jahren gerade um eine Position (2 nach 3) verbessern konnten.

Standardeinführung:

Mit der Erstellung oder Bearbeitung von Pflegestandards sollten vorrangig Pflegepersonen beauftragt werden, für die Bezugspflege selbstverständlich ist (Position 4). Mit der Einführung von Pflegestandards sollte ebenfalls erst dann begonnen werden, wenn auf der Station die Position 4 weitestgehend erreicht ist. Dies betrifft insbesondere alle Standardpflegepläne.

9.6.2 Dokumentationssystem

Bei einem undurchsichtigen Dokumentationssystem (Abb. 9.7) kann man keine Transparenz in der Pflege erreichen, und auch organisatorische Veränderungen werden erheblich erschwert, weil man sich im buchstäblichen Sinne verzettelt. Hierdurch ist es oft nur einzelnen gut eingearbeiteten Pflegepersonen möglich, den Überblick zu haben und eine vielleicht sichere Dokumentation zu gewährleisten.

Stationen bzw. Einrichtungen, die sich auf den unteren Positionen befinden, sollten zunächst grundlegende Maßnahmen zur Verbesserung des Dokumentationssystems ergreifen, bevor sie andere Veränderungen in Angriff nehmen. Position 5 zeigt die Anforderungen, die an ein Dokumentationssystem gestellt werden.

Anmerkung:

Jedes Dokumentationssystem oder -formular, so gut es aus heutiger Sicht auch sein mag, ist nach einigen Jahren bereits veraltet. Aufgrund der permanent

---

| Klinik: | Station: | Datum: | Unterschrift: |

Liste 2: Bewertung des Dokumentationssystems

Ziel II: **Bestehendes Dokumentationssystem und Formulare überarbeiten und an ökonomische und rechtliche Anforderungen anpassen.**

1. *Unübersichtliches, verzetteltes Dokumentationssystem:*
   a) Extrem hoher Zeitaufwand: Eine Pflegeperson pro Schicht ist fast ausschließlich damit beschäftigt, für eine korrekte Dokumentation aller medizinischen Daten zu sorgen (sog. Schreibtischdienst).
   b) Neben dem Hauptdokument, der Fieberkurve, existieren zusätzlich mehr als 12 der folgenden Pläne/ Bücher:
      1. Medikamentenbuch/Zettel   2. Tropfenplan   3. Verordnungsplan   4. Heparinplan
      5. Insulinplan   6. i.v.-Plan   7. Infusionsplan   8. Temperatur- und Pulsbuch
      9. RR-Plan/Buch   10. Visitenbuch 11. Übergabebuch   12. Nachtwachenbuch
      13. Nüchternplan   14. Essensplan   15. Sonstige (je nach Fachdisziplin)
   c) Übertragungsfehler sind die zwangsläufige, häufig unbemerkte Realität. die sich letztlich am Patienten auswirkt.
   d) Nur monatelang eingearbeitete Pflegekräfte sind in der Lage, den groben Überblick zu behalten.
   e) Die Formulare sind veraltet und erschweren daher das übersichtliche, vollständige Dokumentieren erheblich.

2. *Insgesamt weniger Einzelblätter und zusätzliche Pläne oder Bücher, bessere Übersicht:*
   a) Hoher Zeitaufwand, weil ca. 8 der o.a Pläne zusätzlich geführt, berücksichtigt, aktualisiert und übertragen werden müssen.
   b) Ein neuer examinierter Mitarbeiter ist bei guter Einarbeitung frühestens nach 4 Wochen in der Lage, selbständig ein korrektes Dokumentieren auf Station zu gewährleisten.
   c) Formulare und System (z.B. Kardexplanetten, Ringordner, Hängemappe) sind veraltet oder nicht genügend durchdacht, um die o.g. Punkte zu verbessern.

3. *Dokusystem und/oder Formulare sind kurz zuvor (vor Projektbeginn) neu angepaßt worden:*
   a) Es ist mit relativ wenig Aufwand möglich, übersichtlich und im Hinblick auf medizinische Daten vollständig dokumentieren.
   b) Der Pflegebericht ist in die Patientendokumentation (Planettensystem) integriert. Hierdurch fallen alle Übergabebücher weg.
   c) Insgesamt existieren jedoch noch ca. 4 zusätzliche Pläne/ Bücher/Zettel.
   d) Bei konsequentem Umgang mit dem System könnte allerdings auf den einen oder anderen in Zukunft verzichtet werden.
   e) Die Einarbeitungszeit beträgt im Durchschnitt nicht mehr als 14 Tage.

4. *Dokusystem und/oder Formulare wurden im Rahmen des Projektes teilweise neu angepaßt:*
   a) Die Neuanpassung ist noch nicht vollkommen durchdacht. Auf 2–3 zusätzliche Pläne/Zettel kann oder will man derzeit noch nicht verzichten.
   b) Selbst im Frühdienst ist kein spezieller Schreibtischdienst mehr erforderlich.
   c) Jede hauptverantwortliche Pflegeperson hat eine Planette, in der sich alle Dokuunterlagen von den Patienten befinden, für die sie zuständig ist.
   d) Sie benutzt diese als Arbeitsinstrument, z.B. zum Richten und Austeilen von Mediamenten, für den Soforteintrag in Patientenzimmer oder während der Visite.
   e) Die Signalreiter (Farbreiter) werden zuverlässig eingesetzt und stellen eine große Hilfe dar.
   f) Die diesbezüglich erforderliche Zusammenarbeit mit den Ärzten hat sich weitgehend eingespielt. Es kommt relativ selten vor, daß Arzt und Schwester gleichzeitig die Planette benötigen.
   g) Jede Pflegekraft ist nach wenigen Tagen zur selbständigen Dokumentation in der Lage.

5. *Dokusystem, Infosystem und deren Handhabung sind voll aufeinander abgestimmt:*
   a) Das Dokusystem fungiert gleichzeitig auch als Informationssystem, so daß prinzipiell auf alle zusätzlichen Pläne verzichtet werden kann.
   b) Signalreiter und Plantafel sichern jederzeit den vollen Überblick über den aktuellen Stand.
   c) Sie wurden über mehrere Entwicklungsschritte in allen Punkten aufeinander abgestimmt.
   d) Über die Handhabung sowie den Dokumentationsmodus wurde im einzelnen eine schriftliche Anweisung angelegt.
   e) Diese ermöglicht jedem neuen Mitarbeiter den korrekten Umgang in kürzester Zeit.
   f) Die Anweisung ist für jeden Mitarbeiter (Pflegedienst und Ärzte) in der Klink verbindlich.

Abb. 9.7. Bewertung des Dokumentationssystems

zunehmenden Datenfülle und in Anbetracht der Entwicklung im Bereich der EDV, sollte man heute kein System länger als über einen Zeitraum von etwa drei Jahren konzipieren, da es dann an die neuen Erkenntnisse angepaßt werden muß. Selbst in Kliniken und Krankenhäusern, die inzwischen über neue oder neu angepaßte Dokusysteme verfügen, geht m.E. immer noch zu viel „Pflegezeit" bei unwirtschaftlicher und vor allem unübersichtlicher Datenerfassung verloren. Pflegepersonen müssen im allgemeinen oft unnötig viele tägliche Schreibarbeiten erledigen, ohne daß diese Pflegedokumentation letztlich den rechtlichen Anforderungen genügt.

9.6.3 Pflegedokumentation

Während der vorhergehende Abschnitt von der sog. Dokumentations-Hardware handelte, sollen nun die inhaltlichen Aspekte des Dokumentierens betrachtet werden. Diese Trennung erscheint deshalb nötig, weil oftmals Verwechslungen zu beobachten sind. So heißt es dann: „Wir haben die Pflegedokumenation eingeführt!" Bei näherer Betrachtung stellt man jedoch fest, daß Optiplan-, Hinz-, Standard- oder Stocker- Systeme und Formulare eingeführt wurden.

Kriterien für die Pflegedokumentation zeigt Abb. 9.8.

Standardeinführung:

Das, was heute (in Deutschland) allgemein als Pflegedokumentation bezeichnet wird, entspricht selten mehr als der Position 2 der Kriterienliste in Abb. 9.8. Das Erreichen dieser Position muß allerdings als unerläßliche Voraussetzung dafür gelten, daß Pflegestandards eingeführt werden können.

Da Pflegestandards andererseits die Voraussetzung für eine vollständige Dokumentation sind, sollte man im Rahmen von Fortbildungen zur Einführung von Standards gleichzeitig immer auch Übungen und Hilfestellungen zur Verbesserung der Pflegedokumentation anbieten.

9.6.4 Pflegeplanung

Wenn Pflegestandards als Voraussetzung für Pflegeplanung angesehen werden, kann man nicht gleichzeitig Pflegeplanung als Voraussetzung für die Einführung von Standards geltend machen. Tatsächlich verhält es sich hierbei ähnlich wie mit der Frage: „Was was war zuerst da, das Huhn oder das Ei?" Bevor man mithin Pflegestandards entwickeln kann, die sich als Grundlage für Pflegeplanung und -dokumentation eignen, muß man wissen, in welcher Form der Pflegeprozeß dargestellt werden soll. (Beispielsweise lassen sich unsere Standardpflegepläne nicht in ein ATL-Planungsschema integrieren, das Ziele bzw. Maßnahmen zu den verschiedenen ATL abfragt.)

Klinik:	Station:	Datum:	Unterschrift:

Liste 3: Bewertung der Pflegedokumentation

Ziel III: Pflegedokumentation und Informationssammlung (Pflegebericht/Pflegestammblatt)

1. *Pflege wird nicht dokumentiert:*
   a) Fortlaufende Berichte über alle Patienten der Station stehen in einem Übergabebuch und z.T. zusätzlich im Nachtwachenbuch.
   b) Die Berichte haben hauptsächlich Übergabefunktion und enthalten zu 80% Informationen über medizinische Maßnahmen, Kontrollwerte und körperliche Symptome.
   c) Größtenteils werden die erfaßten Daten zusätzlich in einer Kurve im Überwachungsblatt o.ä. dokumentiert.
   d) Im Ausnahmefall wird auch mehr oder minder objektiv über die persönliche Situation und psychische Verfassung des Patienten berichtet.
   e) Solche Angaben werden jedoch in der Regel nur mündlich weitergegeben.
   f) Es werden keine oder lediglich punktuelle Angaben über Art und Umfang der durchgeführten Pflegemaßnahmen gemacht.

2. *Pflegerelevante Daten werden bruchstückhaft dokumentiert:*
   a) Fortlaufende Berichte pro Patient von der Aufnahme bis zur Entlassung (Planette oder Pflegeprotokoll).
   b) Der Anteil medizinischer Daten (s. oben) überwiegt deutlich.
   c) Recht häufig finden sich jedoch auch pflegerelevante Angaben zur Person und zum Befinden, allerdings werden diese oft noch subjektiv formuliert.
   d) Besondere Pflegemaßnahmen, die nicht routinemäßig durchgeführt werden, finden zumindest Erwähnung.
   e) Die Art der Durchführung wird jedoch eher mündlich beschrieben.
   f) Ein zusammenhängendes Bild ist nicht rekonstruierbar. Jeder Bericht ist mehr oder weniger zusammenhanglos niedergeschrieben und dient somit hauptsächlich als Übergabeinformation für den jeweiligen Dienst.

3. *Pflegerelevante Daten werden regelmäßig dokumentiert:*
   a) Es wird täglich mindestens eine Aussage zum Patienten gemacht.
   b) Der Anteil der medizinischen Daten überwiegt nicht mehr.
   c) Verhaltensauffälligkeiten und Veränderungen im Gesundheitszustand werden relativ zuverlässig erfaßt.
   d) Angaben zur persönlichen Situation und zum Befinden werden, vor allem bei Langzeitpatienten und Schwerkranken, regelmäßig gemacht.
   e) Alle nicht routinemäßig durchgeführten Pflegemaßnahmen werden im Bericht oder auf einem gesonderten Blatt (Planungsblatt) aufgeführt.
   f) Mit etwas Phantasie und unter Einbezug aller übrigen Daten läßt sich der Verlauf rekonstruieren.
   g) Es fehlt jedoch die schnelle Übersicht, weil keine oder unzureichende Stammdaten erfaßt werden.

4. Pflegerelevante Daten werden konsequent dokumentiert.
   a) Auch wenn „nichts Besonderes" passiert ist, wird pro Dienstzeit von der zuständigen Pflegeperson eine kurze schriftliche Aussage zum Befinden des Patienten gemacht.
   b) Über medizinische Maßnahmen wird lediglich dann berichtet, wenn dies zum besseren Verständnis der Patientensituation wichtig ist.
   c) Dagegen werden alle Veränderungen in bezug auf Situation oder im Zustand des Patienten verständlich beschrieben.
   d) Die Ausgangssituation (Zustand bei der Aufnahme) wird gezielt ermittelt und entweder im Aufnahmebericht oder auf dem Stammblatt festgehalten.
   e) Es werden alle speziellen Pflegeverrichtungen aufgeführt.
   f) Außergewöhnliche Maßnahmen werden auch näher beschrieben.
   g) Der Schreibaufwand pro Dienst/Patient ist jedoch recht hoch, weil schriftliche Pflegestandards und hier insbesondere standardisierte Pflegepläne fehlen.
   h) Die Qualität der Berichte ist personen- oder zeitbedingt recht unterschiedlich. Sprachlicher Ausdruck, Schriftbild und mangelnde Objektivität sind hierbei die hauptsächlichen Störfaktoren.
   i) Eine rasche Übersicht ist bei etwa der Hälfte aller Patienten gegeben.
   j) Das Stammblatt wird nicht immer zuverlässig geführt, so daß die aktuelle Situation nicht vollständig erfaßt ist.

5. *Rascher Überblick, ausreichende Pflegedokumentation mit Hilfe von Pflegestandards:*
   a) Neben dem Pflegebericht (s. Punkt 4) wird das Stammblatt zuverlässig und seiner Funktion entsprechend geführt.
   b) Dadurch hat jede Pflegekraft, die einen Patienten erstmals zu betreuen hat, einen raschen Überblick über die Gesamtsituation und über alle wesentlichen Punkte, die beachtet werden müssen.
   c) Dies hat sich insbesondere für den Nachtdienst als sehr hilfreich erwiesen.
   d) Pflegestammblatt und Pflegebericht spiegeln die Gesamtsituation von der Aufnahme bis zur Entlassung gut nachvollziehbar wider, so daß in einem Rechtsfalle eine umfassende Darstellung möglich wäre.
   e) Durch die ausreichend vorliegenden Pflegestandards ist der Schreibaufwand jederzeit zu bewältigen.

Abb. 9.8. Bewertung der Pflegedokumentation

| Klinik: | Station: | Datum: | Unterschrift: |

Liste 4: Bewertung der Pflegeplanung

Ziel IV: Pflegeplanung im Sinne des Krankenpflegeprozesses

1. *Pflege nach unreflektierten, starren Mustern oder rein situativ und intuitiv:*
   a) Das pflegerische Handeln orientiert sich an ungeschriebenen Standards, wobei der Handlungsschwerpunkt deutlich in der ordnungsgemäßen Bewältigung des Stationsablaufs liegt.
   b) Es wird erwartet, daß der Patient sich im Sinne des Stationsablaufes unterordnet.
   c) In außergewöhnlichen Fällen wird diese Haltung allerdings aufgegeben und eine individuelle Pflege erwogen.
   d) Es gibt keine festgelegten, nachvollziehbaren Ordnungsprinzipien.
   e) Die ordnungsgemäße Durchführung aller ärztlichen Anordnungen und die Überwachung des Patienten hat Priorität.
   f) Es wird erwartet, daß der Patient sich meldet, wenn er außerdem noch ein Bedürfnis hat. Meldet er sich, bemühen sich die Pflegepersonen individuell um ihn und versuchen, entsprechende Hilfe zu bieten.

2. *Gedanklich individuelle Planung, schriftliche Planung exemplarisch:*
   a) Für Patienten mit einer nicht alltäglichen Problematik werden im Team mündliche Vereinbarungen hinsichtlich eines gemeinsamen Pflegekonzeptes getroffen.
   b) Diese werden teils im Pflegebericht, teils als Hinweis in der Fieberkurve u.a. (dick umrandet) festgehalten.
   c) Schüler und hierzu besonders motivierte Pflegekräfte erstellen, wann immer die Zeit es erlaubt, Pflegepläne für 1 oder 2 Patienten.
   d) Die Pläne sind jedoch oft sehr theoretisch (Schulpläne) oder
   e) sie werden nicht zuverlässig aktualisiert.
   f) Bei den übrigen Pflegekräften finden die Pläne kaum Beachtung (man richtet sich nicht danach), oder sie werden gar belächelt.
   g) Aufnahmegespräche werden nur dann geführt, wenn sonst nichts „Wichtiges" mehr zu tun ist.

3. *Für schwerkranke Langzeitpatienten werden regelmäßig Pflegepläne erstellt:*
   a) Für jeden schwerkranken Patienten, der voraussichtlich mindestens 4 Wochen auf der Station liegen wird, werden, wann immer zeitlich möglich, Pflegepläne erstellt.
   b) Die Planung bezieht sich meist ausschließlich auf die körperlichen Probleme des Patienten.
   c) Die Pflegepläne enthalten hauptsächlich die speziellen Pflegemaßnahmen.
   d) Das Aktualisieren bereitet noch Schwierigkeiten; die meisten Mitarbeiter orientieren sich jedoch an den Plänen.
   e) Es sind noch keine Pflegestandards vorhanden (es wurden jedoch bereits Standards entworfen), die als Bausteine in die Pflegeplanung eingebaut werden können.
   f) Der Schreibaufwand pro Plan ist sehr hoch.
   g) Die übersichtliche Darstellung und inhaltliche Zuordnung ist schwierig.
   h) Bei mindestens der Hälfte aller Patienten wird zur besseren Einschätzung ein Aufnahmegespräch geführt.

4. *Individuelle Situationseinschätzung, Planung mit Hilfe von Pflegestandards:*
   a) Das Aufnahmegespräch und die gezielte Feststellung der Beschwerden oder Einschränkungen des Patienten sind zum fest integrierten Bestandteil bei jeder Patientenaufnahme geworden.
   b) Informationen über Situationsänderungen werden systematisch erfaßt und schriftlich festgehalten.
   c) Pflegeprobleme und Zielsetzung werden individuell eingeschätzt und schriftlich festgelegt, wobei allerdings häufig noch Formulierungs- und Zuordnungsschwierigkeiten auftreten.
   d) Die Zielsetzung ist oft noch zu theoretisch und daher unrealistisch.
   e) Mit Hilfe der vorhandenen Pflegestandards kann grundsätzlich eine übersichtliche und vollständige Maßnahmenplanung erfolgen.
   f) Hierbei sind jedoch des öfteren Unkorrektheiten festzustellen.
   g) Die Standardvorgaben werden noch nicht von jedem Mitarbeiter als verbindlich betrachtet.
   h) In diesen Fällen stimmt dann der erstellte Pflegeplan mit dem praktizierten Handlungskonzept nicht überein.
   i) Das individuell von der Planung abweichende Pflegeverhalten wird häufig nicht korrekt berichtet, so daß eine fehlerhafte Dokumentation entsteht.

5. *Pflege ist an individuell festgelegten Pflegeplänen ausgerichtet:*
   a) Die in Punkt 4 noch vorhandenen Schwierigkeiten konnten weitestgehend überwunden werden.
   b) Es ist eine Form gefunden worden und genügend Erfahrung und Übung vorhanden, so daß das Erstellen individueller Pflegepläne den meisten Pflegekräften keine Schwierigkeiten mehr bereitet.
   c) Individuelle Pflegepläne und die hier einbezogenen Standardpflegepläne werden verbindlich benutzt.
   d) Die Krankenpflegeschüler und neue Mitarbeiter werden zur korrekten Planung gezielt angeleitet und
   e) können außerdem mit Hilfe einer speziellen Trainingsbroschüre die konkrete Vorgehensweise einüben.

Abb. 9.9. Bewertung der Pflegeplanung

Standardeinführung:

Orientiert an der Kriterienliste in Abb. 9.9 sollte vor der Einführung von Standardpflegeplänen zumindest Position 2 erfüllt sein.

Auch ist es wichtig, daß die Einführung von Standardpflegeplänen immer anhand von konkreten Fallbeispielen vorbereitet wird, um auf diese Weise ihre Handhabung bei der individuellen Pflegeplanung von Anfang an richtig ein zuüben (s. auch 9.7.3).

9.7 Projektgruppe Pflegestandards

Ob und vor allem wie eine Standarderstellung für den Pflegebereich endet hängt in besonderem Maße von den hiermit beauftragten Personen ab.

9.7.1 Auswahl geeigneter Mitarbeiter

Die Auswahl der Stationen, auf denen man mit der Standardeinführung beginnen möchte, steht insofern an erster Stelle, weil sich die Arbeitsgruppe größtenteils aus den Mitarbeitern dieser Stationen zusammensetzen sollte. Als besonders günstig hat sich erwiesen, wenn alle Stationsleitungen der betreffenden Stationen in der Gruppe mitarbeiten. Mit der Auswahl der geeigneten Station ist daher auch die Auswahl der geeigneten Stationsleitung gemeint.

Anmerkung:

Vor einigen Jahren war ich noch der Ansicht, daß alle Pflegepersonen, sofern sie bestimmte Eigenschaften erfüllen, in der „Standardgruppe" mitarbeiten sollten.

Inzwischen haben jedoch die Erfahrungen gezeigt, daß in den Häusern, die wir beraten und betreuen, eine **Einführung von Pflegestandards** bisher nur auf den **Stationen möglich war,** auf denen die **Stationsleitungen an der Erstellung** bzw. **Bearbeitung aktiv mitgewirkt** hatten.

Zusätzlich zur Stationsleitung sollte nach Möglichkeit eine Pflegeperson aus der Schule und ggf. eine aus dem Bereich der innerbetrieblichen Fortbildung im Arbeitskreis tätig sein. Ihre Aufgaben beschränken sich am sinnvollsten darauf, theoretische Anregungen und ggf. Alternativen einzubringen oder auf jüngste Forschungsergebnisse und interessante Veröffentlichungen hinzuweisen.

Der **Erfolg und die Effizienz einer Arbeitsgruppe hängt stark von** der Person ab, die als **Gruppenleitung bestimmt wird.** In größeren Kliniken hat sich die Freistellung einer kompetenten Pflegeperson bewährt, die sich hauptamtlich für das Projekt „Pflegestandards" zuständig fühlen kann. Aber auch in kleineren Einrichtungen sollte sich eine Pflegeperson in erster Linie für das Projekt verantwortlich fühlen und zumindest die organisatorischen Voraussetzungen für erfolgreiches Arbeiten schaffen. Sofern bereits eine Stabstelle für Qua-

itätssicherung in der Pflege eingerichtet wurde, müßte dieser Aufgabenbereich
einer der Hauptschwerpunkte des Stelleninhabers sein.

9.7.2 Größe der Standardgruppe und Aufgabenteilung

Die Gruppengröße ist zunächst abhängig von der Anzahl der Stationen, die sich
für diese Sache als geeignet erweisen. Dabei können je nach Gegebenheiten
auch mehrere Pflegepersonen pro Station einbezogen werden. Bewährt hat sich
außerdem, wenn zu speziellen Themen ggf. Fachexperten hinzugezogen werden. Dies kann z. B. ein Pfleger aus der Ambulanz sein, der sich besonders gut
mit Extensionen auskennt, oder eine Stomatherapeutin, wenn es darum geht,
Standards für die Stomaversorgung zu erstellen. Je mehr Personen beteiligt
sind, desto gleichmäßiger kann die Arbeit verteilt werden.

> Um effizient zu arbeiten, bedarf es in erster Linie einer klaren Aufgabentei-
> lung.

Wenn sich beispielsweise mehr als 3 Personen um den Entwurf eines Standards
bemühen, steht dies bereits nicht mehr in einem angemessenen Verhältnis von
Aufwand und Ergebnis. Zwar mag es für die Beteiligten gewinnbringend sein,
über ein Thema so intensiv nachdenken zu können; für die Formulierung eines
Standards ist es jedoch eher hinderlich. Demgegenüber hat es sich bewährt,
wenn eine Person die Vorarbeit für einen Standard alleine leistet und ihren Entwurf in einer größeren Gruppe (Arbeitsgruppe) zur Diskussion stellt. Außerdem weist dieses Vorgehen den Vorzug auf, daß der Ehrgeiz jedes einzelnen
Gruppenmitglieds stärker angesprochen wird, zumal da man gänzlich ohne privates Engagement der beteiligten Personen kaum das Ziel wird erreichen können. Bei dieser Vorgehensweise lassen sich auch die einzelnen Fachbereiche des
Krankenhauses besser mit einbeziehen.

Damit möglichst alle Standards eine vergleichbare optische und formale
Aufmachung erhalten, sollte die Gestaltung fest in den Händen einer Person
liegen.

9.7.3 Rahmenbedingungen

Ein weiterer wichtiger Faktor, der im Vorfeld unbedingt abzuklären ist, betrifft
die Arbeitsbedingungen. Dazu gehört im einzelnen:

1. Übertragung entsprechender Kompetenzen

Der Arbeitsgruppe sollte von seiten der Pflegedienstleitung die volle Kompetenz und Verantwortung für den Inhalt der Standards übertragen werden. Es
wird angenommen, daß die Pflegedienstleitung nicht selbst aktiv in der Stan-

dardgruppe mitarbeitet, sondern ihre Rolle darin sieht, das Gesamtprojekt zu managen, indem sie z. B. die Weichen stellt, die geeigneten Personen mit auswählt, die Mittel organisiert und den Arbeitsauftrag erteilt.

Anmerkung:

Pflegedienstleitungen, die ein solches Projekt ins Leben rufen, sollten sich vor allem der Tragweite dieser Unternehmung bewußt sein. Leider habe ich des öfteren die Situation angetroffen, daß die Pflegedienstleitung mehrere und z. T. widersprüchliche Projekte parallel initiiert hat. So wurden z. B. auf der einen Seite Standard- AGs und Pilotstationen, auf denen Pflegestandards, -dokumentation und -planung eingeführt werden sollten, ins Leben gerufen; und auf der anderen Seite wurden meist dieselben Personen/Stationen gleichzeitig mit umfangreichen Studien zur rein quantitativen Pflegezeit- und Pflegebedarfsermittlung beauftragt. Dies stellt nicht nur eine Doppelbelastung, sondern auch ein Widerspruch in sich dar!

Eine Tendenz, die ich zudem bei vielen Pflegedienstleitungen beobachte, ist das Bestreben, generell alles Aktuelle aufzugreifen; jedoch wird selten einmal ein Projekt bis zum Schluß begleitet und vollständig zu Ende geführt. Sobald die ersten Ermüdungserscheinungen auftreten oder wenn es sich doch schwieriger gestaltet als erwartet, erlischt das Interesse, und man wendet sich wieder etwas Neuem zu. (Durch das ständige Suchen nach immer einfacheren Lösungen für immer schwierigere Probleme kann nur Frustration entstehen, weil all diese inkonsequenten Bemühungen letztlich erfolglos bleiben müssen.)

2. Die zeitliche Freistellung der betreffenden Pflegepersonen

Grundsätzlich muß die Zeit, die das einzelne Gruppenmitglied in die Standarderstellung investiert, als Arbeitszeit angesehen werden. Dabei wird man jedoch sicherlich nicht jede Minute erfassen können, sondern eine pauschale Regelung treffen, die auch gelegentliches privates Engagement mitabdeckt.

Als besonders günstig hat sich herausgestellt, wenn die **Arbeitsgruppe einen oder zwei Tage** zusammenhängend mit der Bearbeitung von Pflegestandards befaßt war. Auch haben sich wöchentliche Treffs (z. B. jeden Mittwoch von … bis daß mindestens ein Standard verabschiedet ist) bewährt. Aus motivatorischer Sicht ist es wichtig, daß jeder Arbeitsgruppentermin ein klares Ergebnis hervorbringt, d. h. mindestens ein Thema abgeschlossen wird. Ansonsten geht außerdem zu viel Zeit verloren, weil sich die Teilnehmer nicht nur jeweils neu akklimatisieren, sondern auch in das alte Thema wieder eindenken müssen, bevor ein effektives Arbeiten möglich ist.

3. Arbeitsmittel

Damit Pflegestandards jederzeit ohne nennenswerten Aufwand aktualisiert und zu gegebener Zeit in ein hausinternes EDV- System integriert werden kön-

ıen, muß im Vorfeld die **Benutzung oder Anschaffung eines PC** mit einem
ʒeeigneten Schreibprogramm inkl. Drucker und Zubehör sichergestellt wer-
ʒen. Auf die technischen Fragen, die dabei im einzelnen zu beachten sind, kann
ım Rahmen diese Buches allerdings nicht konkret eingegangen werden.

9.8 Einführung neuer Pflegestandards

ᵗWenn von Standardeinführung die Rede ist, sind damit grundsätzlich neu erstellte oder geänderte Pflegestandards gemeint, d.h. solche, die in der beschriebenen Form bisher nicht erfüllt werden. Alle Themen und Tätigkeiten, bei
denen der schriftlich festgelegte Standard mit der Wirklichkeit übereinstimmt,
brauchen nicht eingeführt zu werden, denn dabei handelt es sich lediglich um
die Festschreibung einer bereits allgemein gültigen Norm. Art und Umfang der
Einführungsmaßnahmen hängen unmittelbar vom Thema ab und müssen deshalb für jeden Standard neu überlegt werden.

9.8.1 Mit welchen Themen sollte man beginnen?

Auf diese Frage kommt in aller Regel die Antwort: mit der Grundpflege, Prophylaxen, Körperpflege etc. Wir müssen doch zu allererst die eigentliche Pflege
(gemeint ist die Grundpflege) standardisieren, oder?

Fragt man jedoch: Bei welchen Themen bzw. Tätigkeiten tauchen in der Praxis die größten Unsicherheiten,Unzuverlässigkeiten und Schwierigkeiten auf?
Oder: Bei welchen Themen/Tätigkeiten wäre es derzeit eine große Hilfe, wenn
Sie hierzu auf allgemein verbindliche, schriftliche Vorgaben zurückgreifen
könnten?, so rangieren die Grundpflegethemen eher am Schluß der Aufzäh-
lung. In der Ausübung von Grundpflege fühlen sich nahezu alle Pflegepersonen
sicher, selbst dann, wenn bei kritischer Betrachtung viele Ungereimtheiten und
Unzuverlässigkeiten auftauchen. Im Vergleich zu den Themen, die mit Unsicherheit belegt sind, muß man bei der Grundpflege davon ausgehen, daß Standards hier als wenig hilfreich oder gar als Bevormundung der Pflegepersonen
bewertet werden. Ausschließlich mit Grundpflegetätigkeiten zu beginnen, birgt
die Gefahr, daß am Anfang des Projektes bereits unnötig Aversionen gegen
Standards aufgebaut werden. In einem Krankenhaus, in dem z. B. als erstes eine
Vereinheitlichung der Vorgehensweise beim Betten angestebt wird, muß man
nicht nur mit erheblichem Widerstand rechnen, sondern dies könnte bereits das
Aus für alle weiteren Einführungsbemühungen bedeuten. Fängt man hingegen
mit Themen an, die als hilfreich empfunden werden, so erreicht man damit
neben der Sicherheit für Patient und Pflegeperson eher eine grundsätzliche
Akzeptanz gegenüber festgelegten Normen. Um welche Pflegetätigkeiten und
-themen es sich dabei handelt, ist je nach Fachbereich und strukturellen Gegebenheiten unterschiedlich.

9.8.2 Gestaltung des Einführungsprozesses

Nachdem sich das Planungsteam in der ersten Phase (1. Projektmonat) u. a. mit der Themenauswahl beschäftigt hat, müßte in der zweiten Phase die Vorgehensweise bei der Einführung der neuen Standards festgelegt werden. Folgendes ist zu organisieren:

1. Es muß sichergestellt sein, daß alle Pflegepersonen über Inhalt, Sinn und Zweck der geänderten/neuen Standards ausreichend informiert werden, so daß sie in der Lage sind, diese umzusetzen. Hierzu gehört das Organisieren entsprechender Fortbildungsveranstaltungen sowie einer Probephase in der Praxis.

2. Es muß sichergestellt sein, daß Materialien, die im Standard aufgeführt sind, in der erforderlichen Menge zur Verfügung stehen (z. B. Katheterset, Lagerungsmaterial).

3. Es muß sichergestellt sein, daß alle Bereiche oder Berufsgruppen, sofern sie von den Änderungen der Standards betroffen sind, rechtzeitig hierüber informiert wurden, so daß sie sich bei der Organisation ihres Aufgabenbereichs frühzeitig darauf einstellen können (z. B. Anmeldung der Untersuchungen).

Wie an den Beispielen in Kap. 3 ausgeführt, kann man jeden neuen Standard grundsätzlich einzeln einführen. Auf diese Weise ließe sich im Laufe einiger Jahre auch eine vollständige Standardkartei erstellen. Wer schneller Veränderungen bewirken bzw. das hausinterne Pflegeniveau anheben möchte, dem ist jedoch zu empfehlen, mehrere Themen parallel aufzugreifen oder themenbezogene Blöcke zu bilden.

Tabelle 9.2 zeigt eine Schrittabfolge, die sowohl geeignet ist, Veränderungsprozesse in Gang zu setzen als auch einen permanenten Dynamisierungsprozeß zu gewährleisten: Standardentwicklung, -einführung und Qualitätssicherung bilden auf diese Weise eine sinnvolle Einheit in einem kontinuierlichen Prozeß. Im Rahmen von innerbetrieblichen Fortbildungen können zielgerichtet und systematisch die inhaltlichen Aspekte einzelner Pflegethemen behandelt werden. Neue Erkenntnisse bzw. Forschungsergebnisse sowie alle vorkommenden Schwierigkeiten bei der Umsetzung in die Praxis lassen sich jeweils themen- und tätigkeitsbezogen einbinden. Gemeinsam können die beteiligten Pflegepersonen dann nach Lösungen suchen und neue Wege erproben.

Diese Vorgehensweise steht unter dem Motto:

Qualität wird erzeugt und nicht erprüft.

Tabelle 9.2. Schritte zur Einführung neuer Pflegestandards (hier als Beispiel: Apoplex)

Einführungsschritte	Maßnahmen
Schritt 1: Qualifikation aller beteiligten Pflegepersonen zur Umsetzung dieser Standards *2–3 Tage innerbetriebliche Fortbildung (IBF)*	1. Alle Standards vor dem Hintergrund einer fallbezogenen Pflegesituation inhaltlich erläutern u. begründen (induktive Vorgehensweise). 2. Erstellung eines Pflegeplanes mit Hilfe der Standards am Beispiel zeigen; Unterscheidung Standardpflegepläne, individuelle Pflegeplanung, -dokumentation. 3. Handhabung der Standards in der Praxis besprechen und so konkret wie möglich üben. 4. Einführungszeitraum festlegen (gemeinsam).
Schritt 2: Probephase auf der Station *mind. 3 Monate*	Bei 2–3 (Apoplex) Patienten von der Aufnahme bis zur Entlassung, Pflegeplanung und Dokumentation durchführen. Alle übrigen Standards immer dann, wenn sich die Situation ergibt (z. B. DekuPr, Kath) anwenden: durchlesen, wie angegeben durchführen, dokumentieren.
Schritt 3: (Qualitätssicherung) Auswertung der Erfahrung und des Ergebnisses, neue Impulse setzen, ggf. die Einführung weiterer Standards vorbereiten *2 Tage IBF*	1. Bewertung der vorhandenen Pflegeplanung und Dokumentation sowie der Vorgehensweise u. Erfahrungen im Umgang mit den Standards: Zuverlässigkeit, Verbindlichkeit, Schwierigkeiten u. a. m. 2. Konsequenzen für die weitere Vorgehensweise: falls erforderlich, Einführungsphase verlängern; falls nicht, können an dieser Stelle weitere Pflegestandards eingebaut werden.
Schritt 4: Einführung aller vorhandenen Standards *ca. 3 Monate*	Auf die verbindliche Nutzung achten, gegenseitige Unterstützung, Reflexion des eigenen Handelns bewußt fördern. Schüler und neue Mitarbeiter gezielt anleiten.
Schritt 5: (Qualitätssicherung) Auswertung der Erfahrungen und des Ergebnisses, neue Impulse setzen und die Einführung weiterer Standards vorbereiten *2 Tage IBF*	1. Auswertung anhand von 2–3 Dokumentationsbeispielen, kritische Bewertung durch die Mitarbeiter der Station. 2. Falls erforderlich, Einführungsphase verlängern; falls nicht, können an dieser Stelle weitere Pflegestandards eingebaut werden. Je nach Thematik (z. B. Pflege von Patienten mit Diabetes mellitus) ist anzuraten, die Schritte 1–5 erneut zu durchlaufen.

9.8.3 Standardeinführung und Fortbildung

Betrachten wir noch einmal am Beispiel Apoplex (Abb. 9.10), wie eng die Einführung von Pflegestandards mit der Fortbildung verbunden ist.

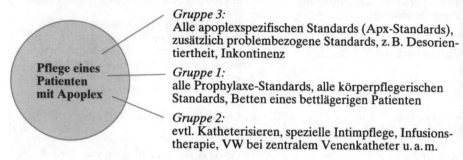

Gruppe 3:
Alle apoplexspezifischen Standards (Apx-Standards), zusätzlich problembezogene Standards, z. B. Desorientiertheit, Inkontinenz

Pflege eines Patienten mit Apoplex

Gruppe 1:
alle Prophylaxe-Standards, alle körperpflegerischen Standards, Betten eines bettlägerigen Patienten

Gruppe 2:
evtl. Katheterisieren, spezielle Intimpflege, Infusionstherapie, VW bei zentralem Venenkatheter u. a. m.

Abb. 9.10. Bei der Pflege von Apoplexpatienten zu berücksichtigende Themen/Standards

Was kann/soll durch die beschriebene Vorgehensweise erreicht werden?

1. Den Kenntnisstand zu den jeweiligen Pflegethemen erweitern, vertiefen und aktualisieren

Während in den einzelnen Pflegestandards zum Thema Apoplex hauptsächlich aufgeführt wird, was z. B. im Zusammenhang mit der Aktivierung und Mobilisierung zu tun ist, muß in der Fortbildung sichergestellt werden, daß die Pflegeperson weiß, warum der Patient die betroffene Seite in alle Bewegungsabläufe einbeziehen sollte und wie sie ihn dazu anleiten kann. Fehlen ihr diese Hintergrundkenntnisse, dann kann sie die Apx-Standards inhaltlich nicht umsetzen.

2. Die Umsetzung von patientorientierter Pflege vorbereiten und reflektieren

Ausgehend von einer Gesamtsituation (Fall) hin zu den einzelnen Aspekten, die in dieser Situation stecken und beachtet werden müssen (induktives Vorgehen), lassen sich theoretische Inhalte am besten auf die Anwendungsebene übertragen. Die unterschiedlichen Zielvorstellungen, Interessen und Schwierigkeiten der Pflegepersonen können reflektiert und nach Möglichkeit auf einen gemeinsamen Nenner gebracht werden. Gemeinsam können Mittel und Wege überlegt werden, wie sich die Inhalte der Standards vor dem Hintergrund der Gesamtsituation in der Praxis umsetzen lassen. Zum Beispiel: Wie läßt sich die Zuordnung von festen Bezugspersonen über einen möglichst langen

Zeitraum erreichen? Wie lassen sich die anderen Therapeuten oder Angehörige einbeziehen? Wie läßt sich dieser Pflegeanspruch mit anderen Tätigkeiten und mit den übrigen Abläufen auf der Station sinnvoll koordinieren? Schwierigkeiten bei der Umsetzung können vorweggenommen, bearbeitet und Lösungswege erprobt werden, wobei die Praxisbedingungen mit allem „Wenn" und „Aber" einbezogen werden müssen. Sollten sich starke Zweifel hinsichtlich der Umsetzbarkeit einzelner Standardinhalte zeigen, die niemand entkräften kann, muß der betreffende Standard neu überarbeitet werden, bevor man ihn einführen kann. Jede Pflegeperson hat somit die Möglichkeit, auf den Standard Einfluß zu nehmen, und nicht nur diejenigen, die ihn aufgestellt haben.

3. Sicherheit bei der Situationseinschätzung und Pflegedokumentation entwickeln

Was muß die Pflege dokumentieren? Wie schreibt man was hin, so daß es verständlich und juristisch haltbar ist? Wie sind Standards als Dokumente zu verstehen? Wie müssen Abweichungen vom Standard festgehalten werden? Diese Fragen lassen sich bei jeder Fortbildungsveranstaltung an mitgebrachten Dokumentationsbeispielen konkret beantworten. Hierzu kann ich folgendes Vorgehen empfehlen:

Zu jeder Fortbildung bringen 4–5 Pflegepersonen die Kopie von je einer Patientendokumentation mit (Stammblatt, Planung, Bericht, evtl. Kurvenblatt o. ä. Name unleserlich gemacht). Diese Unterlagen werden dann für alle Teilnehmer kopiert und zunächst in Gruppenarbeit nach vorgegebenen Kriterien bewertet. Je nach den Ergebnissen werden einzelne besonderes auffällige Aspekte gemeinsam besprochen, z. B. exaktere Formulierungen gesucht, überflüssige Angaben oder nichtssagende Redewendungen gestrichen, inhaltliche Lücken gefüllt etc. Gleichzeitig bilden die mitgebrachten Patientensituationen die Basis für die Qualitätssicherung bzw. das Training von Pflegeplanung. Fast immer bieten sich dabei Übungssituationen für Aufnahme- oder Pflegegespräche. Jede Situation, jedes Problem wird so lange diskutiert, bis möglichst allen Pflegepersonen die Zusammenhänge klar sind, so daß ein sinnvoller Pflegeplan aufgestellt werden kann.

4. Die Fähigkeiten zur Pflegeplanung systematisch trainieren

Der Weg von der intuitiven oder standardisierten zur geplanten und individuellen Pflege soll nicht nur theoretisch gestaltet (auf dem Papier), sondern vor allem praktisch beschritten werden können. Im Vergleich zu den bislang meist fruchtlosen Bemühungen, Pflegeplanung einzuführen, verspricht dieses Konzept langfristig Erfolg, da jeder Pflegeperson die Möglichkeit geboten wird, diesbezügliche Fähigkeiten zu entwickeln und ständig zu verbessern. Das heißt: Kontinuität und Verbesserung durch systematisches Training, statt Strohfeuer-

aktionen, die verrauchen und zudem Asche (Frustation) hinterlassen, die dann
erst einmal weggeräumt sein will, bevor die Bereitschaft zur Pflegeplanung wie-
derbelebt werden kann.

Nehmen wir den Vergleich mit dem Erlernen eines Musikinstumentes. Seit Jahren ist es
Ihr Traum, Klavierspielen zu können. Inzwischen haben Sie sich sogar ein Klavier angeschafft und erst einmal selbst versucht, einfache Melodien zu spielen. Doch da Ihr Ohr
von Konzertbesuchen und Schallplatten andere Klänge gewohnt ist als das Geklimpere
das Ihre Bemühung hervorbringt, stellen Sie sich nach kurzer Zeit zwangsläufig die
Frage: „ernsthaft üben?" oder „wieder aufhören?". An diesem Punkt steht heute die
Diskussion um Pflegeplanung.

9.9 Qualitätssicherung

Wie heißt es so schön: „Vertrauen ist gut, Kontrolle ist besser!" Doch eine
Pflegedienstleitung oder Stationsleitung, die gemäß dieser unseligen, aber sehr
verbreiteten Weisheit Qualitätssicherung betreiben sehen will, mißachtet das
Selbstverantwortungsgefühl ihrer Mitarbeiter an der empfindlichsten Stelle. Sie
gibt diesen nämlich zumindest indirekt zu verstehen: „Dir ist nicht zu trauen,
man muß Dich kontrollieren." Ein solches Mißtrauen rächt sich über kurz oder
lang ebenso wie eine alles entschuldigende Verständnishaltung. Pflegepersonen, die starke Vorbehalte gegenüber schriftlich festgelegten Standards äußern,
zeigen nahezu immer, daß sie im Grunde nur Angst vor der Kontrolle haben,
die man schließlich mit Hilfe dieser Leistungs-/Qualitätskriterien ausüben
kann. Während die Pflegepersonen bislang unbehelligt ihren Neigungen nach-
gehen konnten, fühlen sich einige nun von dem Gedanken an mögliche Reg-
lementierung bedroht. Einzelne malen sich bereits aus, wie diese Kontrollfunktion institutionalisiert wird, daß womöglich hausinterne oder sogar von der
öffentlichen Hand bestimmte „Kontrolleure" von Station zu Station ziehen
könnten o. ä.

Tatsächlich lauern in jeder Institution viele Gefahren, die die in diesem Buch
beschriebenen positiven Effekte von Pflegestandards zunichte machen können.
Die Bedenken der Pflegenden sollten auf jeden Fall ernst genommen und nicht
einfach wegdiskutiert werden. Jeder nicht ernstgenommene oder abgewürgte
Einwand/Vorschlag geht entweder zu Lasten der Akzeptanz oder auf das Konto
„innere Kündigung". Ob das Projekt „Pflegestandards" ein Erfolg wird oder
sich zu guter Letzt als Flop herausstellt, hängt im wesentlichen von der Fähigkeit zum offenen Dialog ab. Die Vereinbarung einer bestimmten Pflegequalität
und die Sicherung des tatsächlich Erreichten ist weniger eine Frage von Technik
(Computer, Karteikarte o. ä.), sondern in erster Linie das Ergebnis von Kommunikation.

9.9.1 Qualitätssicherung durch Dialog

Dialog bedeutet Zwiegespräch, in dem die Beteiligten grundsätzlich gleichberechtigt darin sind, ihre Bewertungen, Ideen oder Erwartungen dem anderen mitzuteilen. Fähig zum Dialog ist deshalb nur derjenige, der die Unterschiedlichkeit seines Gegenübers akzeptiert und darüber hinaus Wert darauf legt, die andere Sichtweise kennenzulernen, um seinen eigenen Blickwinkel erweitern zu können (Sprenger 1991).

> Durch die rapide wachsende Komplexität der Lebenswelt (wir wissen täglich weniger!) geraten die entsprechenden Leerräume unter Etikettierungszwang, dem in der Regel mit pausbäckig präsentierten Vorurteilen begegnet wird. Insgesamt steigt der Anteil an Vorurteilen bei Entscheidungen dramatisch an. Ich kann aber auch meinen Entscheidungshorizont erweitern. Durch Dialog. Durch das Einbeziehen vieler verschiedener Sichtweisen.
> Mir scheint, die Unternehmen kommen nicht umhin, Wissen besser zu verteilen, damit sich mehr Köpfe mit Lösungen befassen können; auch Köpfe, denen man Lösungen bisher traditionell nicht zutraute, weil man in Qualifikationen dachte.

Die Standardeinführung und Qualitätssicherung über den Dialogweg zu realisieren, erscheint vielen Pflegepersonen zu zeitaufwendig. Sie suchen ein Rezept, das eine schnelle Beseitigung der Notlage verspricht. Keine Zeit und keine Geduld – mit sich und anderen – ist eine Untugend, die den Pflegealltag beherrscht. Konfliktmanagment auf allen Ebenen, darauf hat man sich in den letzten Jahren zu sehr eingestellt. In die fehlenden oder nicht besetzten Stellen fließt, gemessen an langfristigen Gesundungsprojekten, unverhältnismäßig viel Energie von Führungskräften. Zahlen, wie dürftig und einseitig sie auch immer zustande gekommen sind, erschlagen jedes nicht zahlenmäßig belegte Argument einer „einfachen" Schwester vom Krankenbett (Sprenger 1991).

> Es ist naheliegend, sich über den Zeitaufwand der Dialogidee lustig zu machen. Wer aber darüber diskutiert, sollte einmal die Zeit addieren, die durch nicht geführte Gespräche verloren geht. Die bei schnellen und einsamen Entscheidungen gesparte Zeit wird nämlich nicht selten als Reparaturaufwand nachinvestiert. Mißverständnisse, mangelhafte Informationsweitergabe, nicht zufriedenstellende Aufgabenerfüllung durch unklare Ziele, Störungen und Mißstimmungen in der Chef-Mitarbeiter-Beziehung sind weitere Folgen einer nur vordergründig effizienten Schnelligkeit. Vor allem aber eines wird nicht erreicht: wirkliches Commitment! Ein teurer Zeitvertreib. Und wer hat schon Zeit zum Vertreiben?

9.9.2 Qualitätssicherung über Qualitätszirkel-Arbeit

Die Methode der sog. *Qualitätszirkel* (QZ) wird als ein wesentliches Erfolgsmerkmal japanischer Unternehmensführung angesehen und deshalb zunehmend auch hierzulande diskutiert. So sind uns derzeit bundesweit 2 Forschungsprojekte über QZ-Arbeit im Krankenhausbereich bekannt. Dabei soll sich herausstellen, inwieweit „Qualitätszirkel" ein wirksames Führungsinstrument ist, das zu mehr Qualität, Effizienz und Zufriedenheit in der Pflege und darüber hinaus beiträgt. Im Prinzip ist QZ-Arbeit nichts anderes als eine Methode, nach der die zuvor beschriebene Dialogidee organisiert werden kann.

Nach meiner Einschätzung läßt sich ein Qualitätszirkel, vorausgesetzt er wird richtig geführt, problemlos auch als Instrument zur Entwicklung und Sicherung von Pflegequalität nutzen. Arbeitsgruppen, die mit der Entwicklung von Pflegestandards beauftragt sind, können durchaus nach diesem Prinzip arbeiten. Es entspricht in nahezu allen Punkten der in diesem Buch dargestellen Qualitätsphilosophie, was ich mit Freude festgestellt habe, nachdem die erste Auflage bereits verlegt war. Da hier nicht im einzelnen auf Wesen und Techniken von QZ eingegangen werden kann, muß ich auf die entsprechende Literatur verweisen und kann nur wünschen, daß sich dieser Gedanke tatsächlich etabliert.

Wenn jedoch von einigen Enthusiasten in den Pflegeberufen behauptet wird QZ-Arbeit würde die Entwicklung und Einführung von Pflegestandards erübrigen, so kann es sich dabei nur um Unkenntnis der Zusammenhänge handeln. Denn Pflegestandards und -qualität sind das Ergebnis bzw. Produkt, während QZ eine Methode ist, die zu einem bestimmten Ergebnis führt, das dann z. B. in der Form eines Standards definiert werden kann. So verstanden ist QZ primär ein Instrument zur Qualitätsentwicklung, wobei jedoch die Sicherstellung und Bewertung der geplanten wie auch der tatsächlichen Qualität i. d. R. Ausgangspunkt oder Gegenstand von QZ sind.

9.9.3 Qualitätssicherung über interne Fortbildungen

Reflexion und Entwicklung in der Pflege können nicht wie bisher dem Zufall überlassen werden. Regelmäßige Fortbildungen müssen für jede Pflegeperson ebenso selbstverständlich sein wie das Arbeiten auf der Station. Auch hierbei handelt es sich um das Ablegen eines alten Standards, der vielerorts immer noch folgendermaßen lautet: Nach dem Examen muß jede Pflegeperson für ihre berufliche Weiterentwicklung selbst sorgen. Fünf Tage Bildungsurlaub, die derzeit per Gesetz gewährt werden (immerhin), können nach Belieben genommen werden. Dabei freuen sich Pflegedienstleitungen mitunter besonders über diejenigen, die dieses Angebot nicht wahrnehmen und statt dessen ihre Arbeitskraft zur Verfügung stellen. Themenauswahl und -angebote für berufliche Fortbildungen sind eher willkürlich und haben daher selten direkten Einfluß auf die Pflegepraxis. Das heißt, die meisten Informationen oder Erkenntnisse, die der einzelne aus einer Fortbildung mitbringt, können nicht in die Praxis umgesetzt werden, weil eben nur eine einzige Pflegeperson der Station darum weiß und im Rahmen des Stationsalltags selten in der Lage ist, die neuen Gedanken an ihre Kollegen weiterzugeben. Diejenigen, die die Arbeit auf Station (alleine) erledigen mußten, während ihr Kollege (mal wieder) auf Fortbildung war und sich ein paar schöne Tage machen konnte, stellen vielleicht noch die Höflichkeitsfrage: „Wie war's?" Der Gefragte, der mitunter darauf brennt, seine Eindrücke schildern zu können, bringt selten mehr über die

Lippen als: „Es was sehr interessant. Ich habe erfahren, daß ..." Wenn er Glück hat, kann er zumindest einen Aspekt zu Ende führen. Doch zu einer inhaltlichen Darstellung oder gar Auswertung aller neuen Impulse kommt es so gut wie nie. Die Arbeit auf der Station geht schließlich vor, und die Übergabe- oder ggf. Teambesprechungen lassen hierfür keinen Raum. Da die meisten Pflegepersonen nicht darin geübt sind, die verschiedenen Aspekte einer Fortbildung auf ihre wesentlichen Aussagen zu reduzieren, kurz und verständlich darzustellen, behalten sie ihre neuen Erkenntnisse in der Regel für sich. Damit sind jedoch die Auswirkungen der Fortbildung auf die allgemeine Entwicklung in der Pflege nur sehr gering und schon gar nicht meßbar. Hinzu kommt, daß z.B Pflegeperson A sich vorwiegend für die neuesten medizinischen Erkenntnisse interessiert, während Person B schwerpunktmäßig psychosoziale Themen auswählt und Person C sich um einen besseren Durchblick in rechtlichen Fragen bemüht. Statt des heute betriebenen Fortbildungswildwuchses müßte diese auf eine bestimmte Pflegequalität hinzielen, so daß diese sichergestellt werden kann (s. Abb. 9.1., S 206).

Die Entwicklung und Einführung neuer Pflegestandards ist als kontinuierlicher Prozeß nur dann möglich, wenn ein geeignetes Fortbildungskonzept hausintern institutionalisiert wird. Bezogen auf den hier vorgestellten Projektplan ergibt sich für die innerbetriebliche Fortbildung (IBF) folgende Berechnung:

1. Projektjahr:
3 IBF à 2–3 Tage = 6–9 Tage IBF für alle beteiligten Pflegepersonen,
2. Projektjahr:
3 IBF à 2 Tage = 6 Tage IBF für alle beteiligten Pflegepersonen.

In allen weiteren Jahren wird man ebenfalls von ca. 6 Fortbildungstagen pro Person ausgehen müssen. Da es sich hierbei um eine gezielte Maßnahme für die betreffende Klinik handelt und nicht um einen freiwilligen Bildungsurlaub, sollten die fünf Tage gesetzlicher bzw. tariflicher Bildungsurlaub zusätzlich berücksichtigt werden. Interne Fortbildungen erhalten dadurch einen anderen Stellenwert als externe. Letztere sind schon deshalb wichtig, damit möglichst viele neue Impulse von außen einfließen und somit nicht die Gefahr besteht, daß man innerbetrieblich nur noch im eigenen Saft schmort. Allerdings sollten die Erkenntnisse, die einzelne Pflegepersonen von der externen Fortbildung mitbringen, tatsächlich auch genutzt werden. Dazu bieten die internen Veranstaltungen ebenfalls eine gute Gelegenheit.

Eine Pflegedienstleitung, die sich nicht vorstellen kann, wie sie diese zusätzlichen „Fehlzeiten" realisieren soll, müßte sich zunächst die grundsätzliche Frage stellen: „Wie kann ich die Pflegesituation in meinem Haus verbessern, ohne diese Zeit dafür zu investieren?" Wenn man sich keine Zeit nimmt, um über bestehende Probleme und Lösungsmöglichkeiten nachzudenken, bleibt nichts anderes übrig, als auf ein Wunder oder einen Zufall zu warten.

Einen Grund für den weltweiten wirtschaftlichen Vormarsch der Japaner sehen Experten vor allem darin, daß neben systematischen Fort- und Weiterbildungen dort vergleichsweise sehr viel mehr Mitarbeiter in die Entscheidungsprozesse und die Gestaltung de Arbeitsabläufe einbezogen werden als bei uns (s. QZ). Ein Vorstandsberater eines japanischen Großunternehmens hat dazu folgendes gesagt (Konosuke Matsushita aus Sprenger 1991).

> Für uns besteht der Kern des Managements insbesondere in der Kunst, die intellektuellen Ressourcen aller Mitarbeiter für den Dienst am Unternehmen zu mobilisieren und zu bündeln. Weil wir die Tragweite der neuen technologischen und ökonomischen Herausforderungen besser einschätzen konnten, wissen wir, daß die Intelligenz einer Handvoll Technokraten, so brilliant und smart sie auch sein mögen, nicht länger für den realen Erfolg ausreicht. Nur wenn wir die kombinierte Kraft der Hirne aller Mitarbeiter nutzen, können wir die Turbulenz und die Bedrohung der heutigen Umwelt in den Griff bekommen.

Mit dieser Aussage, die auch auf die Unternehmen im Gesundheitswesen und in der Krankenpflege übertragen werden kann, möchte ich mein Buch abschließen.

Ich wünsche mir, daß in der Pflege ein offener Dialog möglich wird. In diesem Sinne hoffe ich, daß mein Buch nicht als Rezept und Pflegestandards nicht als Allheilmittel verstanden werden, sondern als Beitrag, welcher zur kritischen Auseinandersetzung mit der eigenen Rolle im Pflegeberuf anregt und neue Perspektiven eröffnet.

Literatur

Aggleton P, Chalmers H (1989) Pflegemodelle und Pflegeprozeß. Dtsch. Krankenpflegez (Beilage 5/1989)

Balint M (1984) Der Arzt, sein Patient und die Krankheit, 6. Aufl. Klett-Cotta, Stuttgart

Balint M (1987) Regression. dtv, München

Baugut G, Peil F, Unkelbach E (1986) Qualitätssicherung pflegerischer Arbeit im Krankenhaus. Dtsch Krankenpflegez (Beilage I/1986)

Bienstein C, Schröder G (1990) Dekubitus. DBFK Verlag, Frankfurt am Main

Birkner W (1987) Computergestützte Pflegeorganisation – Grundlage zur Erhöhung der Qualitätssicherung. Krankenhaus-Umschau (Sonderdruck 3/1987)

Bischoff C (1993) „Wie Hund und Katz"? – Zum Verhältnis von Pflege und Medizin. Pflegemanagement 3:44–47

Blakeslee T (1980) Das rechte Gehirn. Aurum, Freiburg

Bobath B (1985) Die Hemiplegie Erwachsener, 4. Aufl. Thieme, Stuttgart

Böhme H (1991) Das Recht des Krankenpflegepersonals Teil 2: Haftungsrecht. Kohlhammer Verlag Stuttgart

Böhme H (1993) Qualitätssicherung in der Krankenpflege aus rechtlicher Sicht. IGRP Iris Böhme, Tübingen

Börsing A (1978) Gesundheitsskala und ihre Bedeutung. Dtsch Krankenpflegez (Beilage 3/1978)

Botschafter P, Moers M (1991) Dorothea E. Orem – Die Selbstfürsorge-Defizit-Konzeption der Pflege. Schwester Pfleger 8:701–707

Botschafter P, Moers M (1991) Dorothy Johnson – Das Verhaltensmodell für die Pflege. Schwester Pfleger 10:889–895

Botschafter P, Moers M (1991) Myra E. Levine – Das Erhaltungsmodell der Pflege. Schwester Pfleger 12:1070–1075

Botschafter P, Moers M (1992) Martha Rogers – Pflege als Wissenschaft vom einheitlichen Menschen. Schwester Pfleger 2:110–121

Bräutigam W, Christian P (1986) Psychosomatische Medizin. Thieme, Stuttgart New York

Breit A, Böhner G (1991) Die neue Pflege – Primary Nursing. Schwester Pfleger 3:215–216

Brenner G (1992) Rechtskunde für das Krankenpflegepersonal. Fischer, Stuttgart

Bruckenberger E (1989) Dauerpatient Krankenhaus – Diagnosen und Heilungsansätze. Lambertus, Freiburg

Bundesministerium für Arbeit und Sozialordnung (Hrsg) (1985) Qualitätssicherung pflegerischer Arbeit im Krankenhaus, Forschungsbericht Nr. 128, Bonn

Burisch M (1989) Das Burnout-Syndrom. Springer, Berlin Heidelberg New York Tokyo

DBfK (Hrsg) (1990) Berufsbild. Deutscher Berufsverband für Krankenpflege, Frankfurt am Main

DBfK (1990) Hessisches Curriculum Krankenpflege (1. Ausbildungsabschnitt). Verlag Krankenpflege, Frankfurt am Main

Dethlefsen T, Dahlke R (1991) Krankheit als Weg, 8. Aufl. Goldmann, München

DKG (1989) Personalbedarfsermittlung im Pflegedienst. Düsseldorf

DKG (Hrsg) (1993) Kataloge der Fallpauschalen und Sonderentgelte einschließlich de: Bewertungsrelationen (Punktezahlen). Krankenhaus 11 (Redaktionsbeilage)

DKG (Hrsg) (1994) Bundespflegesatzverordnung 1995. Bundesrats-Drucksache 381/9‹ vom 28. 4. 1994. Krankenhaus 4 (Redaktionsbeilage)

DKI-GmbH (1990) Leitfaden für die Entwicklung und Anwendung von Pflegestandards: 2. Aufl. Eigenverlag, Düsseldorf

Drerup E (1990) Modelle der Krankenpflege, Bd 1. Lambertus, Freiburg

Doenges ME, Moorhouse MF (1993) Pflegediagnosen und Maßnahmen. Huber, Bern

Duden (1990) Fremdwörterbuch. Bibliographisches Insitut, Mannheim Wien Zürich

Faix W, Laier A (1991) Soziale Kompetenz. Gabler, Wiesbaden

Fengler J (1991) Helfen macht müde: zur Analyse und Bewältigung von Burnout unc beruflicher Deformation. Pfeiffer, München

Fiechter V, Meier M (1981) Pflegeplanung, Recom, Basel

Fischer G (1991) Helden der Arbeit. Manager Magazin 6:203–219

Ford G et al. (1986) Sich entscheiden lernen. Recom, Basel

Fritsche P (1979) Grenzbereich zwischen Leben und Tod. Thieme, Stuttgart

Flüeler R (1993) Die Qualität der Pflege kann gemessen werden – mit der Meßmethode Q. Pflegemanagement 3:23–26

Gebhardt E (1991) Abschied von der Autorität. Gabler, Wiesbaden

Geest de, Wiebick, Evers (1994) Pflegeforschung: Der Weg zur effektiven und effizien-ten Pflege. Schwester Pfleger 3:231–236

Gerken G (1990) Management by Love, 4. Aufl. Econ, Düsseldorf Wien New York

Geust B (1991) Die Kluft zwischen Theorie und Praxis in der Pflege. Schwester Pfleger 5:398–400

Giebing H (1991) Qualitätssicherung in den Niederlanden. Schwester Pfleger 12: 1109–1111

Glaus A (1992) Pflegequalität und Menschlichkeit ein Widerspruch? Schwester Pfleger 4:360–365

Goez B (1981) Offen miteinander reden. Aschendorff, Münster

Görres S (1992) Qualitätszirkel in der Alten- und Krankenpflege. Dtsch Krankenpflegez 5:337–341

Grossmann R, Heller A (1994) Organisationsentwicklung im Krankenhaus: Herausfor-derung für leitende Pflegekräfte. Pflegemanagement 1:11–20

Gruen A (1987) Der Wahnsinn der Normalität – Realismus als Krankheit. Kösel, Mün-chen

Gruen A (1991) Falsche Götter. Econ, Düsseldorf Wien New York

Handy C (1993) Im Bauch der Organisation. Campus, Frankfurt

Haun R (1982) Der befreite Patient. Kösel, München

Henderson V (1970) Grundregeln der Krankenpflege. ICN/Genf

Herder-Dorneich P, Wasem J (1986) Krankenhausökonomik zwischen Humanität und Wirtschaftlichkeit. Nomos, Baden-Baden

Herrhausen A (1990) Denken – Ordnen – Gestalten. Siedler, Berlin

International Council of Nursing (1991) Richtlinien für nationale Pflegeverbände. Die Entwicklung von Standards für Ausbildung und Praxis in der Krankenpflege. Kran-kenpflege 11:629–652

Jaspers K (1983) Wahrheit und Bewährung. Piper, München Zürich

Jeannot E (1988) Sind unterschiedliche Pflegeverständnisse ein Verursacher der ständigen Spannungen und Konflikte unter dem Pflegepersonal? Krankenpflege 1:15–38

Johnstone M (1980) Der Schlaganfall-Patient. Fischer, Stuttgart

Juchli L (1988) Heilen und Wiederentdecken der Ganzheit, 3. Aufl. Kreuz, Stuttgart

Juchli L (1988) Sein und Handeln, 3. Aufl. Recom, Basel

Juchli L (1991) Krankenpflege, 6. Aufl. Thieme, Stuttgart

Kampmeyer D, Schulte J (1986) Umfassende und geplante Pflegetätigkeit im Kranken-haus. Hohenlinder Schriftenreihe, Köln

Kaltenbach T (1993) Qualitätsmanagement im Krankenhaus. Bibliomed, Melsungen

Käppeli S (1988) Pflege und Pflegetheorien. Krankenpflege 1:5–8
Käppeli S (Hrsg) (1993) Pflegekonzepte. Huber, Bern
Kautzky R (1976) Sterben im Krankenhaus. Herder, Freiburg
Kellnhauser E (1990) Erfahrungen mit Pflegestandards in den USA. Führen Wirtschaften Krankenh 2:104–111
Kellnhauser E (1991) Die Bedeutung einer Pflegephilosophie für die Pflegepraxis. Schwester Pfleger 12:1098–1101
Kellnhauser E (1991) Die Sicherung der Qualität in der Krankenpflege. Schwester Pfleger 4:332–336
Kirckhoff M (1991) Mind Mapping: Die Synthese vom sprachlichen und bildhaften Denken. Synchron, Berlin
Klemm H (1991) Ein Weg zur Überwindung des seelischen Hospitalismus. Schwester Pfleger 10:923–924
Klie T (1991) Lehrbuch Altenpflege: Rechtskunde. Vincentz, Hannover
Klie T (Hrsg) (1993) Pflegeversicherung und Qualitätssicherung in der Pflege. Schriftenreihe der Hamburger Arbeitsgemeinschaft für Fortbildung in der Altenhilfe, Bd 7, Hamburg
Krämer W (1993) Wir kurieren uns zu Tode. Campus, Frankfurt
Kremmer Y (1991) Pflegetheorien – Pflegealltag. Schwester Pfleger 5:401–406
Krohwinkel M (1988) Konzeptuelle Modelle und Theorien in der Pflege. Krankenpflege 1:9–11
Krohwinkel M (1992) Der pflegerische Beitrag zur Gesundheit in Forschung und Praxis, Bd 12. Schriftenreihe des BMG, Nomos, Baden-Baden
Krohwinkel M, Müller E (1989) Der Pflegeprozeß bei Patienten mit der Diagnose „Schlaganfall", Dtsch Krankenpflegez 5:302-307
Kübler-Ross E (1978) Interviews mit Sterbenden. Kreuz, Stuttgart
Kübler-Ross E (1993) Über den Tod und das Leben danach. Silberschnur, Neuwied
Kurtenbach, Golombek, Siebers (1992) Krankenpflegegesetz. Kohlhammer, Stuttgart
Lang H, Wirth S (1991) Neue Pflegekonzepte in der Ausbildung. Dtsch Krankenpflegez 3:158–165
Langmaak B (1991) Themenzentrierte Interaktion. Psychologie Verlag Union, Weinheim
Linster HW, Wirth S (1980) Veränderung und Entwicklung der Person. Hoffmann & Campe, Hamburg
Lorenz-Krause R (1989) Zur Konzeption praxisbezogener Pflegeforschung. Dtsch Krankenpflegez 5:290–296
Lowen A (1984) Bioenergetik, Therapie der Seele durch Arbeit mit dem Körper. Rowohlt, Reinbek
Luhmann N (1987) Soziale Systeme. Suhrkamp, Frankfurt am Main
Maslow A (1977) Motivation und Persönlichkeit. Rowohlt, Reinbek
Matthes W (1989) Pflege als rehabilitatives Konzept. Vincentz, Hannover
Meier-Baumgartner HP (1991) Geriatrische Rehabilitation im Krankenhaus. Quelle & Meyer, Heidelberg
Meininger J (1990) Transaktionsanalyse, 3. Aufl. Moderne Industrie, Landsberg
Milgram S (1974) Das Milgram-Experiment. Rowohlt, Reinbek
Mischo-Kelling M (1990) Auf dem Weg zu Pflegestandards. Führen und Wirtschaften im Krankenh 1:40–43
Mischo-Kelling M, Zeidler H (1989) Innere Medizin und Krankenpflege. Urban & Schwarzenberg, München Wien Baltimore
Mitscherlich A, Mitscherlich M (1967) Die Unfähigkeit zu trauern. Piper, München
Mitscherlich A, Brocher T, Mering O v., Horn K (1970) Der Kranke in der modernen Gesellschaft. Kiepenheuer & Witsch, Köln Berlin
Moody R (1991) Leben nach dem Leben. Rowohlt, Reinbek
Mulke-Geisler M (1990) Erfahrungsbezogener Unterricht in der Krankenpflege. Springer, Berlin Heidelberg New York Tokyo
Murphy J (1985) Die Macht Ihres Unterbewußtseins, 34. Aufl. Ariston, Genf

Mühlbauer, Reinardt, Süllwold, Krämer (1992–1993) Arbeitspapiere der Projektgruppe zur Umsetzung der Empfehlungen der 3. Landespflegekonferenz. Städt. Kranken haus Leverkusen

Mühlbauer, Reinardt, Süllwold (1994) Bereichs- und Bezugspflege im Spannungsfeld zwischen Theorie und Praxis. Schwester Pfleger 6:465–473

Naisbitt J (1986) Megatrends, 6. Aufl. Hestia, Bayreuth

Nauroth T (1994) Vom Homo Patients zum Homo Sapiens. Teil 2: Zielsysteme im Krankenhaus. Pflegemanagement 1:25–29

Neander KD (1989) Welchen Einfluß hat die Methode des „Eisen und Fönen" auf die Hautdurchblutung als Dekubitusprophylaxe. Krankenpflege 10:506–509

Neander KD, Strohmeyer K (1992) Dekubitusprophylaxe und Bobath-Lagerung sich widersprechende Maßnahmen? Schwester Pfleger 1:49–52

Niemeyer S (1992) Wenn die Motivation im Stationsmief erstickt. Schwester Pfleger 1:61–66

Ohm C (1988) Zettelwirtschaft oder Dokumentationssystem. Dtsch Krankenpflegez 5:343–352

Oster I, Beck-Gernsheim E (1979) Mitmenschlichkeit als Beruf. Campus, Frankfurt am Main

Ostrander S, Ostrander N, Schroeder L (1979) Leichter Lernen ohne Streß, 5. Aufl. Scherz, Bern München

Otte K (1992) Kann High-Tech-Medizin menschlich sein? Kreuz, Zürich

Peter L (1986) Die Peter-Pyramide. Rowohlt, Reinbek

Peter L, Hull R (1970) Das Peter-Prinzip. Rowohlt, Reinbek

Pittius G (1992) Primary Nursing – Ein Erfahrungsbericht –. Schwester Pfleger 3:250–253

Piwemetz, Selbmann, Vermeij (1991) Vertrauen durch Qualität: Das Münchner Modell der Qualitätssicherung im Krankenhaus. Krankenhaus 11:557–560

Prognos (Hrsg) (1992) Auf dem Weg aus der Pflegekrise? Neue Ideen und Lösungsansätze in der Krankenpflege. Rainer Bohn, Berlin

Rest F (1991) Den Sterbenden beistehen. Quelle & Meyer, Heidelberg Wiesbaden

Richter HE (1992) Umgang mit Angst. Hoffmann & Campe, Hamburg

Riemann F (1984) Grundformen der Angst. Ernst Reinhardt, München Basel

Rogers C (1974) Die Klient-bezogene Gesprächstherapie. Fischer, München

Rogers CR, Rosenberg RL (1980) Die Person als Mittelpunkt der Wirklichkeit. Klett, Stuttgart

Roper N (1987) Die Elemente der Krankenpflege. Recom, Basel

Sacks O (1991) Der Tag, an dem mein Bein fortging. Rowohlt, Reinbek

Satir V (1975) Selbstwert und Kommunikation. Pfeiffer, München

Schipperges H (1985) Homo patiens. Zur Geschichte des kranken Menschen. Piper, München

Schlettig HJ, Heide U v. d. (1983) Bezugspflege. Springer, Berlin Heidelberg New York Tokyo

Schlüter G (1994) Arbeitsbelastungen und Arbeitszufriedenheit beim Krankenpflegepersonal. Schwester Pfleger 4:309–316

Schmidbauer W (1977) Die hilflosen Helfer. Rowohlt, Reinbek

Schmidbauer W (1986) Die subjektive Krankheit. Rowohlt, Reinbek

Schmidbauer W (1991) Lassen sich Institutionen „menschlich" machen. Schwester Pfleger 5:432–436

Schneider W (1978) Der schwierige? Patient. Recom, Basel

Scholmer I (1984) Das Geschäft mit der Krankheit. Kiepenheuer & Witsch, Köln

Schöning, Luithlen, Scheinert (1993) Pflege-Personalregelung. Kohlhammer, Stuttgart

Schröck R (1989) Die Pflege als Gegenstand der Forschung. Dtsch Krankenpflegez 5:288–290

Schulz von Thun F (1981) Miteinander reden – Störungen und Klärungen. Rowohlt, Reinbek

Sielaff R (1991) Notwendigkeit und Durchsetzung wissenschaftlich begründeter Standards in der Krankenpflege. Schwester Pfleger 1. Teil 10:925–927, 2. Teil 12:1102–1105

Simon W, Heß M (1989) Handbuch Qualitäts-Zirkel. Verlag TÜV Rheinland, Köln
Simoton C, Matthews-Simoton S, Creighton J (1978) Wieder gesund werden. Rowohlt, Reinbek
Sitzmann F (Hrsg) (1993) Pflegehandbuch Herdecke. Springer, Berlin Heidelberg New York Tokyo
Soßna W (1994) Das Krankenhaus in der „Technikfalle"? Pflege Zeitschrift 5:282–287
Sprenger R (1991) Mythos Motivation. Campus, Frankfurt am Main
Steinbrügger M (1991) Die Rolle der Pflege in der Zukunft. Schwester Pfleger 5:166–198
Steppe H (1991) Ida Jean Pelletier – Die dynamische Beziehung zwischen Patient und Pflegeperson. Schwester Pfleger 4:312–317
Steppe H, Koch F, Weisbrod-Frey H (1986) Krankenpflege im Nationalsozialismus. Mabuse, Frankfurt am Main
Stösser v. A (1990) Pflegestandards: Ein altes Thema gewinnt neue Bedeutung. Dtsch Krankenpflegez 2:125–128
Stösser v. A (1992) ATL: Die Pflege eines pflegebedürftigen Pflegemodells. Dtsch Krankenpflegez 1:46–51
Stösser v. A (1993) Umfassende und geplante Pflege. Lehrbuch für Krankenpflege. de Gruyter, Berlin
Stösser-Standard (1994) Qualitätsstandards in der Krankenpflege: 115 Standardvorlagen plus Kommentare für die allgemeine und spezielle Pflege. Eigenverlag, St. Katharinen
Tausch AM (1987) Gespräche gegen die Angst. Rowohlt, Reinbek
Thomann-Schöni M (1994) Pflegequalitätssicherung: ein europäisches Netzwerk. Pflegemanagement 2:10–13
Uhlemayer FJ (1992) Der „arztfreie Raum" – es gibt ihn doch! Schwester Pfleger 4:392–393
Vester F (1986) Phänomen Streß, 8. Aufl. dtv, München
Vester F (1987) Denken, Lernen, Vergessen, 14. Aufl. dtv, München
Weber W (1976) Wege zum helfendem Gespräch. Ernst Reinhardt, München
Weidmann R (1990) Rituale im Krankenhaus. Deutscher Universitätsverlag, Wiesbaden
Weindel J (1988) Einführung der Pflegedokumentation im Krankenhaus. Dtsch Krankenpflegez 5:353–358
WERN (1989) Pflegeforschung für professionelle Pflegepraxis. DBfK Verlag, Frankfurt am Main
WHO (1987) Standards in der Krankenpflege: Richtungsweisend für bessere Pflege. Eigenverlag, Kopenhagen
Wittneben K (1988) Der Pflegeprozeß im Spannungsfeld zwischen Pflegewissenschaft und Pflegepraxis. Dtsch Krankenpflegez 5:338–342
Wittneben K (1991) Zur Theorie der Pflege Kranker. Dtsch Krankenpflegez 10:742–758

Sachverzeichnis

Springer-Verlag und Umwelt

Als internationaler wissenschaftlicher Verlag sind wir uns unserer besonderen Verpflichtung der Umwelt gegenüber bewußt und beziehen umweltorientierte Grundsätze in Unternehmensentscheidungen mit ein.

Von unseren Geschäftspartnern (Druckereien, Papierfabriken, Verpackungsherstellern usw.) verlangen wir, daß sie sowohl beim Herstellungsprozeß selbst als auch beim Einsatz der zur Verwendung kommenden Materialien ökologische Gesichtspunkte berücksichtigen.

Das für dieses Buch verwendete Papier ist aus chlorfrei bzw. chlorarm hergestelltem Zellstoff gefertigt und im pH-Wert neutral.

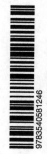